임상화학실험

Clinical Chemistry

집필진

성현호(동남보건대학교)

윤기남(안산대학교)

김대은(경북대학교)

김윤식(동강대학교)

이준호(원광보건대학교)

이지웅(서영대학교, 파주)

임　용(동의대학교)

임동규(분당차병원 진단검사의학과)

최호근(한림대성심병원 진단검사의학과)

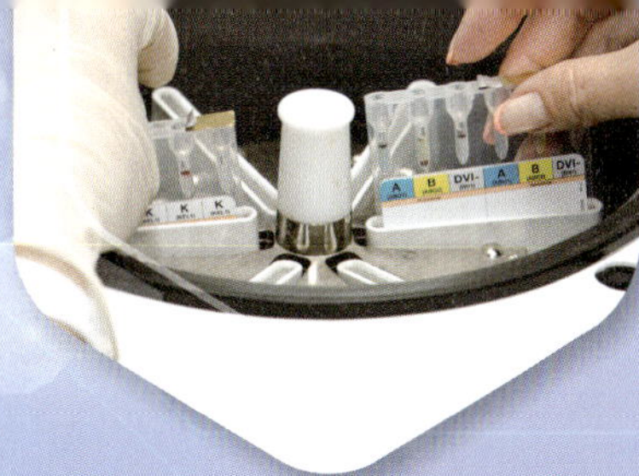

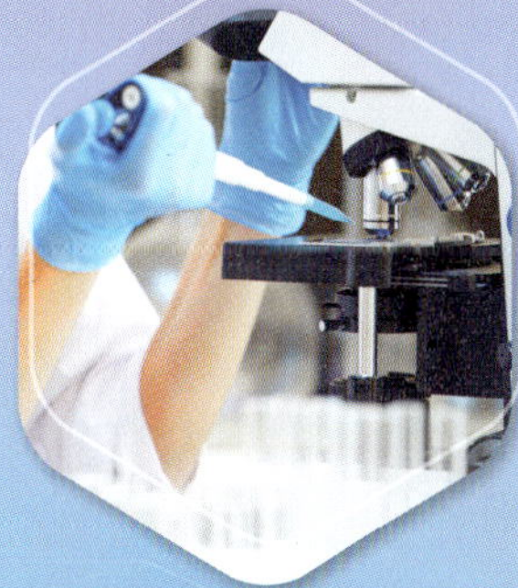

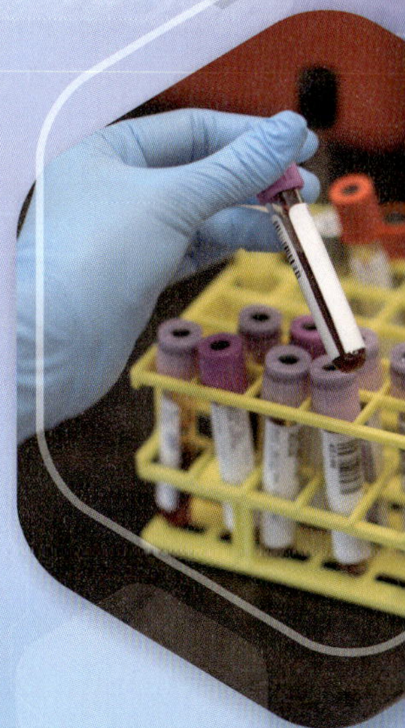

임상화학실험

Clinical Chemistry

성현호 · 윤기남 · 김대은 · 김윤식 · 이준호
이지웅 · 임 용 · 임동규 · 최호근

머리말

과학기술의 눈부신 집약적 발전과 질병으로부터 인류의 행복과 안전을 지키고자 하는 인간의 욕망은 진단검사의학을 비롯한 의료기술에 엄청난 진보와 함께 이전에는 보고 듣지도 못한 최첨단 AI(인공지능) 신기술을 사용하게 이르렀습니다.

그런데도 임상병리사를 교육하는 대학에서는 이러한 임상의 최신 의료기술을 모두 가르치기에는 대학이 가진 시설과 교육 내용이 미흡하다는 생각이 듭니다.

본 임상화학실험 교재는 이러한 어려운 대학의 환경 속에서도 국민건강지킴이인 임상병리의 업무를 수행할 미래 보건의료과학자로서 자질을 갖추고자 다음의 내용을 다루게 되었습니다.

첫째, 임상병리사 국가고시 임상화학 16문제와 관련된 지식과 실기를 다루었습니다.

둘째, 임상병리교육평가원(임평원)의 임상화학 핵심수행기술를 다루었습니다.

셋째, 임상화학을 비롯한 의생명과학자가 갖춰어야 할 기초분석기구 사용법과 안전 교육을 다루었습니다.

넷째, 임상 최신 기술과 관련된 기본이 되는 원리를 일깨워주는 기초 실기를 다루었습니다.

본 임상화학실험 교재에 기술된 실습 내용이 다소 부족하지만 사용하는 학생과 교수님 그리고 임상실무진과 지속적인 소통과 교류를 통해 실무중심의 교재로 발전하길 바랍니다.

끝으로 교재를 집필할 수 있도록 도와주신 고려의학 김영환 대표님과 임직원들께 감사의 마음을 전하며 더운 여름부터 추운 겨울까지 함께 고민하고 집필한 임상화학실험 교재 편찬위원회 위원들께도 고마움을 전합니다.

감사합니다.

임상화학실습 저자 일동

CONTENTS

16 전해질 / 239

17 효소 / 267

18 간기능검사 / 309

19 호르몬 / 319

20 치료약물감시 / 325

1 검사실 안전
(Laboratory Safety)

검사실 안전(Laboratory Safety)은 성공적인 임상병리 진단검사 활동의 중요한 요소이다. 임상병리사들은 진단검사의학과 공간에 익숙해지는 만큼 검사실 안전은 습관이 되어야 한다. 임상병리사들의 안전관리는 자신의 안전은 물론 주변에 있는 동료직원과 환자들의 안전에 영향을 미치며, 그에 대한 책임은 본인에게 있음을 기억해야 한다. 임상병리 검사실은 화학물질에서 전기시설에 이르기까지 다양한 안전 위험을 초래하므로 검사실 안전의 중요성을 이해하는 것은 매우 중요하다. 임상병리 검사를 전문적으로 실시하는 실험실은 부식성 및 독성 물질, 가연성 용매, 고압가스, 폭발성 화학 물질 및 병원성 미생물에 노출되는 등 잠재적 위험이 있어 언제나 주의가 필요하다. 임상병리사는 검체 채취 및 취급, 검사하는 과정에서 여러 가지 화학물질과 병원성 세균 및 바이러스 등의 미생물에 노출되며, 장시간 현미경이나 컴퓨터를 사용하는 등 부적절한 자세로 근무할 수 있으며, 야간 교대작업, 장시간 근무, 채혈, 심전도, 폐기능 등 다양한 전문적인 과정으로 환자 응대 업무를 수행하고 있다. 또한, 주사침과 날카로운 도구 등에 사고도 발생하여 각종 감염성 질환의 발생 위험이 클 수 있다. 병원 근무자들은 페놀·포름알데히드 등 유해물질에 대한 MSDS (Material Safety Data Sheet, 물질안전보건자료)를 비치하고, 방사선 및 페놀·포름알데히드 등 취급자 특수 건강진단 실시, 근로자 안전보건교육 수료, 임상병리과 및 진단검사의학과 등 유해물질 취급장소에 대한 작업환경측정 실시 등 국가법령에 따른 규정 준수 여부에 관심을 두고 있어야 한다. 따라서, 규정된 안전 지침 준수는 검사실 안전사고를 방지(hedge)하는데 도움이 된다.

검사실 안전과 관련된 법령은 (1) 산업안전보건법. (2) 산업안전보건기준에 관한 규칙, (3) 화학물질관리법, (4) 화학물질의 분류·표시 및 물질안전보건자료에 관한 기준 (5) 결핵예방법, (6) 감염병의 예방 및 관리에 관한 법률 (7) 연구실 안전환경 조성에 관한 법률 (8) 유전자변형생물체의 국가간 이동 등에 관한 법률 등이 있다. 임상병리사가 종사하는 의료기관은 산업안전보건법에 따라 임상병리사의 건강 안전을 위하여 안전보건교육, MSDS 작성 및 비치하고 고객응대근로자 보호조치, 작업환경 측정과 건강진단 등을 실시해야 하며, 산업안전보건기준에 관한 규칙에 의거하여 적절한 휴게시설과 세척시설, 수면장소를 제공해야 하며, 관리대상 유해물질과 병원체 취급 등 건강장해 예방을 위한 조치를 해야 한다. 이러한 배경으로 보건복지부에서는 의료기관 인증을 시행하고 있는데, 인증기준으로 검사실 안전관리 준수 여부와 위험물질을 안전하게 관리하고, 위험에 즉각 대처, 최소화하는 것을 기준으로 포함하고 있다. 이에 따라 임상병리사들은 병원에서 제공하는 안전관리에 대한 교육에 참여해야 하며, 안전보고체계 숙지, 안전관리 절차 준수와 유해물질 및 의료폐기물의 안전관리 등 높은 수준으로 지속적인 관리를 수행해야 한다.

1 의료기관 안전관리

의료기관은 환자와 직원의 안전을 위하여 산업안전보건법의 목적인 산업안전 및 보건에 관한 기준을 확립하고 그 책임의 소재를 명확하게 하여 산업재해를 예방하고 쾌적한 작업환경을 조성을 달성하기 위해 보건복지부 주관으로 의료기관 인증심사를 받고 있다.

보건복지부의 의료기관 인증기준 중 의료기관 안전관리와 관련된 사항으로는 1) 검사실 안전관리, 2) 직원의 건강유지와 안전을 위한 관리활동, 3) 시설 및 환경 관련 안전관리, 4) 위험물질 관리, 5) 화재위험 등으로 구성되어 있다. 이러한 세부내용은 보건복지부, 의료기관평가인증원의 인증기준에서 확인할 수 있다.

1) 검사실 안전관리 의료기관 인증기준

의료기관이 검사실 안전관리를 위하여 검체 또는 시약을 취급함으로써 발생될 수 있는 위험을 예방하기 위하여 오염이나 사고 발생 시 즉각 대응할 수 있는 절차를 마련하여 직원의 안전을 도모하고 있는가를 확인하고 있다.

검사실 안전관리 절차

- 안전관리자 자격 및 역할
- 직원에 대한 안전관리 교육
- 안전관리 보고체계
- 검사장비의 예방점검
- 감염관리
- 유해물질 및 유해환경 관리(시약 및 검체 등)
- 검사 종류에 따른 보호구 착용 및 관리

안전관리자 선정

- 병직원 자격 및 면허
- 교육 등

직원대상 안전관리 교육 실시

직원의 안전관리보고 체계 숙지

직원의 안전관리 절차 준수

감염 및 위험물질 관리

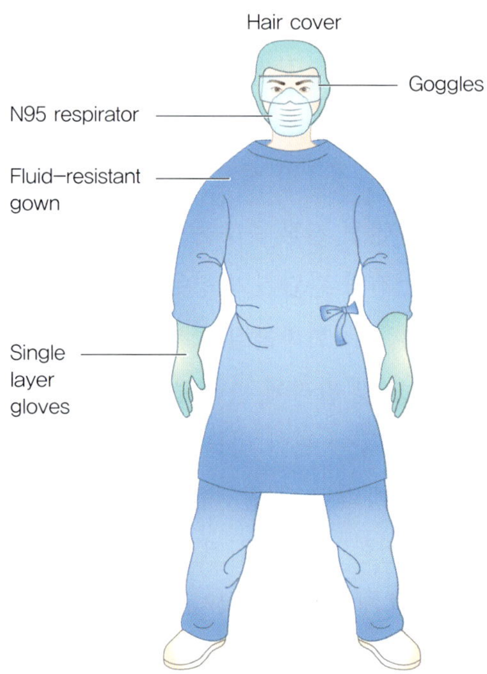

2) 직원의 건강유지와 안전을 위한 관리활동 인증 기준

의료기관이 건강유지와 업무와 관련된 직원의 안전사고를 최소화하기 위하여 안전관리활동을 계획하고 건강유지 및 감염성 질환 전파 감소를 위한 활동을 수행여부를 확인하고 있다.

직원 건강유지 및 안전 관리활동을 위한 규정

- 직원건강검진: 신규 및 재직직원
- 직원에 대한 감염 예방을 위한 점검활동
- 직원의 예방접종
- 직원의 안전 및 보건 유지·증진
- 유해물질 및 유해환경 관리: 작업환경관리 측정
- 직원의 건강증진 프로그램 운영: 금연, 절주, 영양, 운동 등

직원 건강유지 및 안전 관리 활동 계획 수립

계획에 따라 직원의 건강유지와 안전 관리활동 수행

직원 안전사고 관리 규정

직원 안전사고 발생 시 보고체계에 따라 보고하고 치료 및 관리

감염노출을 포함한 직원 안전사고 처리결과 경영진에게 보고

3) 시설 및 환경 관련 안전관리

의료기관이 환자, 내원객 및 직원의 안전을 보장하기 위한 시설 및 안전관리를 수행여부를 확인하고 있다.

시설 및 환경 관련 안전관리에 대한 규정

- 의료기관 차원의 시설환경안전관리 위원회 운영
- 의료기관 차원의 시설 및 환경안전에 대한 계획 수립
- 시설 및 환경안전 관련 업무 구분 및 책임자 선정
- 시설 및 환경안전 관리에 대한 교육 계획 수립

직원의 시설 및 환경안전 사고 발생 보고체계 숙지

시설 및 환경안전 사고 발생 시 경영진에게 보고

4) 위험물질 관리

의료기관이 위험물질을 안전하게 관리하고, 위험사태에 대하여 즉각 대처하고 최소화 할 수 있는 절차를 설계하고 수행여부를 확인하고 있다.

유해화학물질 안전관리 절차

- 의료기관에서 자체적으로 정한 유해화학물질 목록 관리
- 유해화학물질 안전관리 절차
  -보관 및 취급: GHS 기준의 MSDS

유해화학물질 안전관리 절차 준수

의료폐기물 안전관리 절차

- 폐기물 관리법에 따른 폐기물 수집, 운반, 보관, 재활용, 처분 등

폐기물관리법 시행규칙에 따라 의료폐기물 안전관리

- 의료폐기물의 종류에 따라 발생했을 때 종류별로 적합한 전용용기에 넣어 보관

5) 화재위험

의료기관이 화재의 위험으로부터 환자, 직원 및 방문객을 보호하며 인화성 위험물질 등을 관리하여 화재 예방, 조기탐지와 진압, 안전한 대피로를 확보 여부를 확인하고 있다.

화재 안전관리를 위한 규정

※ 화재예방·소방시설 설치·유지 및 안전관리에 관한 법률, 의료기관 화재안전관리 매뉴얼(보건복지부)에 따른 규정

- 화재 예방점검
- 화재 발생 시 대응체계
- 직원 소방안전 교육 및 훈련
- 화재 안전관리 계획 수립

직원의 화재 발생 시 대응 체계 숙지 여부

금연에 대한 규정

과제 임상병리검사실에서 개인보호장비(PPE)의 종류에 대하여 정리해 보세요.

2 검사실 안전관리

1) 검사실 위험

검사실 위험은 (1) 생물학적 위험, (2) 화학적 위험, (3) 물리적 위험이 있다.

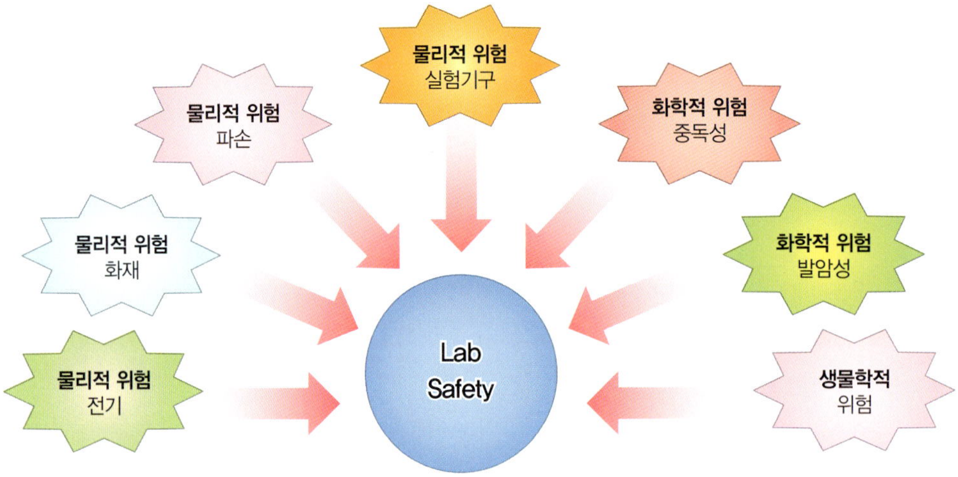

일반적으로 검사실의 위험물질은 (1) 폭발성 물질, (2) 고압가스, (3) 발화성 물질, (4) 인화성 물질, (5) 산화성 물질, (6) 독성물질 (7) 방사성 물질, (8) 부식성 물질, (9) UN에서 분류한 기타 물질로 분류된다. 이러한 위험물질들은 물질안전표지(Hazardous Material Safety Labels)가 부착되어 있다. 우리나라의 물질안전표지는 「화학물질의 분류·표시 및 물질안전보건자료에 관한 기준」 고용노동부고시 행정규칙에 의거 유엔(United Nations, UN)에서 정하는 「화학물질의 분류 및 표지에 관한 세계조화시스템(Globally Harmonized System of classification and labelling of chemicals, GHS)」의 지침을 따른다. 「GHS」는 범세계적으로 통일화된 화학물질 의 분류 및 분류표시체계로 2002년 12월 UN에서 채택되고 승인되었다.

우리나라는 2004년부터 정부 주도로 준비하여 오다가 2008년 7월 1일 「GHS」를 반영하고 신규화학물질에 대하여 시행하게 되었다. UN의 GHS는 물리적 위험, 건강위험, 환경위험을 기준으로 화학물질을 구분하여 분류하였다. 미국은 산업안전보건청(Occupational Safety and Health Administration, OSHA)의 기준으로 GHS 표기를 하고 있다. 우리나라의 「GHS」 위험표지의 경고표지 그림문자의 양식 및 규격은 고용노동부고시 행정규칙 '별표 3'에서 정하고 있으며, 유해성·위험성을 나타내는 그림과 테두리로 구성하며, 유해성·위험성을 나타내는 그림은 검은색으로 하고, 그림문자의 테두리는 빨간색으로 하는 것을 원칙으로 하되 바탕색과 테두리의 구분이 어려운 경우 바탕색의 대비 색상으로 할 수 있으며, 그림문자의 바탕은 흰색으로 한다.

GHS 9개 대표 경고표지

1. Environmental Hazard
2. Corrosive Hazard
3. Acute Toxic Hazard
4. Severely Toxic Hazard
5. Explosive Hazard
6. Flammable Hazard
7. Oxidizing Hazard
8. Health Danger Hazard
9. Gas Pressure Hazard

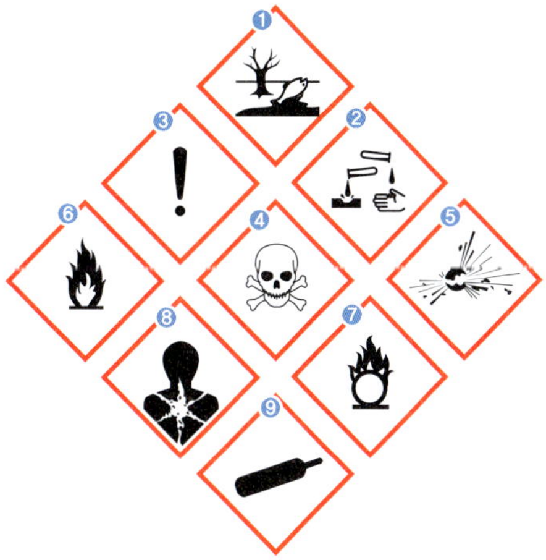

GHS Label 분석

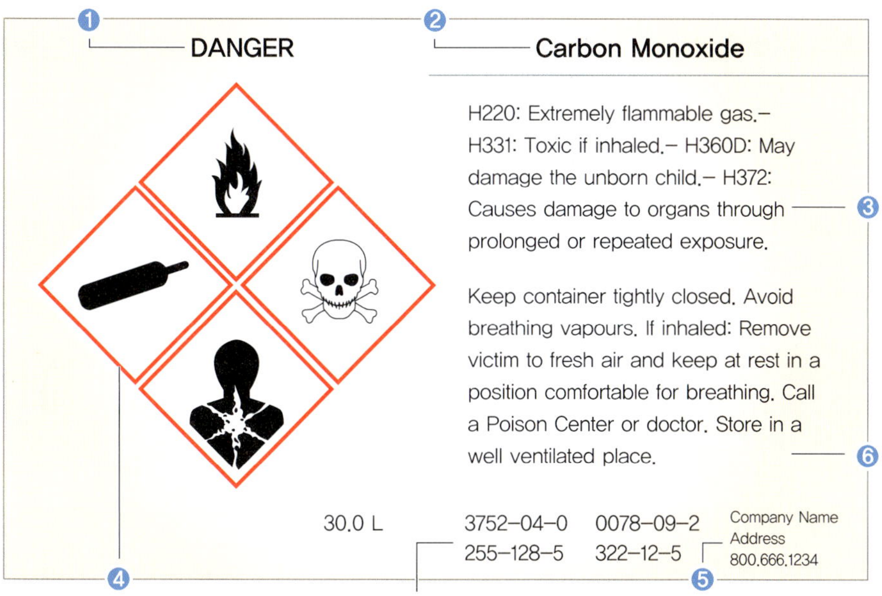

1. 신호어(Signal Words): 상대적 위험 수준 표시 "위험(Danger)"은 가장 심각한 경우에 사용되며 "경고(Warning)"는 덜 심각한 위험에 사용됨
2. 제품명(Product Name or Identifiers): 제품 또는 화학명 표시
3. 위험문구(Hazard Statements): 위험한 제품의 특성 및 위험 정도 내용 설명
4. 위험표시(Symbols Pictograms): 빨간색 다이아몬드 GHS 그림 문자로 건강, 물리적 및 환경적 위험 정보를 전달
5. 제조업체 정보: 제조업체의 상호명, 주소, 연락처 정보
6. 예방 문구: 각 유해 문구와 관련된 문구는 일반, 예방, 대응, 보관 또는 폐기 주의 사항

「화학물질의 분류·표시 및 물질안전보건자료에 관한 기준」 경고표지의 양식

(명 칭)

(그림문자 예시)

(신호어)

유해 · 위험 문구:

예방조치 문구:

공급자 정보:

(1) 생물학적 위험

생물학적 위험(biohazard, biological hazard)은 생물이나 미생물로부터 파생된 물질이 외부 환경에 유출되어 나타나는 위험이다. 생물학적 위험은 주로 의료와 관련된 연구실이나 실험실과 병원에서 병원성 세균이나 바이러스의 감염위험을 의미한다. 생물학적 위험이 있는 물질이나 장소는 그 위험성을 알리기 위해 경고표지를 부착한다. 경고표지는 감염 사슬을 나타내는 4개의 원으로 구성되어 있다. 각 원의 의미는 감염 또는 위험한 상태를 유발하는 병원체, 병원체가 감염시키는 유기체, 병원체가 발생한 숙주, 직접 또는 간접적인 병원체 전파 수단을 의미한다.

생물학적 위험은 ① 오염된 날카로운 것에 의한 베임이나 바늘 같은 것에 찔림이나 주입 ② 피부 위에 벌어진 상처, 상해에 접촉 ③ 점막접촉(입·코·목구멍의 내면 피부) ④ 눈으로 침입(눈 접촉) 등에 의해 많이 발생되며, 임상병리검사실에서는 채혈도구 중 주사바늘에 찔리거나 채혈된 검체를 다루는 중 흘리거나 원심분리 조작 중 발생할 수 있다. 따라서 검체관리에서는 피부 및 점막 오염을 방지하기 위하여 개인보호장비(PPE)를 사용해야 한다.

보건·의료기관, 동물병원, 시험·검사기관 등에서 배출되는 폐기물 중 인체에 감염 등 위해를 줄 우려가 있는 폐기물과 인체 조직 등 적출물, 실험동물의 사체 등 보건·환경보호상 특별한 관리가 필요하다고 인정되는 폐기물은 「폐기물관리법」 시행령 별표 2에서 정하는 폐기물(폐기물관리법 제2조제5호)을 의료폐기물로 정의하고 있다.

의료폐기물의 종류는 폐기물관리법 시행령 별표 2에서 다음과 같이 정의하고 있다.

1. 격리의료폐기물: 「감염병의 예방 및 관리에 관한 법률」 제2조제1호의 감염병으로부터 타인을 보호하기 위하여 격리된 사람에 대한 의료행위에서 발생한 일체의 폐기물
2. 위해의료폐기물
   가. 조직물류폐기물: 인체 또는 동물의 조직·장기·기관·신체의 일부, 동물의 사체, 혈액·고름 및 혈액생성물(혈청, 혈장, 혈액제제)
   나. 병리계폐기물: 시험·검사 등에 사용된 배양액, 배양용기, 보관균주, 폐시험관, 슬라이드, 커버글라스, 폐배지, 폐장갑

다. 손상성폐기물: 주사바늘, 봉합바늘, 수술용 칼날, 한방침, 치과용침, 파손된 유리재질의 시험기구

라. 생물·화학폐기물: 폐백신, 폐항암제, 폐화학치료제

마. 혈액오염폐기물: 폐혈액백, 혈액투석 시 사용된 폐기물, 그 밖에 혈액이 유출될 정도로 포함되어 있어 특별한 관리가 필요한 폐기물

3. 일반의료폐기물: 혈액·체액·분비물·배설물이 함유되어 있는 탈지면, 붕대, 거즈, 일회용기저귀, 생리대, 일회용 주사기, 수액세트

[비고]

1. 의료폐기물이 아닌 폐기물로서 의료폐기물과 혼합되거나 접촉된 폐기물은 혼합되거나 접촉된 의료폐기물과 같은 폐기물로 본다.
2. 채혈진단에 사용된 혈액이 담긴 검사튜브, 용기 등은 제2호 가목의 조직물류폐기물로 본다.

생물학적 위험표시(Biohazard Warning Label)

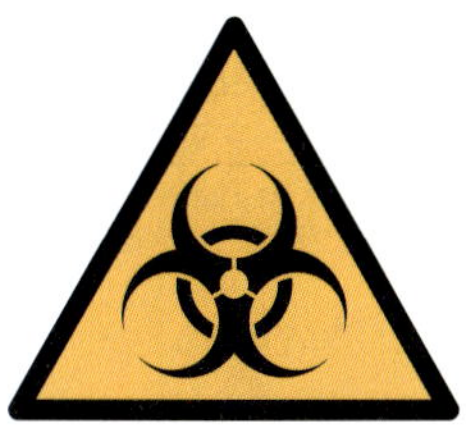

생물학적 위험표시는 형광 주황색 또는 적황색이어야 하며 "생물학적 위험"이라는 단어와 보편적인 생물학적 위험 기호를 대조 색상(일반적으로 검은색)으로 명확하게 표시해야 한다. 접착제, 철사, 끈 또는 기타 방법을 사용하여 용기에 최대한 가깝게 라벨을 부착한다.

의료폐기물(Biomedical waste)

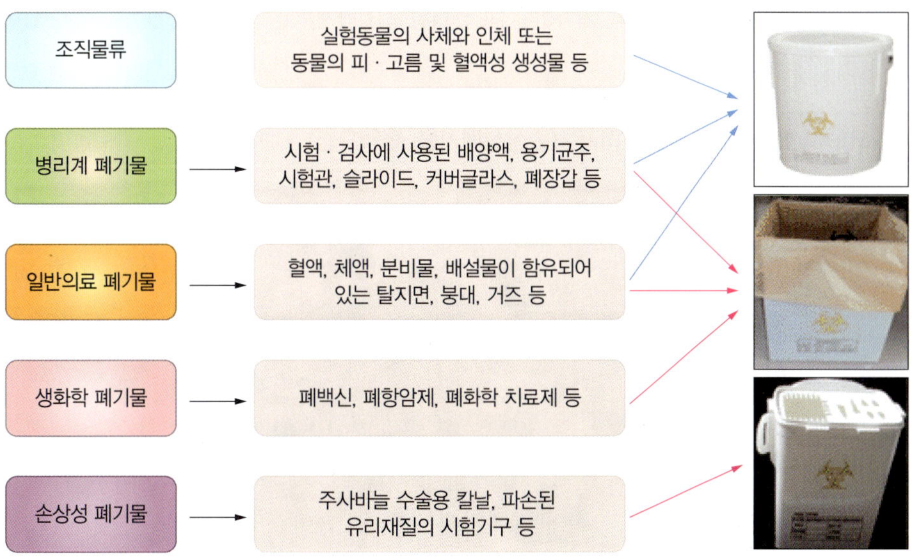

종류		보관시설	전용용기*	도형색상	배출자 보관기간
격리 의료폐기물		• 조직물류 폐기물과 성상이 같은 폐기물 - 전용 냉장시설(4℃ 이하) • 그 밖의 폐기물 - 밀폐된 전용 보관창고	상자형 (합성수지)	붉은색	7일
위해 의료폐기물	조직물류	• 전용 냉장시설(4℃ 이하) ※ 치아 및 방부제에 담긴 폐기물은 밀폐된 전용 보관창고	상자형 (합성수지) ※치아 제외	노란색	15일 ※치아: 60일
	조직물류 (재활용 하는 태반)	• 전용 냉장시설(4℃ 이하)	상자형 (합성수지)	녹 색	15일
	병리계	• 밀폐된 전용 보관창고	봉투형	검정색	15일
			상자형 (골판지)	노란색	
	손상성	• 밀폐된 전용 보관창고	상자형 (합성수지)	노란색	30일
	생물·화학	• 밀폐된 전용 보관창고	봉투형	검정색	15일
			상자형 (골판지)	노란색	
	혈액오염	• 밀폐된 전용 보관창고	봉투형	검정색	15일
			상자형 (골판지)	노란색	
일반 의료폐기물		• 밀폐된 전용 보관창고	봉투형	검정색	15일**
			상자형 (골판지)	노란색	

* 액체 상태 의료폐기물은 상자형(합성수지) 사용
** 일반의료폐기물 중 입원실이 없는 의원, 치과의원 및 한의원에서 발생되는 것으로 섭씨 4도 이하로 냉장 보관하는 경우 30일까지 가능

채혈실(Phlebotomy Room)에서 의료폐기물(손상성폐기물, 혈액오염)

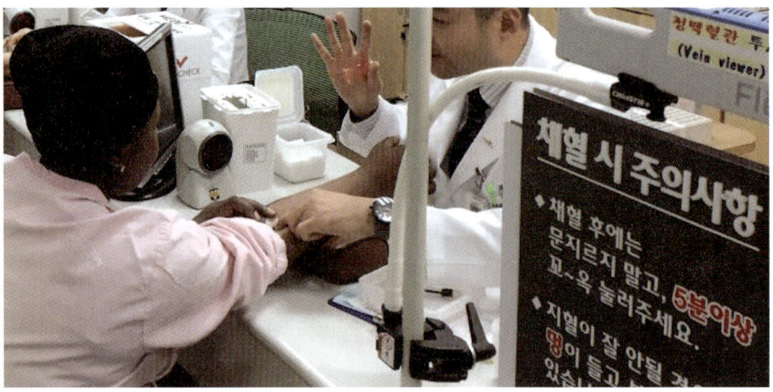

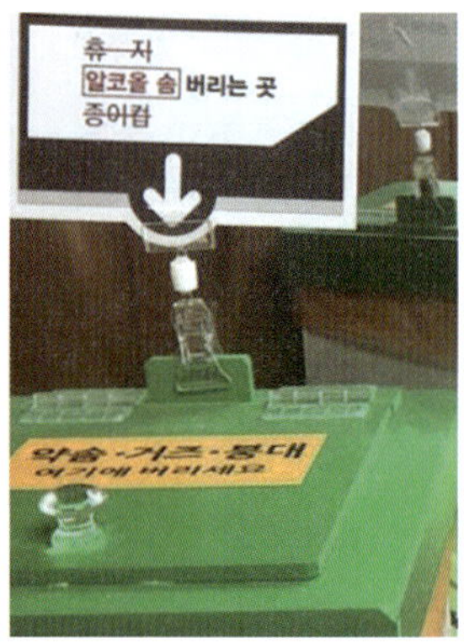

과제 병원에서 임상병리검사 부서 중 감염에 가장 노출이 심한 곳과 생물학적 위험요인에 대하여 정리해 보세요

(2) 화학적 위험

화학적 위험은 광범위한 건강 위험(독성, 자극, 민감성, 발암성) 및 물리적 위험(인화성, 부식성, 폭발성)을 내포하고 있다.

UN의 GHS 화학적 위험(물리적 위험, 건강위험, 환경위험) 기준	
Physical Hazards (17 Classifications)	1. Explosives, 2. Flammable Gases, 3. Aerosols, 4. Oxidizing Gases, 5. Gases under Pressure, 6. Flammable Liquids, 7. Flammable Solids, 8. Self-Reactive Substances and Mixtures, 9. Pyrophoric Liquids, 10. Pyrophoric Solids, 11. Self-Heating Substances and Mixtures, 12. Substances and Mixtures, which in contact with water, emit flammable gases, 13. Oxidizing Liquids, 14. Oxidizing Solids, 15. Organic Peroxides, 16. Corrosive to Metals, 17. Desensitized Explosives.
Health Hazards (11 Classifications)	18. Acute Toxicity, 19. Skin Corrosion/Irritation, 20. Serious Eye Damage/Eye Irritation, 21. Respiratory sensitizer, 22. Skin Sensitizer, 23. Germ Cell Mutagenicity, 24. Carcinogenicity, 25. Toxic to Reproduction, 26. Specific Target Organ Toxicity Following Single Exposure, 27. Specific Target Organ Toxicity following Repeated Exposure, 28. Aspiration
Environmental Hazards (2 Classifications)	29(a) Hazardous to the Aquatic Environment, Short-term (Acute), 29(b) Hazardous to the Aquatic Environment, Long-term (Chronic), 30. Hazardous to the Ozone Layer.

(3) 물리적 위험(전기, 화재)

물리적 위험 인자는 신체 스트레스, 소음, 전기, 열, 진동, 방사선, 압력 등으로 구분되며 전기적 사고로는 노출 전선 등 열악한 전기 설비와 노후 등 결함이 있는 기기로 인하여 심각한 부상과 사망까지 초래할 수 있다. 또한, 물리적 위험의 한 유형은 화재위험(Fire Hazards)이 있다. 임상병리검사를 진행하면서 스파크 및 화염과 같은 발화원을 피하는 것이 매우 중요하다. 화재위험이 있는 가연성물질은 일반적으로 연소하는 성질을 갖는 모든 물질을 말하며, 발화성 물질 및 인화성 물질은 물론 목재, 종이, 헝겊, 석탄, 도료, 파라핀, 중유 등도 포함된다.

업무적으로는 작업에 사용하는 화학약품 중에서 비교적 연소의 위험성이 큰 것을 가리키며, 발화성 및 인화성 물질을 제외하고 인화점이 30℃ 이상 100℃ 미만인 물질로 한정시키기도 한다. 인화성 화학약품은 대부분 유기 화합물을 포함하는 액체이다.

가연성 액체는 상온에서는 인화되기 어려우나 온도가 상승하여 인화점 이상이 되면 인화성 액체와 동일하게 인화할 위험성을 가지므로 취급에 매우 주의가 필요하다. 특히, 가연성 액체를 사용하는 화합·혼합·용해 반응 등에 있어 가열할 경우 매우 위험할 수 있다.

전기적 위험표시(Electrical Hazard Label)	화재 위험표시(Fire Hazard Label)

3 물질안전보건자료(MSDS)

물질안전보건자료(Material Safety Data Sheet, MSDS)는 화학물질을 안전하게 사용하고 관리하기 위하여 필요한 여러 가지 정보를 작성한 자료를 말한다. MSDS에는 화학물질에 대한 화학적 특성, 취급 및 저장법, 유해성과 위험성, 사고 시 대처방법 등이 기록되어 있으며, 안전보건공단 홈페이지의 MSDS 검색을 통하여 화학물질에 대한 MSDS를 찾아볼 수 있다. 관련 법률에 의해 MSDS가 적용되는 화학물질을 거래할 경우에는 화학물질을 제공하는 입장에서 제공받는 쪽에게 MSDS를 작성하여 제공하고 해당 화학물질의 용기에 경고표지를 부착해야한다. 해당 화학물질을 제공받는 사업장의 경우에는 MSDS를 수령하여 사업장에 비치해야 하며 화학물질을 담은 용기에 경고표지가 붙어있는지 확인하여야 한다. 또한, 작업 공정별로 관리요령을 게시하고 해당 화학물질을 다루는 근로자에 대하여 MSDS 교육을 실시하여야 한다. 이를 위반할 시 해당 사업장은 과태료를 물게 된다. MSDS에 기재된 정보는 UN의 GHS에서 정하는 유해성·위험성 분류 및 경고표시 등 기준에 따르며 MSDS에는 16개의 항목 및 91개 세부항목에 대한 정보내용 등 세부항목을 추가하여 작성하고 있다.

MSDS 16개 항목	
1. 화학제품과 회사에 관한 정보	9. 물리화학적 특성
2. 유해성·위험성	10. 안전성 및 반응성
3. 구성성분의 명칭 및 함유량	11. 독성에 관한 정보
4. 응급조치 요령	12. 환경에 미치는 영향
5. 폭발·화재 시 대처방법	13. 폐기시 주의사항
6. 누출 사고 시 대처방법	14. 운송에 필요한 정보
7. 취급 및 저장방법	15. 법적 규제현황
8. 노출방지 및 개인보호구	16. 그 밖의 참고사항

MSDS 작성원칙(고용노동부고시, 화학물질의 분류·표시 및 물질안전보건자료에 관한 기준)은

① 물질안전보건자료는 한글로 작성하는 것을 원칙으로 하되 화학물질명, 외국기관명 등의 고유명사는 영어로 표기할 수 있다.

② 제1항에도 불구하고 실험실에서 시험·연구목적으로 사용하는 시약으로서 물질안전보건자료가 외국어로 작성된 경우에는 한국어로 번역하지 아니할 수 있다.

③ 제10조제1항 각 호의 작성 시 시험결과를 반영하고자 하는 경우에는 해당국가의 우수실험실기준(GLP) 및 국제공인시험기관 인정(KOLAS)에 따라 수행한 시험결과를 우선적으로 고려하여야 한다.

④ 외국어로 되어있는 물질안전보건자료를 번역하는 경우에는 자료의 신뢰성이 확보될 수 있도록 최초 작성기관명 및 시기를 함께 기재하여야 하며, 다른 형태의 관련 자료를 활용 하여 물질안전보건자료를 작성하는 경우에는 참고문헌의 출처를 기재하여야 한다.

⑤ 물질안전보건자료 작성에 필요한 용어, 작성에 필요한 기술지침은 한국산업안전보건공단이 정할 수 있다.

⑥ 물질안전보건자료의 작성단위는 「계량에 관한 법률」이 정하는 바에 의한다.

⑦ 각 작성항목은 빠짐없이 작성하여야 한다. 다만, 부득이 어느 항목에 대해 관련 정보를 얻을 수 없는 경우에는 작성란에 "자료 없음"이라고 기재하고, 적용이 불가능하거나 대상이 되지 않는 경우에는 작성란에 "해당 없음"이라고 기재한다.

⑧ 제10조제1항제3호에 따른 구성 성분의 함유량을 기재하는 경우에는 함유량의 ± 5퍼센트(%)의 범위에서 함유량의 범위(하한 값~상한 값)로 함유량을 대신하여 표시할 수 있다. 이 경우 함유량이 5퍼센트(%) 미만인 경우에는 그 하한 값을 1퍼센트(%)[발암성 물질, 생식세포 변이원성 물질은 0.1퍼센트(%), 호흡기과민성물질(가스인 경우에 한정한다) 0.2퍼센트(%), 생식독성 물질은 0.3퍼센트(%)]이상으로 표시한다.

⑨ 물질안전보건자료를 작성할 때에는 취급근로자의 건강보호목적에 맞도록 성실하게 작성하여야 한다. 실험실에서 시험·연구목적으로 사용되는 시약은 한국어로 번역하지 아니할 수 있다(일본어, 영어 모두 인정). A제조사의 톨루엔을 구매하여 사용할 때 희석을 하게 되면 당 사가 제조사가 되는 것으로서, A제조사의 MSDS를 비치하면 안되고 사용하는 사업장에서 자체적으로 MSDS를 작성하여야 한다.

검사실 시약장에 비치한 MSDS문서 철

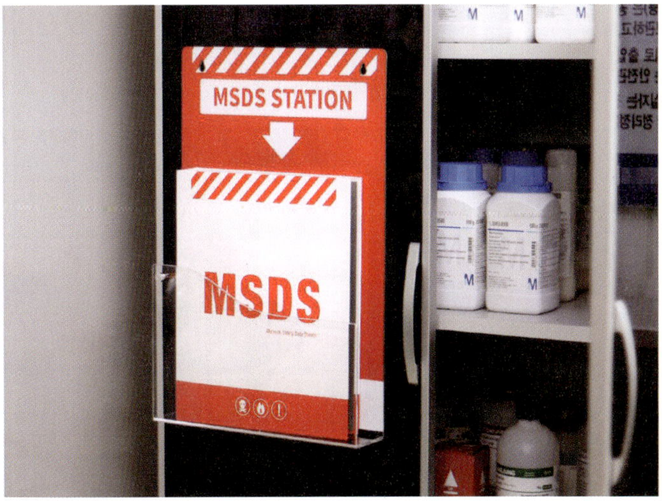

검사실의 감염관리 및 안전관리를 위하여 임상병리검사실에서 사용되는 각 물질의 발암성, 독성과 급성독성에 대한 평가문서가 있는지 여부와 유해물질에 대한 특별한 조작에 대한 규정과 지침이 있는지를 평가받고 있다.

이에 따라 병원의 검사실에서는 ① 위험물질 목록을 마련해야 한다. ② 위험물질 목록을 정기적으로 관리하고 예방점검을 실시해야 한다. ③ 위험물질 안전관리 계획을 수립해야 한다. ④ 계획에 따라 위험물질 안전관리를 수행해야 한다. 따라서 병원의 검사실은 위험물질의 관리를 위하여 물질안전보건자료(MSDS)를 작성하고 비치하고 있다. 또한 유해물질을 담은 용기 및 포장에는 경고표시를 부착하여 직원들이 위해성을 인식할 수 있도록 하고 있다.

유해물질을 취급하는 부서의 부서장은 유해·위험성 정보를 게시 및 표시하여 사용자에게 알려주고 연 1회 교육을 실시하며, 새로운 유해화학물질을 사용하거나 새로운 직원에게는 교육을 실시한다. 유해화학물질 취급부서의 부서장은 부서 내 사용 중인 유해화학물질 안전점검표를 월 1회 작성하여 보관한다. 유해화학물질을 취급할 때는 물질의 독성에 따라 마스크, 가운, 보호안경, 보호장갑, 보호 장화 등 개인보호구(PPE)를 착용해야 한다. 유해화학물질이 누출되었을 때는 스필키트(Spill Kit)를 사용하여 처리한 후 담당부서장에게 보고한다. 다량으로 누출되었을 경우에는 그 구역을 통제해야 한다. 유해물질에 노출되었을 때는 응급조치 후 부서장에게 보고한다.

유해물질에 노출되었을 때의 응급조치로 눈에 들어갔을 때는 즉시 eye wash station을 이용하여 다량의 물로 가끔 위 눈꺼풀과 아래 눈꺼풀을 들어 올리며 씻어내야 하며, 콘택트렌즈를 착용하고 있는 경우에는 제거해야 하고 자극이 있다면 의사의 진단받아야 한다.

피부에 접촉했을 때는 다량의 물로 오염된 피부를 씻어내고, 오염된 의복 및 신발을 벗어야 하며, 증상이 나타나면 의사의 진단을 받아야 한다. 흡입했을 경우에는 신선한 공기가 있는 곳으로 옮기고 호흡하기 쉬운 자세로 안정을 취하되, 증상이 나타나면 의사의 진단을 받아야 한다. 먹었을 때는 입을 물로 세척하고, 의식이 있으면, 물을 조금 마시게 하고, 소화관을 자극하고 화상을 입을 수 있으며, 폐 손상을 입을 수 있으므로 구토를 하면 안되며, 증상이 나타나면 의사의 진단을 받아야 한다.

Eye wash station

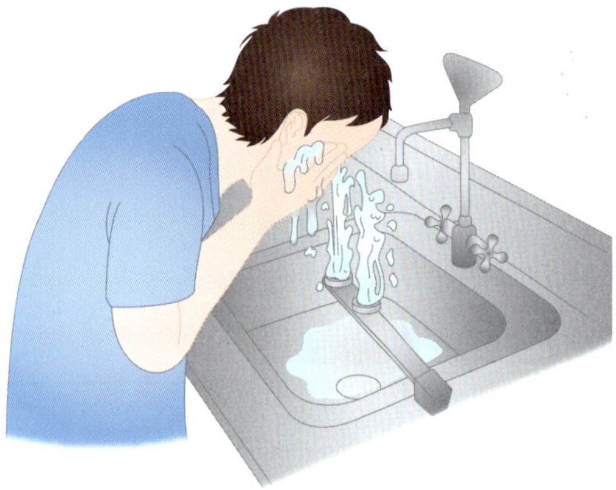

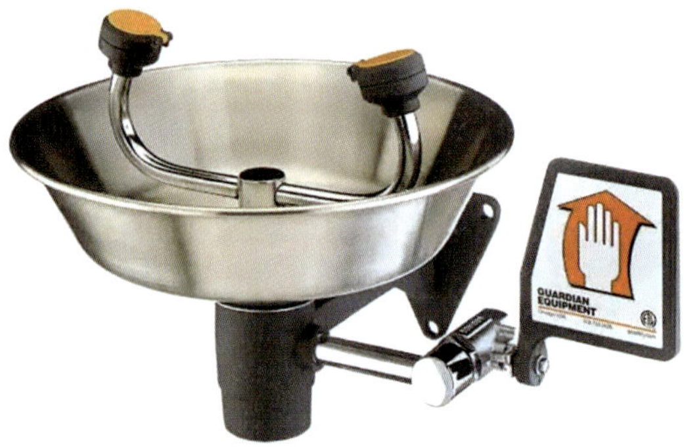

Spill kit 사용방법

1. 안전을 위해서 PPE(보안경, 안전장갑, 마스크)를 착용 한다.
2. 약품의 종류 확인: 사용설명서 참조
3. 약품의 선택: 산(적색), 알카리(청색), 솔벤트(갈색)
4. 누출물 처리(Treat spill): 약품 사용설명서 참조
5. 복원(Restore area):
   1) 누출물이 산성 혹은 염기라면 누출물의 잔류 pH를 확인하고 약품을 추가할지 고려한다.
   2) 유출물이 용해되었다면 유출물이 건조 분말에 완전히 흡착되었는지 확인한다.
   3) 폐기봉투에 라벨을 붙이며 처리된 잔류 유출물을 넣는다.
   4) 사용된 장갑과 스크래퍼(scraper)와 스쿱(scoop)을 소독한다.
   5) Spill kit 제조사의 방법설명서 혹은 지침에 따라 처분한다.

Spill kit (누출 키트)

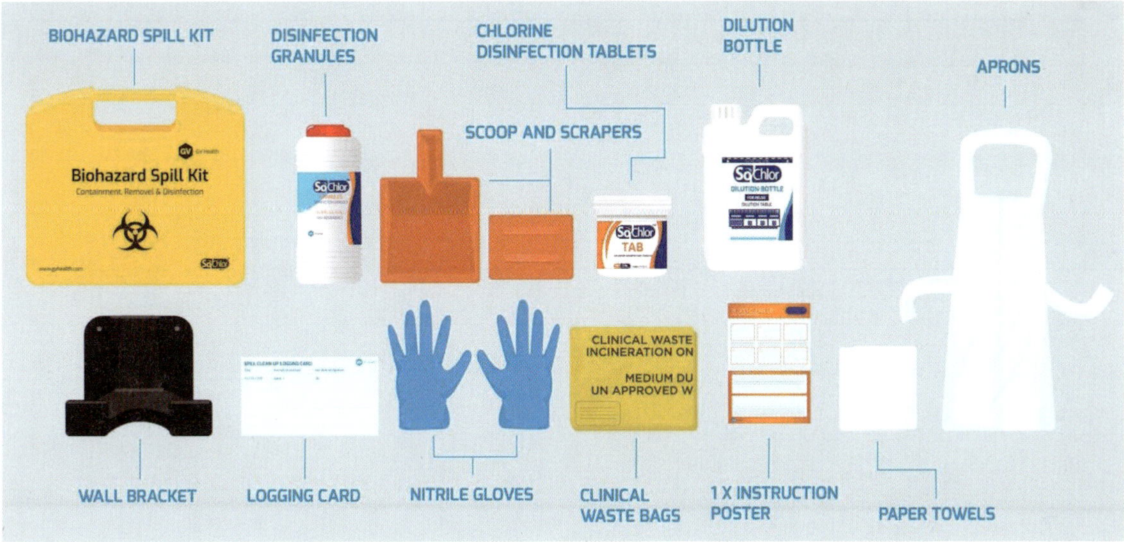

개인보호장비(PPE)를 올바르게 착용하는 것은 매우 중요하다. PPE를 착용하는 곳은 작업 장소에서 떨어진 곳에 위치해 있어야 하며, 오염되지 않은 탈의실에서 PPE를 착용해야 한다.

작업에 방해될 수 있는 모든 물건을 주머니에서 꺼내 보관해야 한다. 그리고 의자에 앉아 신발을 벗고 PPE에 발을 한쪽씩 조심스럽게 넣은 후 안전 신발 또는 부츠를 착용하고 보호 장갑을 착용한다. 장갑 두 짝을 사용하는 경우 한 짝을 먼저 착용한다. 일어선 후 허리를 조이고 소매에 팔을 넣는다. 그리고 보호 안경과 마스크 등을 착용한 후 PPE의 지퍼를 올린 다음 활동하기 편안한지 틈새 여부를 확인한다. 머리에 두건을 쓰고 보호복의 지퍼를 끝까지 채운 후 지퍼를 눌러 잠근다. 장갑을 두 짝 사용하는 경우 두 번째 장갑을 첫 번째 장갑 위에 착용하여 보호복의 손목과 소매를 덮는다. 장갑과 보호복, 두건과 마스크가 겹치는 부위 등 모든 틈새와 이음새는 접착테이프로 마감하는 것이 좋다. PPE의 올바른 착용 여부와 모든 틈새의 마감 여부는 동료가 확인해야 한다.

과제 위해물질이 누출되었을 때 Spill kit 절차에 대하여 작성해 보세요.

실습

PPE를 올바르게 착용하고 탈의해보고

→ 올바른 탈의하는 방법에 대하여 검색하여 작성해 보세요.

MSDS 작성 실습

안전보건공단 화학물질 홈페이지에서 MSDS 검색을 통하여 화학물질(황산, 피크릭 산)을 검색 한 후 2. 유해성·위험성 중 나. 예방조치문구를 포함한 경고표지(그림문자, 신호어) 6. 누출사고시 대처방법을 찾아서 작성해 보세요.

부록

누출사고 발생을 통보받으면 다음의 비상 스필 컨트롤 절차를 이행할 것을 권장합니다.

1. 위험 지역 격리 및 진입 통제

처리 작업 및 청소 작업을 담당하는 인력 외에는 위험한 유출 지점에 접근하지 못하도록 합니다. 보호장구를 착용하지 않은 인력은 누출지역에 들어가지 못하게 제지합니다.

2. 필요에 따라 관계기관에 통보합니다.

누출사고가 발생하면 요건에 따라 필요 기관에 빠짐없이 신고합니다.

3. 방호복을 착용합니다.

특정 누출사고 대처에 필수적인 적절한 방호복과 호흡 장비를 항상 착용하십시오. 적합한 방호복 관련 정보는 고용주를 통해 또는 누출물질용 물질안전 데이터시트에서 확인할 수 있습니다. 풍향을 확인한 후 누출지역에 접근하십시오. 항상 바람이 부는 방향과 같은 방향에서 누출지역으로 접근합니다. 필요한 경우 대체인력으로 투입할 수 있는 동료를 항상 지정해 두십시오.

4. 누출물질의 양을 파악하고 측정합니다.

a. 누출물질의 용기에 붙은 라벨을 꼼꼼히 살펴봅니다.
b. 운송 서류를 조회하고 "UN" 또는 "NA" 뒤에 4자리 숫자가 기재되어 있는 꼬리표 또는 직사각형 판을 확인한 뒤 위험 물질 핸드북을 참조합니다.
c. 물질안전 데이터시트를 참조하거나 안전 관련 정보를 제공해 줄 해당 지역 담당자에게 연락합니다.
d. 용기의 용량을 확인하고 해당 물질의 누출량을 추정하여 누출물질의 양을 결정합니다.

5. 처리

누출물질을 확인한 후, 본 가이드의 해당 섹션을 참조하여 누출물질과 누출된 양을 SPILL-X 스필 컨트롤 약제로 처리할 수 있는지 결정합니다. 만약 해당 물질이 목록에 있다면, 다음에서 약제를 정확하게 선택합니다.

- 유기용제 및 연료: SPILL-X-S 용제 흡착제를 사용합니다.
- 과산화 화합물, 히드라진 화합물, 질산에는 SPILL-X-S 약제를 사용하지 마십시오.
- 유기산 및 무기산: SPILL-X-A 산 중화/응고제를 사용합니다.
- 유기솔벤트 및 무기솔벤트: SPILL-X-C 부식 중화/응고제를 사용합니다.

6. 폐기

처리가 끝난 물질은 폐기물이 위험 물질인지 아닌지, 위험물 규정을 준수하는지 아닌지를 결정하는 일은 위험 물질 생산자의 책임입니다.

7. 인력 및 장비의 오염 제거

누출된 물질을 처리하고 청소하는 담당 인력이 누출된 물질에 접촉할 경우 최대한 신속하게 오염물질을 제거해야 합니다. 처리 물질의 종류에 따른 적절한 절차를 따르십시오. 또한 방호복 및 호흡 장비도 보관하기 전 적절한 절차에 따라 오염물질을 제거해야 합니다.

2 실험기구의 종류와 사용법
(The Kind of Laboratory equipment)

1 유리기구의 종류

임상화학실험에서 사용되는 유리기구(초자기구, Laboratory glassware 또는 Lab glasses)는 초자기구와 혼용하여 사용되고 있으나 '유리기구'를 정식명칭으로 사용하고 있다. 유리기구는 피펫(Pipette, pipet), 액체취급장비 및 용품, 일반유리실험용기, 실험실용 도구 등이 있다. 이러한 유리기구는 분석결과에 미치는 영향이 크기 때문에 유리기구의 품질목표의 기준에 맞게 칼리프레이션(Calibration, 교정 및 조정)하여 정확성을 점검하고 자료를 보관해야 한다. 특히, 피펫은 지침서에 점검 지침이 마련되어 있어야 하며, 최소 1년에 2회 이상 실시해야 하며, 분기별 점검을 권장하고 있다. 보통 유리기구의 등급은 내열온도 및 Alkali 용출량에 따라 경질과 연질로 나누고, 경질은 다시 1급, 2급으로 분류되며, 경질 1급은 녹는점(580~820℃)이 2급보다 높아 실험실에서 가장 많이 사용되는 유리 재질이며, 경질 2급은 녹는점(350~400℃이 1급 보다 낮아 저가제품에 사용되는 경우가 많다. 또한, 유리기구의 등급은 허용오차에 따라 Class A (A 등급) 와 Class B (B 등급)으로 분류되며, A 등급이 B 등급보다 용량의 허용오차범위가 더 작다. 보통 B 등급의 유리기구 용량의 허용오차범위가 A 등급 유리기구보다 2배 더 넓다.

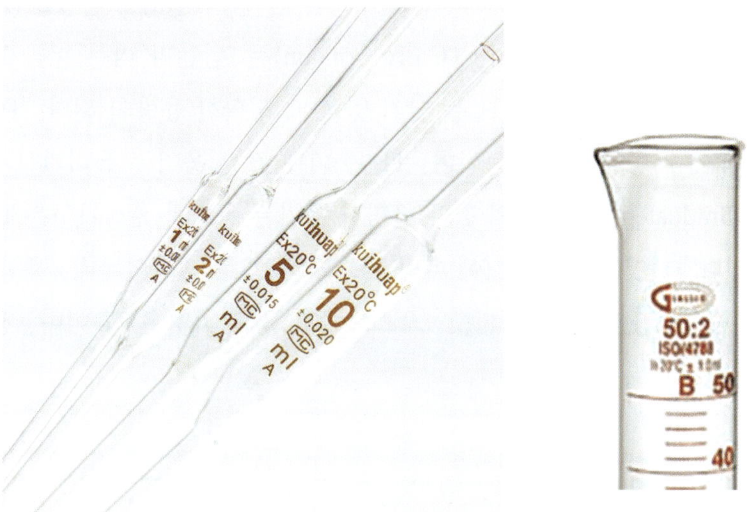

그림 2-1. 유리기구의 등급표시

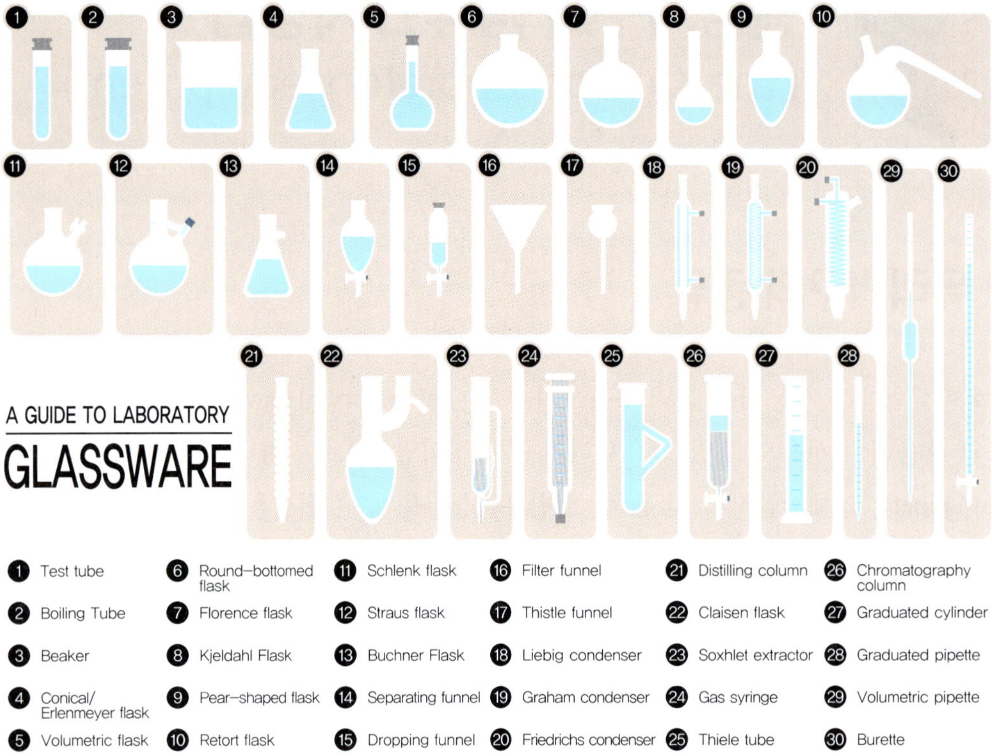

그림 2-2. 유리기구의 종류

일반적으로 실험실에서 사용되는 유리기구는 다양한 모양과 크기로 여러 용도로 사용되고 있다. 임상화학에서 사용되거나 중요하게 여겨지는 유리기구로는 옮기는데 사용하는 피펫과 담는데 사용되는 플라스크의 종류들이 있다.

이러한 내용은 제품 표면에 일반적으로 20℃의 온도표시와 함께 TC (In) 또는 TD (Ex) 로 표시되어 있다. TD (To Deliver)는 "옮긴다."이며, TC (To Contain)는 "담는다"라는 눈금 표시를 의미한다. TD는 옮겨졌을 때 정확한 용량이며, TC는 담겨 있을 때 정확한 용량이 된다. TC는 플라스크 같은 담는 용도의 유리기구 종류가 일반적이며, TD는 피펫 같은 옮기는 유리기구가 일반적이다. 그러나 눈금실린더(Graduated cylinder)와 같은 담거나 옮기는 용도의 유리기구는 TD 혹은 TC로 구분하에 제작되고 있다. 피펫은 용량크기에 따라 TD 혹은 TC로 제작되는데, 용량이 많은 액체를 옮기는 용량피펫, 혈청학용피펫, 모아피펫, 오스트발트-폴린 피펫은 TD이며, 용량이 매우 작은 액체를 옮기는 피펫은 TD로 제작된다.

1) Pipette 눈금의 표시

(1) T.C pipette (To contain)

피펫(Pipette)내에 들어있는 용량을 표시한 것으로, pipette내에 수은을 넣었을 때 내벽에 묻지 않으므로 검정시에는 수은을 사용한다. 따라서 이 종류의 pipette는 씻어내는 종류(wash out pipette)

로 적은양의 계량용에 주로 이용된다. 예를 들면, Sahli pipette, Folin sugar pipette, Lambda pipette 등이 있다.

(2) T.D pipette (To deliver)

Pipette에서 표시된 용량을 옮겼을 때(방출된 후)의 양을 표시한 것으로, pipette 내에 증류수를 넣어서 자연스럽게 흘러나온 량을 기준으로 하고, 검정시에는 증류수를 사용한다. 따라서 이 종류의 pipette는 급히 불어내서도 안되고, pipette 끝에 남은 량을 불어도 안되는 pipette로, 예로써는 möhr pipette, transfer pipette, measuring pipette 등이 있다.

(3) To blow out pipette

T.D pipette과 같으나 최후에 남는 한방울을 불어 내어 포함시키는 것이 다르며(blow out pipette), mouth piece 쪽에 젖빛유리로 etched ring이 표시되어 있다.

(4) Between two marks

용량 pipette에 팁 윗부분에 눈금하나와 팽대부 위쪽 부분에 있는 눈금이 표시되어 있으며 위쪽의 선은 T.D이고, 아래쪽의 선은 T.C로 정확한 용량은 피펫의 두 눈금 사이에 용액을 채워 캘리브레이션한다.

2) Pepette의 종류

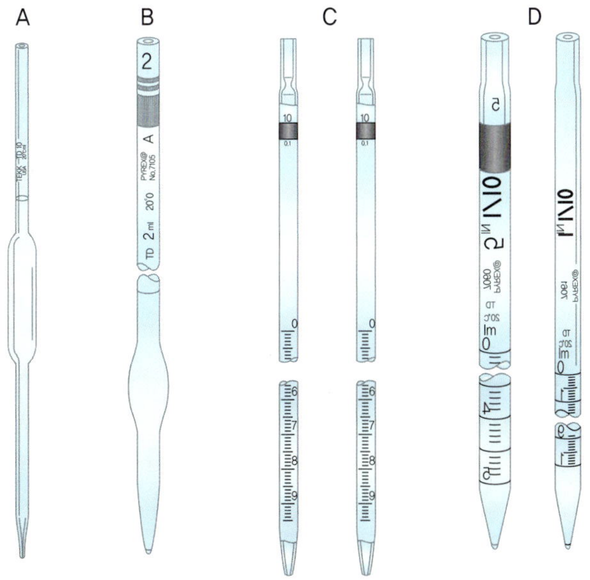

그림 2-3. Pepette의 종류
A. Volumetric pipette, B. Ostwald pipette, C. Serological pipette, D. Mohr pipette.

(1) Volumetric transfer pipette

Pipette의 중앙에 긴 팽대부가 있고 이 부분은 pipette 내벽에 증류수막의 면적을 적게하여 오차를 줄이고 정확한 량을 옮길 수 있어, 점성이 없는 액체나 표준액을 취할 때 사용한다.

(2) Ostwald–folin pipette

Volumetric pipette과 비슷한 모양으로 팽대부가 pipette끝 가까이에 있으며, 적은량(2 mL 이하)의 점성이 있는 혈청이나 혈액을 취할 때 사용한다.

(3) Serological pipette

원통관 전체에 용량의 눈금으로 pipette 끝 부분까지 균일하게 표시되어 있다. 이 눈금은 증류수로 검정 눈금이 그어져 있고, pipette 총량을 계측 시에만 정확성을 인식하지만 정확을 요하는 표준액, 검체를 취하는 데는 부적합하다.

(4) Mohr pipette

원통관 전체에 용량의 눈금이 균일한 원통부분(직경이 같은 부분)까지만 눈금이 표시되어 있다. 즉 pipette 끝 부분의 사선 부위에는 눈금이 표시가 없다. 사선부분의 계량을 요하지 않는 시약을 취할 때 사용한다.

(5) Pipette filler(피펫 필러)

피펫을 사용할 때 마우스피스(mouthpiece)쪽에 입을 대고 피펫팅 하는 것은 원칙적으로 금지되었다. 피펫을 사용할 때는 필러와 같은 피펫 보조기구를 반드시 사용해야한다. 필러는 고무공처럼 생긴 Bulb-Type Pipette Fillers 가 있으며, pipette pump와 pipette aid 가 있다. 피펫 보조 장치는 피펫으로 액체를 흡입하거나 피펫 밖으로 액체를 배출하는 데 사용되는 기구이다.

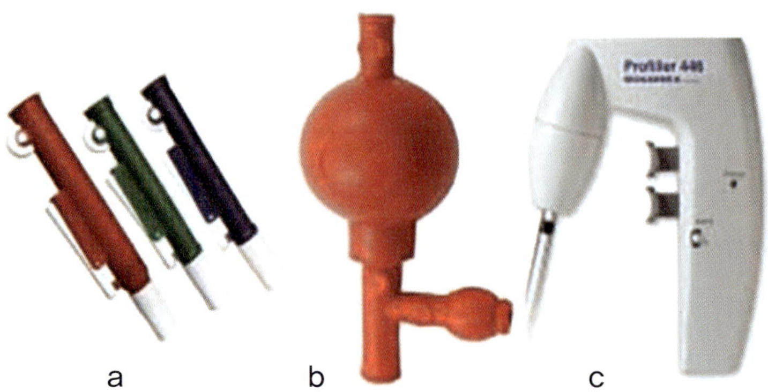

그림 2-4. 피펫필러의 종류

a) 피펫 펌프(pipet pump) b) 피펫 필러(pipet filler) c) 피펫 에이드(pipet aid)

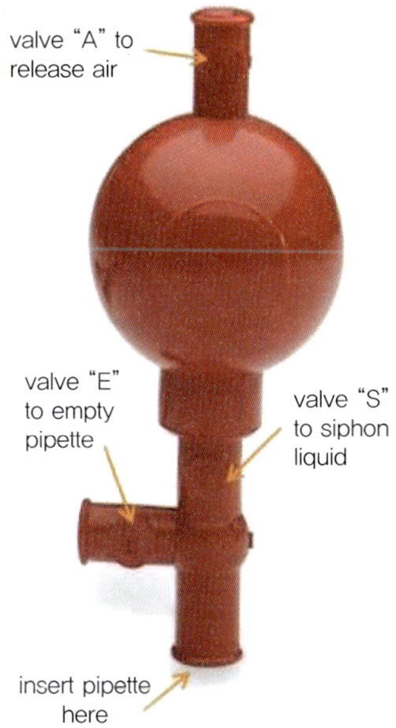

1) 피펫을 필러의 아래 부분에 결합한다.
2) "A"를 누르고 둥근볼을 눌러 밸브의 공기를 뺀다.
   → 피펫의 팁부분을 옮길 용액에 담근다.
3) "S"를 눌러 액체를 빨아들인다.
4) "E"를 눌렀다 떼었다 하며 액체를 배출한다.
   → 원하는 양을 메니스커스를 확인하여 조절한다.
5) 피펫의 모세관 물리적 현상으로 용액이 잔류가 되어 있어 "E" 부분 끝에 있는 구멍을 손가락으로 막고 "E" 눌러 마지막 방울까지 나오게 한다.(피펫 필러는 100 mL 까지 사용 가능)

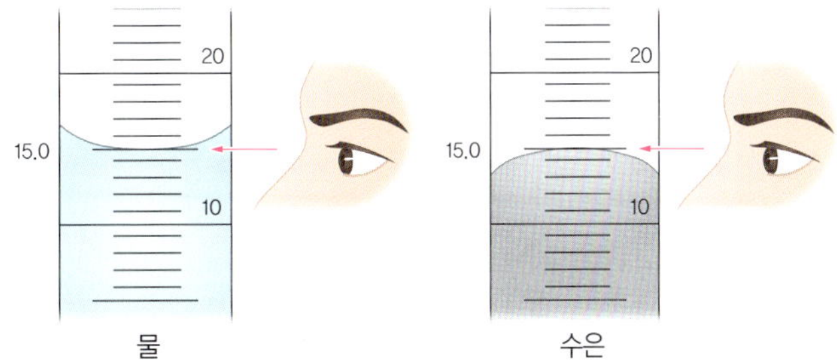

그림 2-5. 피펫필러의 사용방법

3) Flask의 종류

Flask란 화학실험에서 화학반응, 증류, 용량측정, 조제 및 분석에 널리 사용된다.

(1) Erlenmeyer flask(삼각플라스크)

용량은 1~3,000 mL까지 다양하며, 용도는 광범위하게 사용된다. 주로 적정, 혼합, 조제에 이용한다.

(2) Boiling flask(증류 플라스크)

바닥이 둥근 것으로 가열에 대해 강하며, 환류, 증류장치에 주로 사용한다.

(3) Filtering flask(여과용 플라스크)

삼각플라스크와 같으나 목부위에 가지가 달려 있어 흡입장치에 연결할 수 있다. 주로 Büchner funnel과 funnel에 연결하여 흡입 여과용으로 사용한다.

(4) Kjeldahl flask(켈달 플라스크)

증류 flask와 비슷하나 타원형으로 되어 있고, 주로 질소화합물을 분해하는데 사용한다.

(5) Volumetric flask(용량 플라스크)

증류 flask와 비슷하나 아랫부분이 편평하고 넓으며, 윗부분은 목이 가늘고 1~2개의 눈금이 있으며 주로 시약, 표준액의 제조, 및 희석에 사용하는 정확한 용량기구이다.

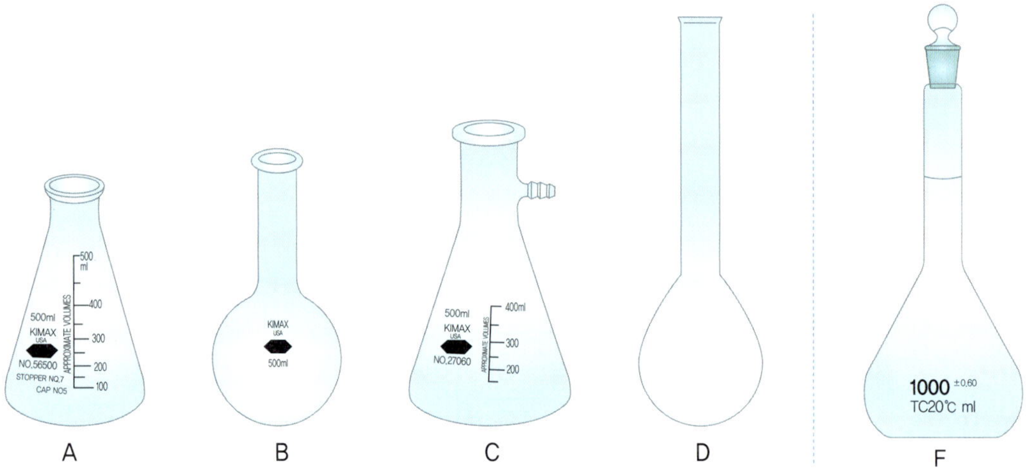

그림 2-6. Flask의 종류

A. 삼각플라스크, B. Boiling flask, C. 여과용 플라스크, D. Kjeldahl flask. F. 용량 플라스크

실습
용량피펫을 피펫필러를 사용하여 DW를 100 mL 용량플라스크에 정확히 옮겨 봅니다. → 100 mL를 옮기는 과정을 작성해 보세요.

4) Buret의 종류

뷰렛(Buret)이란 표준액을 넣고 적정(Titration)할 때 사용하는 분석용기구로서 T.D로 표시되어 있으며, 용액의 유출량을 자유롭게 조절할 수 있는 stop cork가 붙어 있어 쉽게 적은량도 가할 수 있다. 뷰렛에는 펀넬(Funnel)을 이용하여 NaOH와 같은 알칼리 용액을 담고 혹은 표준용액을 담고 아래 삼각플라스크에는 미지 농도의 산성용액을 담아 뷰렛을 통해 표준용액으로 적정한다.

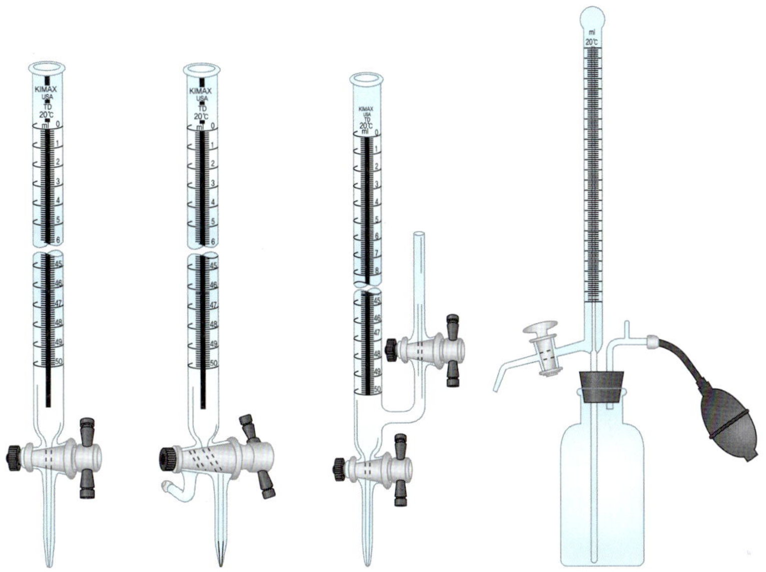

그림 2-7. Buret의 종류
A. 보통형, B. 미량형, C. 초미량형, D. 자동뷰렛

(1) 보통형(Macro buret)

전체량이 10 mL, 25 mL, 50 mL인 것이 주로 사용되고 한 눈금은 1/10 mL이다. stop cork는 유리, teflon제, 고무관의 pinch cork 유리구슬 등이 있다.

(2) 미량형(Micro buret)

전량이 1~3 mL인 것으로 한 눈금은 1/100 mL이다.

(3) 초미량형

전량이 0.1~1 mL인 것으로 한 눈금은 1/1,000 mL이다.

(4) Autoburet(자동뷰렛)

적정을 반복할 때 자동적으로 적정액이 뷰렛 내에 들어가게 한 것이다.

2 초자기구의 세척

1) 화학적 검사목적의 초자기구

화학적 검사목적을 위한 초자기구는 깨끗해서만은 안 되고 화학적으로 모든 성분이 없어야만 한다.

(1) 시험관 및 일반 초자기구

시험관을 수돗물에 담갔다가 비눗물을 사용하여 솔로 닦고, 수돗물로 헹궈낸 다음, 비눗물에서 약 30분간 끓이고, 솔을 사용하여 닦고, 수돗물로 깨끗이 씻어 90°C정도에서 1시간정도 건조하여 사용한다. 특히 Fe, Calcium, Magnesium, lead 등의 중금속 정량에 사용되는 초자기구는 6^N 염산 용액에 12~24시간 담가둔 다음, 재증류수로 4~5회 세척한 것을 건조하여 사용한다.

(2) Pipette

사용한 후 수돗물에 담가 혈액 및 혈청 등이 Pipette에 말라붙지 않게 한다. Pipette세척기에 Pipette끝이 위쪽으로 가게 세우고 수도꼭지에 연결하여 약 30분 동안 물을 흘러 씻는 다음, 꺼내어 5~10분간 세워서 물이 흘러내리도록 하고 건조기에 100°C이하에서 약 1시간 건조하여 사용한다.

(3) 혈병이 묻은 Pipette

혈병이나 혈청이 말라붙은 Pipette는 10% KOH용액에 12~24시간 담가서 용해, 분리 제거 후 Pipette 세척방볍과 동일하게 실시하여 사용한다.

(4) Cleaning solution(중크롬산 세척액)

500 mL의 증류수를 큰 용기(삼각플라스트 등)에 넣고 냉각시키면 250~500 mL의 농황산을 조금씩 흔들면서 넣는다. 이때 열이 생기므로 항상 찬물에 담가 냉각해야 한다. 즉 열이 많이 생기므로 초보자인 경우에는 파손되어 화상을 입는 일이 있어 주의한다. 완전 냉각되면 100 gm의 중크롬산소다를 넣어 녹이고, 증류수로 1 L 되게 혼합한 후 사용한다. 주로 기름기 묻은 Pipette를 이 용액에서 12~24시간 담갔다가 그 후 수돗물로 세척하여 산도를 제거하고 마지막에는 증류수로 수회 세척한 후 건조하여 사용한다.

(5) Stopcork에 묻은 grease

대개 유기용매로 씻지만 잘 닦이지 않으면 농황산에 담근다. 또한 증류수 50 mL에 50 gm의 KOH를 넣어 녹이고 냉각 후 70% ethanol 450 mL을 혼합하여 만든 용액에서 잘 녹는다.

2) 혈액학적 검사목적의 초자기구

각종 세제가 조금이라도 유리에 묻어 있으면 RBC를 용혈 시키기 때문에 주의를 해야 한다.

(1) WBC, RBC 또는 Hemoglobin Pipette

사용한 Pipette는 suction pump를 이용하여 증류수로 깨끗이 씻고 Acetone으로 다시 씻어내고, 완전 건조하여 사용한다. 또한 혈액응고물에 의해 막혔을 때는 가는 철사로 뚫고 10% KOH용액에 12~24시간 담가서 응고물을 분리 후 위와 같은 방법으로 깨끗이 씻어 건조한다.

(2) 시험관 또는 병

솔로 깨끗이 씻어내고 중크롬산용액에 12~24시간 방치 후 꺼내어 충분히 산을 수돗물로 씻어 내고 다시 증류수로 헹군 다음 건조기에서 건조하며 사용한다.

(3) Slide glass

중크롬 용액에 12~24시간 담군 후 꺼내어 수돗물로 깨끗이 씻어내고 Ethanol에 담가두었다가 사용할 때 깨끗하고 부드러운 guaze 등으로 닦고 사용한다.

3) 세균학적 검사목적의 초자기구 세척

새로 구입한 초자라 할지라도 세균의 아포류가 있을 수 있고 세균의 오염 가능성이 높다. 우선 비눗물에 끓이고 솔로 닦고 수돗물로 충분히 씻은 후 다시 증류수로 헹군다. 수분을 충분히 제거되면 고압멸균기(15파운드 121℃)로 30분간 멸균하여 사용한다.

세균검사 후 초자기구의 세척은 3% cresol액이나 고압멸균학 후 찌꺼기를 제거하고 비눗물과 솔로 잘 씻어낸다. 수돗물로 충분히 씻어내고 다시 증류수로 헹군 다음 수분을 충분히 제거 후 고압멸균기로 멸균하여 사용한다.

실습

실험을 통해 사용한 유리기구를 이론에 맞게 실습해 보세요.

3 마이크로피펫

1957년 독일 마르부르크 대학의 하인리히 슈니트거(Heinrich Schnitger) 박사가 최초의 마이크로피펫을 발명 및 특허를 받고 그 명칭을 명명했다. 최초 마이크로피펫은 액체를 담을 수 있는 탈착식 플라스틱 팁과 액체를 담기 위한 스프링의 원리를 활용한 피스톤으로 현재 마이크로피펫의 형태이다. 1961년 에펜도르프(Eppendorf)의 창립자인 하인리히 레슬러(Heinrich Netheler)박사가 마이크로피펫의 권리를 이어받아 생산을 시작했다. 이에 마이크로피펫을 에펜도르프피펫(Ependorf pipette)이라고도 부른다.

1972년에 워렌 길슨(Warren Gilson)과 위스콘슨 메디슨대학의 생화학 교수인 헨리 라디(Henry Lardy)는 조정이 가능한 가변형 마이크로피펫을 개발했다. 현대식 조절식 마이크로피펫은 위스콘신주의 발명품입니다. 마이크로피펫은 끝에 tip을 끼울 수 있으며 용량에 있어 고정형과 가변형이 있으며, 단일형(single channel)과 멀티형(Multi channel)이 있다.

1) Micorpipette(마이크로피펫, Ependorf pipette)

(1) 마이크로피펫의 원리

마이크로피펫은 동일한 원리로 작동한다. 마이크로피펫의 플린저(Plumger, Push button)를 엄지로 누르면 피스톤의 공기가 압축되고 플린저를 서서히 떼면 피스톤의 공기가 치환되며 액체가 플라스틱 팁으로 흡입된다. 다시 플린저를 누르면 용액을 배출하게 된다.

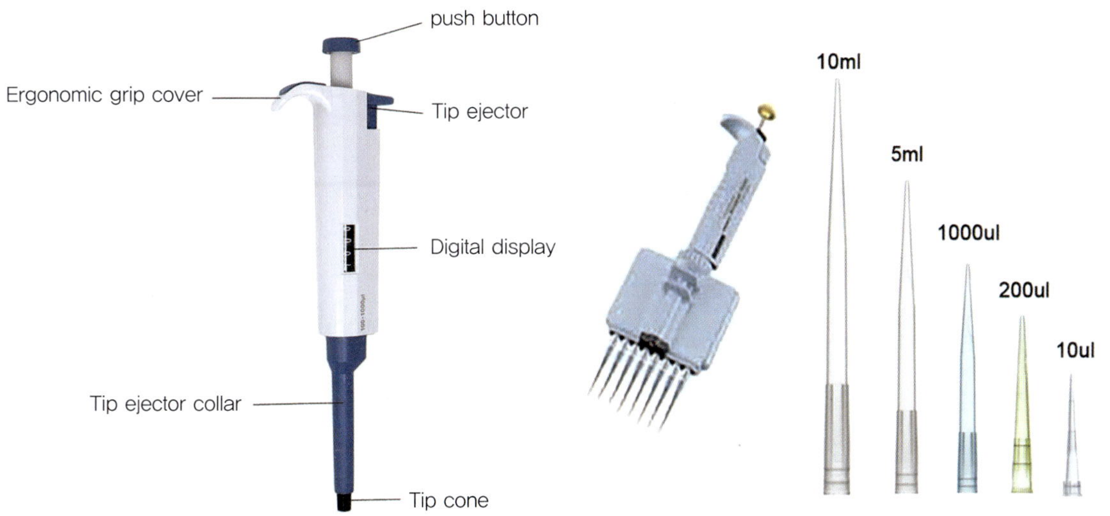

그림 2-8. Micropipette과 피펫팁

(2) 마이크로피펫의 구조

마이크로피펫은 제조회사에 따라 다양한 종류로 생산되고 있으나 일반적인 형태는 대부분 비슷한 모양을 갖추고 있다. 피펫의 모양은 긴 막대기 형태로 만년필 형으로 상단에 피펫팅을 조작하는 Push(Plunger) button 이 있으며, 손잡이 위에 피페팅을 한 후 텁(Tip)을 제거하는 Tip ejector 조작버튼이 있다. 손잡이 부분에는 용량표시를 볼 수 있는 창(Digital volume display)이 있다. 가변형 피펫은 용량을 변형할 수 있다. 용량의 변형은 플린저버튼을 좌측과 우측으로 돌리면 볼륨표시가 변경되는 것을 확인할 수 있다. 피펫팅을 하기 위하여 일회용 플라스틱 팁(tip)을 결합하여 사용하는데 tip을 결합하는 부부은 피펫의 맨 하단에 tip cone이 있어 결합하게 사용하는 형태이다.

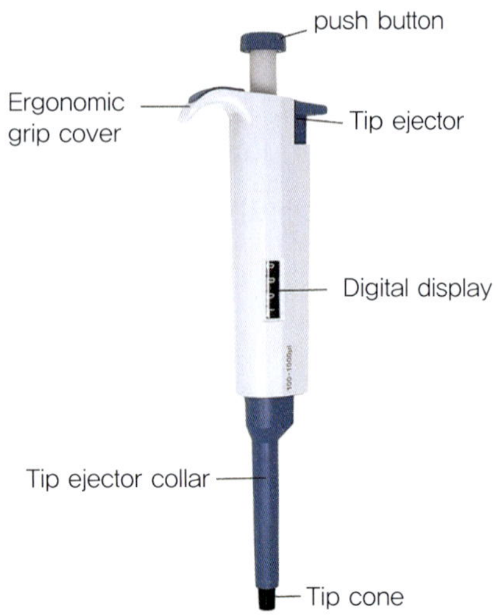

1) Push(Plunger) button: 피펫팅 버튼
   (Volume adjustment knob: 회전 시, Digital volume indicator 숫자를 변경할 수 있음. 즉, Push(Plunger) button을 좌우로 돌리면 부피 용량을 조절 가능)
2) Tip ejector: Tip 제거 버튼
3) Digital volume display: 용량 표시 부분
4) Tip cone: Tip 을 장착하는 부분
   (사용하는 마이크로피펫의 종류에 맞게 Tip을 적절하게 결합하여 사용

팁의 종류는 white tip, yellow tip, blue tip가 있으며, 용량에 따라 0.2~2 uL, 2~20 uL, 20~200 uL, 100~1000 uL 등이 있음

그림 2-9. Micropipette의 구조

(3) 마이크로피펫의 작동방법

마이크로피펫을 사용하는 방법은 포워드 피펫팅(Foward Pipetting)과 리버스 피펫팅(Reverse pipetting)이 있다. 포워드 피펫팅은 점성이 없는 액체를 옮길 때 적용하는 일반적인 방법이며, Reverse pipetting 은 글리세롤 등과 같은 점도가 높은 액체를 옮길 때 사용되는 방법이다.

피펫의 Push(Plunger) button을 누르게 되면 두 번에 걸쳐 멈추는 구간이 있다. 첫번째 멈추는 구간이 제1정지점(First stop, 1st stop)이라고 하며 두 번째 멈추는 구간이 제2정지점(second stop, 2nd stop)이라고 한다. 마이크로 피펫의 작동순서는 우선 피펫팅 할 용량에 맞는 팁을 선택하여 결합하는 과정과 흡입과정 그리고 분주과정과 팁을 제거하는 과정으로 설명할 수 있다.

피펫팅은 임상병리검사에서 가장 많이 사용하는 과정으로 가장 기본이 되며 쉽게 생각할 수 있지만 매우 중요한 과정 중 하나이다. 피펫을 사용하는 것은 개인별로 차이가 있을 수 있으므로, 재현성과 정확도 관리가 또한 매우 중요하다.

피펫에 팁을 결합하였다면 피펫팅을 할 샘플에 피펫팁은 피펫팁 겉면에 액체가 묻어 나오지 않도록 약간만 담도록 한다. 이때 샘플을 흡입할 때 공기가 흡입되지 않도록 적당하게 팁을 담궈야 한다.

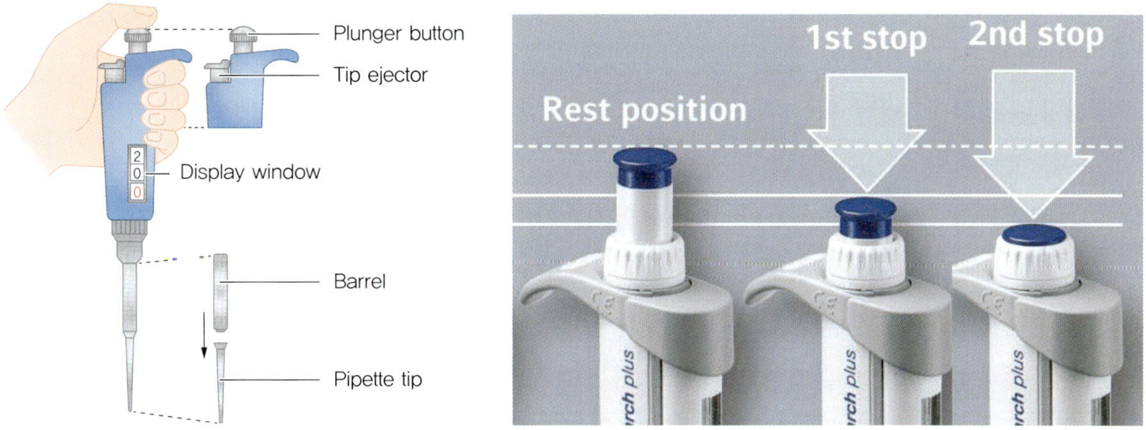

그림 2-10. Micropipette의 Push (Plunger) button stop point

① 포워드 피펫팅(Forward pipetting)

포워드피펫팅은 액체를 흡입할 때 첫 번째 정지점까지만 눌러야 하기 때문에 매우 주의가 필요하다. 매우 미량의 용량을 다루기 때문에 재현성을 달성하기 위한 기술의 습득하는 것이 중요하다.

1. **흡입과정**: Push (Plunger) button을 엄지손가락을 이용하여 제1정지점까지 누른 상태로 팁을 샘플에 적당한 위치까지 담구고 button에서 엄지손가락의 힘을 천천히 풀어주면서(release) 샘플을 팁안으로 흡입시킨다.
2. **분주과정**: 피펫에 흡입한 샘플을 제1정지점까지 샘플이 나오도록 천천히 누루고 이어서 제2정지점까지 눌러 피펫팁 내부의 샘플을 완전하게 배출할 수 있도록 한다.
3. 피펫팅이 종료되면 팁을 제거한다.

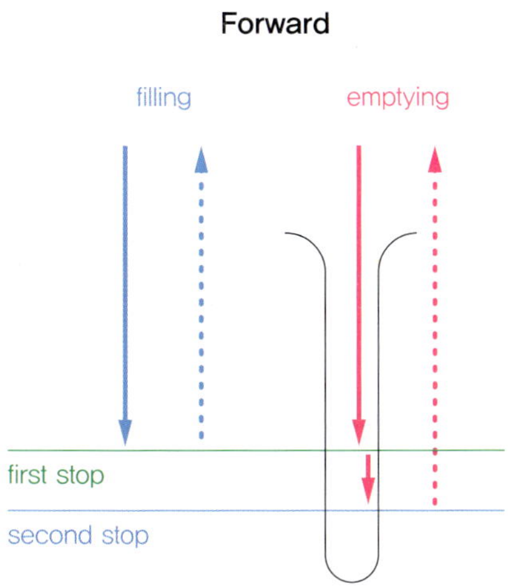

Ready position	1	2	3	4
First stop	↓	↑	↓	↑
Second stop			↓	

① 플린저 버튼을 1st stop 까지 누른다.
② 팁을 액체에 수직으로 담그고 버튼을 천천히 놓는다.
③ 버튼을 첫 번째 정지점까지 눌러 샘플을 배출한다.
④ 2nd stop 까지 완전히 눌러 샘플을 완전 배출한다.

그림 2-11. Forward pipetting 과정

② 리버스 피펫팅(Reverse Pipetting)

리버스피펫팅은 선택한 양을 초과하여 액체가 흡인되지만 설정된 양만 옮겨진다. 리버스 피펫팅은 점성, 휘발성 또는 기포가 있는 샘플과 같은 액체와 100 μL 미만의 작은 부피로 정밀도를 향상시킬 수 있는 방법이다.

1. 흡입과정: Push (Plunger) button을 엄지손가락을 이용하여 두 번째 정지점까지 완전히 누른 상태로 팁을 샘플에 적당한 위치까지 담구고 button에서 엄지손가락의 힘을 천천히 풀어주면서(release) 샘플을 팁안으로 흡입시킨다.
2. 분주과정: 피펫에 흡입한 샘플을 옮기는 튜브 등 기우려서 벽면에 첫 번째 지점까지 샘플이 나오도록 천천히 눌러 내부의 샘플을 배출한다.
3. 피펫팅이 종료되면 팁을 제거한다.

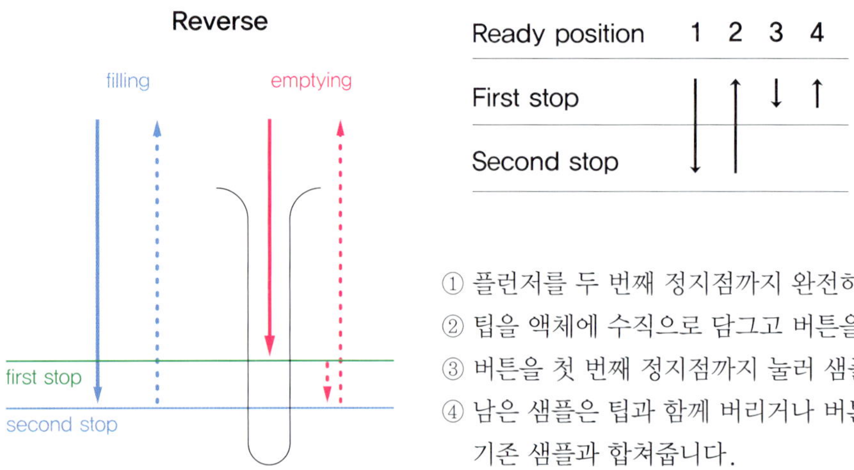

① 플런저를 두 번째 정지점까지 완전히 누른다.
② 팁을 액체에 수직으로 담그고 버튼을 천천히 놓는다.
③ 버튼을 첫 번째 정지점까지 눌러 샘플을 배출한다.
④ 남은 샘플은 팁과 함께 버리거나 버튼을 two stop까지 눌러 기존 샘플과 합쳐줍니다.

그림 2-12. Reverse pipetting 과정

(4) 피펫팅 주의사항

1) 마이크로피펫의 용량범위를 확인하고 옮길 샘플양을 확인하고 적절한 팁을 확인한다.
2) 가변형 마이크로피펫일 경우 숫자 눈금을 정확하게 돌리고 무리하게 돌리지 않는다.
3) 피펫팅을 할 경우 피펫을 수직으로 유지한다. 피펫팅을 기우려하면 부정확하게 된다.
4) 피펫팁이 샘플에 과하게 잠기게되면 미량의 샘플량이 검사에 영향을 미칠 수 있으므로 1 cm 이내로 잠기게 한다.
5) 피펫팁이 적당한 위치보다 낮게 잠길 경우는 공기가 들어가게 되어 정확한 용량이 샘플링될 수 없으므로 주의한다.
6) 용액이 담긴 상태에서 마이크로피펫을 거꾸로 들지 않는다.
7) 피펫팅은 눈으로 직접 관찰하는 것이 원칙이다.

8) 피펫 본체에 손상을 줄 수 있는 강산용액등의 액체는 피펫팅을 금지한다.

9) 본체에 부식 등 손상을 일으킬 수 있는 것은 필터가 있는 팁을 사용하여 피펫팅을 한다.

10) 마이크로피펫을 모두 사용한 후에는 옮길 수 있는 부피용량에서 최대 용량이 되도록 숫자 눈금을 돌려놓는다.

11) 마이크로피펫은 비중 혹은 비색법을 이용하여 주기적으로 calibration의 정확성을 점검해야 하고 지료를 보관헤야 한디.

⊙ 실험보고서 ⊙

년 월 일

제목	올바른 마이크로피펫 실험하기	학번		성명	

⊙ 실험보고서 ⊙

년 월 일

제목	올바른 마이크로피펫 실험하기	학번		성명	

⊙ 실험보고서 ⊙

					년 월 일
제목	올바른 마이크로피펫 실험하기	학번		성명	

3 분석장비의 사용
(Operation of Analytical Instrument)

1 Balance

저울(Balance, Scale), 천칭, 천평으로도 불리며, 임상화학 검사실에서 저울은 표준용액, 규정용액 및 정량용 분석시약 등의 조제시 용질과 용매를 정확하게 칭량하는데 사용하며, 현재는 전자저울이 가장 많이 사용되며 피펫 검정(Verification of pipette)에 이용되기도 한다.

1) 저울의 종류

실험실에서 사용되는 저울은 매우 다양하다. Balance와 Scale은 모두 무게를 측정하는데 사용되지만 목적이 다소 다르다. Scale은 물체의 중력의 무게를 척정하며, Balance는 물체에 있는 물질의 양인 질량을 측정한다. 과거 미지의 질량이 가하는 힘을 메커니즘을 통하여 알 수 있는 방법이 없어 미리 알고 있는 분동과 같은 물체의 힘과 균형을 만들어 측정했기 때문에 저울을 Blanance라고 칭했다. 따라서 현재 의료산업에서 계량 및 측정용 저울은 Balance라고 칭하며, Scale은 체중 등을 측정하는데 사용한다. 저울은 기계식 저울과 전자 저울로 분류할 수 있다. 기계식 저울은 Trip balance, Torsion balance, Chemical balance 등이 있고, 전자저울은 Electronic top loading balance, Electronic analytical balance 등이 있다. 저울에 필요한 기구는 분동(Weight), 분동집게(Weight forceps), 약포지(Weighing paper), 칭량병(Weighing bottle), 칭량접시(Weighing dish), 시계접시(Watch glass), 시약스푼(Lab spoon), 정전기 방지솔(Antistatic brush) 등이 있다.

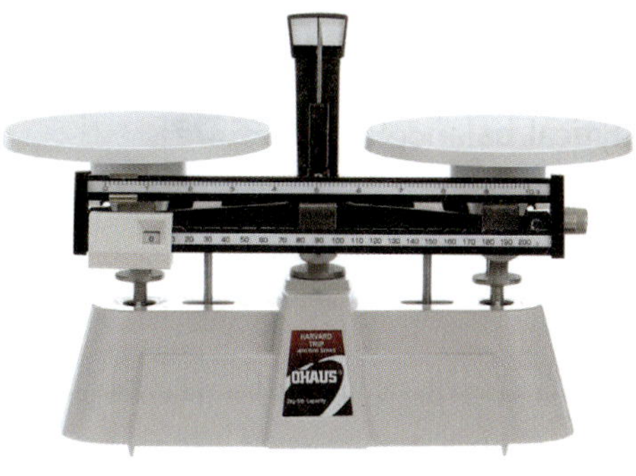

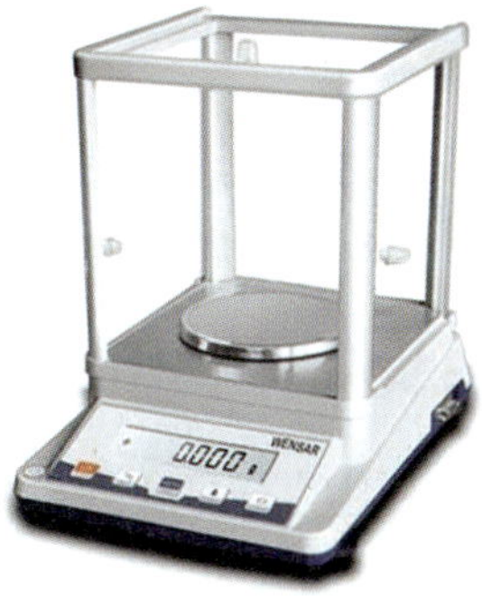

그림 3-1. Trip balance와 Electronic analytical balance

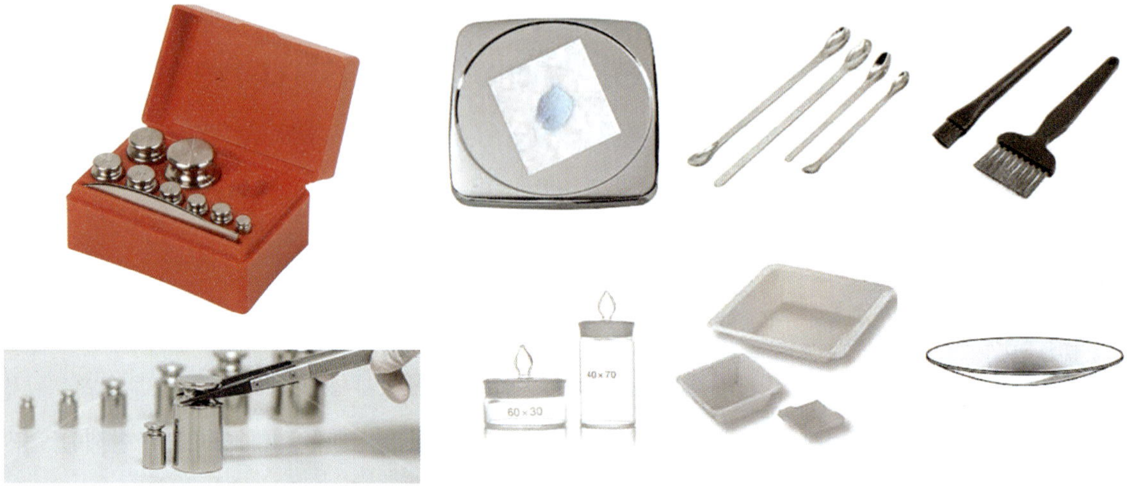

그림 3-2. 분동 등 저울에 필요한 도구

2) 저울의 Zero 및 Tare

저울에서 목적하는 것의 무게를 측정할 때 약포지(Weighing paper), 칭량병(Weighing bottle), 칭량접시(Weighing dish), 시계접시(Watch glass) 등의 무게를 제외하고 저울이 영점이 되도록 하는 것을 Tare라고 한다. 전자저울의 무게를 0.0을 만드는 Tare 혹은 Zreo 기능버튼이 있다.

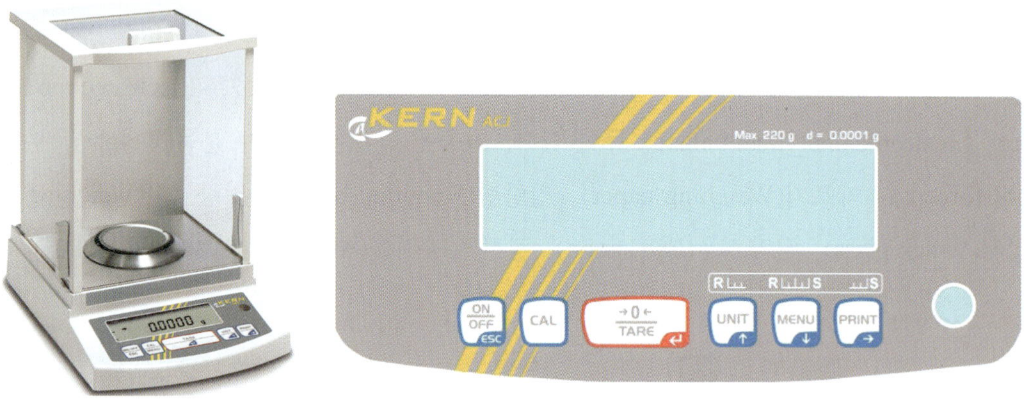

그림 3-3. Electronic analytical balance의 Tare 조작키

3) 저울의 점검 및 Calibration

저울의 점검은 검사실의 규모나 상황에 따라 일일점검과 정기점검(주간, 월간, 분기)을 하고 있다. 정기점검의 내용은 저울의 수평확인, 영점확인, 칭량시험 등이다. 저울의 수평을 확인하기 위해 수평표시를 확인해야 하는데 수평이 맞지 않으면 오차가 나타날 수 있다.

영점확인은 저울의 상판(Pan)에 물건을 올리지 않은 상태에서 Tare 키를 누른 후 저울이 Zero 점을 나타내고 있는지를 확인해야 한다. 칭량시험은 Tare 키를 누른 상태에서 저울이 Zero를 지시하는지 확인하고 기록한다. 그리고 표준 분동을 사용하여 최대용량의 25%에 해당하는 무게를 확인하고 최대용량의 100%에 해당하는 무게를 측정하여 그 결과를 기록하여 점검 기록서에 허용오차와 비교하여 적합여부를 판정한다. 저울의 Calibration은 감도시험, 직선성시험, 정밀도시험, 편심오차시험(저울상판의 위치에 따라 올려둔 물질의 측정 오차), 스팬교정(저울 내부에 설치되어 있는 분동)으로 실시한다.

4) 피펫 검정

마이크로피펫은 매우 미량의 액체를 옮기는데 사용되므로 마이크로피펫의 부정확함은 여러 실험 결과에 큰 영향을 줄수 있다. 피펫의 정확도를 보장하려면 몇 개월마다 피펫을 검정해야 한다. 임상병리검사에서 사용하는 마이크로피펫은 진단검사의학과 지침서에 따라 주기적으로 최소한 1년에 2회 이상 Calibration으로 정확성을 점검(Verification of pipette)하고 자료를 보관해야 한다.

마이크로피펫의 정확성은 일반적으로 비중법으로 검증하고 있으며, 점검전에는 반드시 표준분동을 이용하여 분석용전자저울(Electronic analytical balance)의 점검이 선행되어야 한다.

(1) 분석용 전자저울을 이용한 피펫 검정 원리

순수 물(H_2O)의 밀도는 온도 4℃ 1기압에서 1.000 이다. 따라서 1 mL(1,000 uL)는 1 g과 같다. 단, 20℃에서 물의 밀도는 0.998이므로 0.998 g과 같다.

(2) 비중법을 이용한 피펫 검정 방법

① 피펫 혹은 마이크로피펫을 검정(Check the calibration)하기 위한 준비물은 검정할 피펫, 증류수, 비이커, 온도계, 칭량접시, 분석용 전자저울을 준비해야 한다.
② 증류수는 약 5 mL 정도 준비하고 정확도 보정을 위해 온도를 측정한다.
③ 분석용전자저울 상판에 칭량접시를 올려두고 타링을 실시한다.
④ 피펫을 에틸알코올로 깨끗이 닦아내고, 팁을 결합한다.
⑤ 준비된 증류수에 마이크로피펫 팁을 약간 담근 상태로 3~5회 피펫팅해 둔다.
⑥ 증류수를 1 mL 흡인하여 칭량접시에 담고 변하지 않는 순간의 결과를 기록한다.
⑦ 이 과정을 10회 반복하여 기록한다.
⑧ 피펫의 정확도 계산을 하여 피펫의 오차가 99~101%를 벗어나거나 내부지침에 벗어날 경우에 제조사에 문의하거나 서비스를 요청하여 조치를 받는다.

(3) 비중법을 이용한 피펫 정확도 계산

① 물의 부피계산 (V) = w × Z (w: 측정된 물의 무게, Z: 온도에 따른 물의 밀도)

※ Z는 온도에 따른 물의 밀도표를 참고한다.

② 10회 반복 측정한 무게를 평균을 계산한다.

③ 평균결과에 물의 부피계산(V) 공식을 통하여 보정한다.

④ 피펫의 정확도 계산공식: Accuracy (A%) = [평균부피(Av) / 피펫의 설정 용량(Pv)] × 100

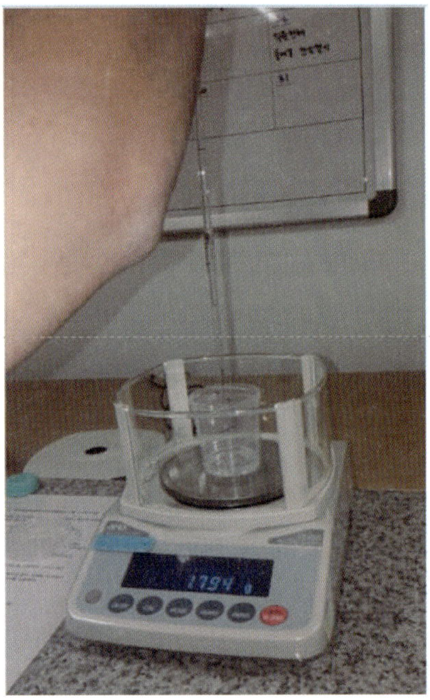

Pipette 검정부

검정시행일	2015.09.17	검정시행일	2015.09.17
Instrument	유리 pipette 1.0mL	Instrument	유리 pipette 1.0mL
Pipette 고유번호	101-3	Pipette 고유번호	101-4
Temperature	25℃	Temperature	25℃
Correction Factor	H_2O	Correction Factor	H_2O
X1	0.995	X1	0.996
X2	0.995	X2	0.998
X3	0.994	X3	0.995
X4	0.998	X4	0.995
X5	0.998	X5	0.996
X6	0.997	X6	0.994
X7	0.999	X7	0.999
X8	0.995	X8	0.997
X9	0.997	X9	0.999
X10	0.996	X10	0.998
Mean Vol. V	0.996	Mean Vol. V	0.997
SD	0.002	SD	0.002
CV	0.165	CV	0.177
Accuracy	0.002	Accuracy	0.002
Result	OK	Result	OK

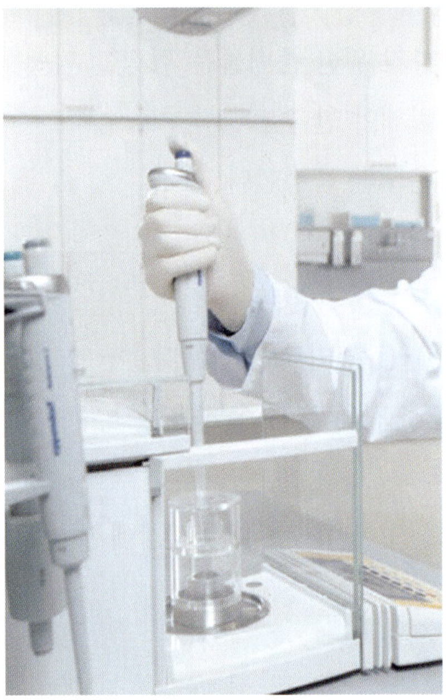

Date	#######	Analyst	xxx	Balance	xxx
Temp. (C)	20	Z-Factor	1.0029	Serial #	xxx

Pipette #		Pipette #		Pipette #	
VOLUME (ml)	WEIGHT (g)	VOLUME (ml)	WEIGHT (g)	VOLUME (ml)	WEIGHT (g)
MEAN	#DIV/0!	MEAN	#DIV/0!	MEAN	#DIV/0!
CORR. MEAN	#DIV/0!	CORR. MEAN	#DIV/0!	CORR. MEAN	#DIV/0!
STD DEV	#DIV/0!	STD DEV	#DIV/0!	STD DEV	#DIV/0!
% CV	#DIV/0!	% CV	#DIV/0!	% CV	#DIV/0!
% INACC.	#DIV/0!	% INACC.	#DIV/0!	% INACC.	#DIV/0!
PASS / FAIL ?	#DIV/0!	PASS / FAIL ?	#DIV/0!	PASS / FAIL ?	#DIV/0!

Corrective Action Due To Failures?

Acceptance Criteria
% Inaccuracy must be less than 2.00
No replicate may be greater than 2% from true volume.
%CV must be less than 1.00

*Created by the Wisconsin State Laboratory of Hygiene

그림 3-4. 피펫과 마이크로 피펫 정확도 검정

Pipette 정도관리 점검표			
Model	Eppendorf	담당부서	임상화학
Supplier			
점검일자	2023년 09월 13일	담당자	

◈ 온도에 따라 변화하므로 반드시 온도계와 기압계가 있어야함.

◈ 허용범위를 벗어날 경우 책임사자에 보고하고 보완조치를 취하고 조치사항을 기록한다.

◈ Pipette 점검 회사에 연락하여 수리 및 점검을 받는다. (점검주기 : 3,6,9,12 분기별)

◈ QC condition : Humidity 40~70, 1Lb, (25 ℃), DW로 10회 실시 후 Mean 값을 기록한다.

허용범위 : 100μℓ 미만 <2%, 100μℓ이상 <3%

DW 온도 : 25℃, 밀도 : 0.997080 g/mℓ

Serial No.	**B**	**K**	**J**		
시험피펫용량	**100μℓ**	**1000μℓ**	**20μℓ**	**온도보정표**	
분주횟수	측정무게(g)	측정무게(g)	측정무게(g)	온도(℃)	밀도(g/mℓ)
1	0.098	1.0002	0.020	17	0.998800
2	0.100	0.9960	0.018	18	0.998620
3	0.100	0.9980	0.019	19	0.998430
4	0.095	0.9980	0.020	20	0.998230
5	0.100	0.9960	0.019	21	0.998020
6	0.099	0.9980	0.020	22	0.997800
7	0.100	0.9980	0.019	23	0.997570
8	0.099	1.0003	0.019	24	0.997330
9	0.100	0.9980	0.020	25	0.997080
10	0.099	0.9990	0.020	26	0.996820
				27	0.996550
Mean Weight	0.099	0.998	0.0194	28	0.996270
Mean Volume(%)	99.3	100.1	97.0	29	0.995980
SD	0.002	0.001	0.001	30	0.995680
CV(%)	0.02	0.00	0.03	31	0.995370
Volume error(%)	0.71%	-0.11%	2.97%	32	0.995060
판정	**Accept**	**Accept**	**Accept**	33	0.994730

◆ Mean weight : 10번 검사하여 평균값

◆ Mean volume :(Mean weight / 측정시 온도(25℃)의 밀도)*1000 or 100 or 1000*5

◆ Volume error(%) : (100μℓ-Mean volume) 값을 퍼센트 계산한값

담당자 : 팀 장 : 교 수 :

그림 3-5. 피펫의 정도관리 점검표

⊙ 실험보고서 ⊙

년 월 일

제목	마이크로피펫 정도관리하기	학번		성명	

⊙ 실험보고서 ⊙

년 월 일

제목	마이크로피펫 정도관리하기	학번		성명	

2 Centrifuge

원심분리기는 밀도가 서로다른 두 가지 이상의 성분을 상대 원심력을 이용하여 분리하는 장비이다. 임상화학에서는 주로 혈액에서 혈청이나 혈장으로 분리하고 요침사 등 검사를 위해 사용되는 가장 일반적으로 사용되며 필수장비이다. 원심분리기의 성능은 상대 원심력(Relative Centrifugal Force (RCF) or G-force)으로 나타내며, 단위는 g (Gravity)를 사용한다. 조작할 때는 시험관이 파손되거나 침전이 잘 안 되는 경우가 있으므로 조작법을 충분히 학습하고 익숙해질 수 있도록 기술의 안정성을 높여야 한다.

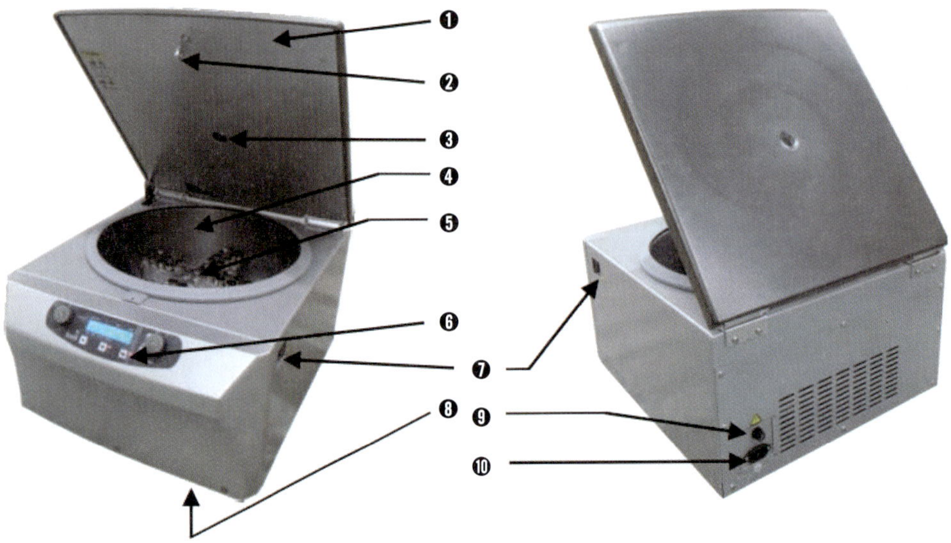

① 리드: 내부 챔버를 보호하고, 위험시 로터가 밖으로 이탈방지 장치
② 잠금고리: 리드의 닫힘 상태를 유지하기 위한 장치.
③ RPM 확인창: 디지털 속도계 등으로 로터 속도를 측정할 수 있는 장치
④ 챔버: 로터가 장착이 되어 회전할 수 있는 공간
⑤ 로터: 모터 축에 연결되어 시료를 넣고 회전하는 장치
⑥ 조작부: 시간, 속도설정 등을 위한 조작부이다.
⑦ 전원스위치: 전원 연결 후 ON/OFF를위한 스위치이다.
⑧ 비상 리드 열림 장치: 정전 등의 비상시에 수동으로 리드를 열 수 있다.
⑨ 퓨즈 케이스: 배선의 누전, 과부하 및 쇼트가 발생되면 전원을 차단시킨다.

그림 3-6. 원심분리기 외형정보(*한일과학 연구용 원심분리기, FLETA 5)

(1) 원심분리기 사용법

① 전원 스위치를 켠다.

② 설정온도에서 도어를 열고, 무게균형에 맞게 로터의 대각선에 배치한다.

③ 스피드 다이얼을 원하는 회전수로 설정한다.

④ 액셀과 브레이크 스위치는 필요에 따라 작동시킨다.

⑤ 타이머를 원하는 시간에 설정한다.

⑥ 시작(start)버튼을 누른다. 이 때 시작 램프가 켜지고, 로터가 회전한다.

⑦ 타이머가 0으로 되면 스타트 램프가 켜지고, 로터는 감속하다가 정지한다.

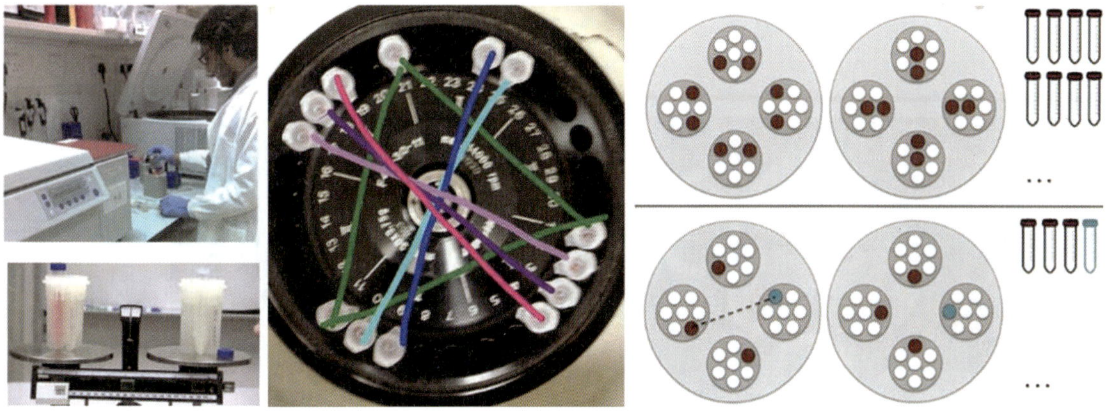

그림 3-7. 원심분리기 튜브배치

(2) 원심분리기 실무

임상화학검사를 위한 혈청분리는 이론적으로는 검체 채취 후 2시간 이내에 원심분리를 해야 한다. 검사실에서는 별도의 TAT (Turn around time)을 설정하고 있어 일반적으로 20~40분 이내에는 혈청을 분리하여 검사를 진행한다. 검체관리에서 혈청분리에 대한 내용이 지침서에 명시가 되어 있어야 한다.

보건복지부에서는 검진기관 평가 항목으로 검사실에서 원심분리기를 적절한 용량을 갖춘 장비를 사용하고 있는지 여부와 사용목적에 맞게 적절한 방법으로 사용하는 것을 평가하고 있다. 또한 장비의 운영 및 유지보수를 하고 있는가에 대한 내용도 점검하고 있다. 특히, 원심분리기의 속도 점검을 매분기마다 타코메타(tachometer)를 사용하여 측정하고 기록하여 점검하고 있는지를 평가하고 있다.

○ 원심분리기를 이용한 Serum 분리
  * CLSI 가이드라인
    - Conditions considered appropriate
      by the manufacture
  * WHO 가이드라인
    - 1500 g 10~15분
  * 검진기관 평가 기준 혈청분리 속도
    - 2,500~3,000 rpm (1,200 g) 10분

○ Urine Sedimetation
  * CLSI 가이드라인
    - 400 g에서 5분 동안 시료를 원심분리

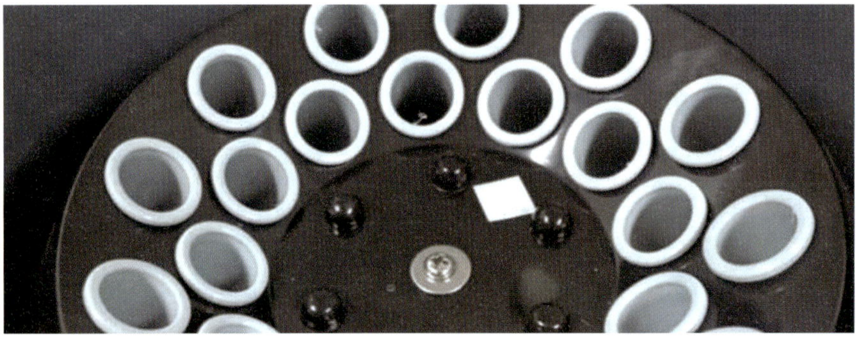

원심분리기 로터의 한쪽에 흰색 스티커를 붙여주고 원심분리기 뚜껑을 닫는다.

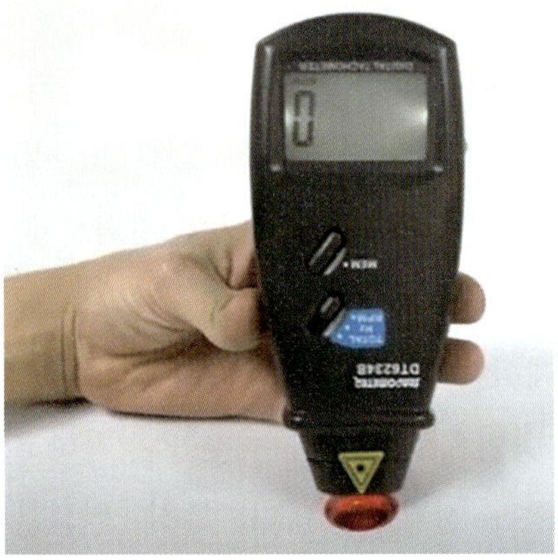

원심분리기 작동시킨 후 원심분리기 뚜껑에 구멍이 있는 곳에 타코메타를 조준한다.

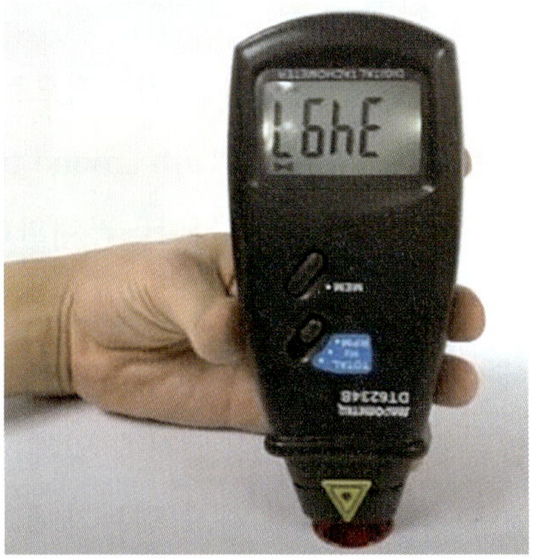

흰색스티커를 읽을 수 있도록 타코메타를 조정한 후 일정한 속도가 나타나면 기록한다.

그림 3-8. Tachometer 를 활용한 원심분리기 속도 측정

3 pH meter의 작동법

pH meter는 측정하는 H^+에 대해 선택성이 있는 지시전극과 기준전극을 시료에 담갔을 때 생기는 전극간의 전위차를 측정하는 전위차법에 의해 시료의 이온 농도를 측정하는 장치이다.

어떤 종류의 유리막은 H^+만을 통과시키고 다른 이온에 대해서는 투과성을 나타내지 않아서 유리막의 수소이온 농도가 다르면 양단에서 전위차가 생기며, 이 전위차를 구함으로써 pH를 측정할 수 있다.

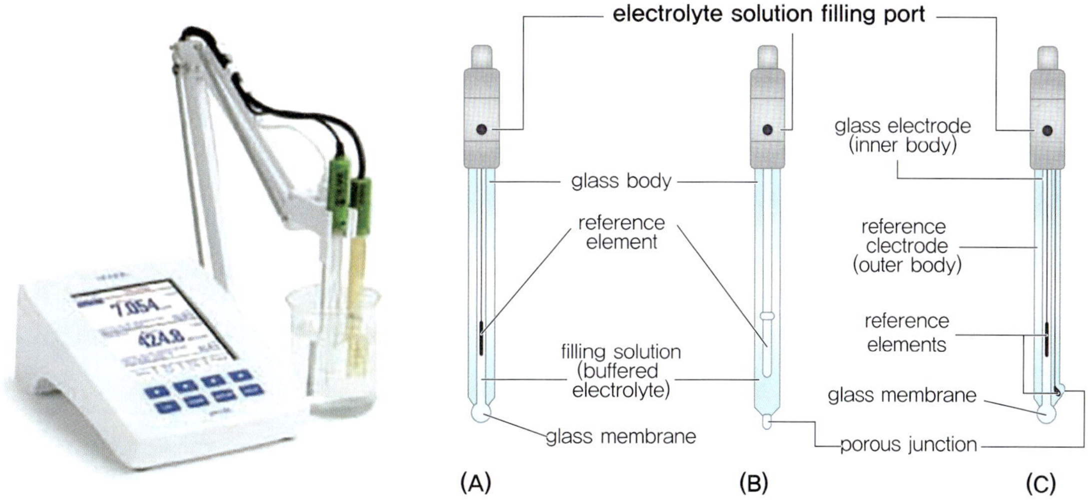

그림 3-9. Tachometer 를 활용한 원심분리기 속도 측정
(A) Glass Electrode (B) Reference Electrode (C) Combination Electrode

1) 사용기기 및 시약

(1) pH meter

(2) 복합 pH 전극 또는 pH 측정용 전극과 비교전극

(3) 온도계

(4) magnetic stirrer

(5) Beaker

(6) Control buffer(pH 7.00과 pH 4.02 또는 pH 7.00과, pH 9.18용)

2) 조작법

(1) pH meter의 전원을 넣고 적어도 15분 이상 prewarming하여 사용한다.

(2) 각 전극의 선단을 증류수로 여러 번 세척하고, Tissue paper 나 여과지로 가볍게 수분을 닦아낸다.

(3) Control buffer(pH 7.00) 표준액에 전극을 담그고, 가볍게 흔들고 2~3분후 온도 보정 후 pH 측정하여 pH 7.00에 조정한다.

(4) 측정 스위치를 끊고 전극을 증류수로 세척한 후 pH 4.02 또는 pH 9.18. 표준액에 전극을 담그고 가볍게 흔들고 2~3분 후 pH측정 스위치를 연결하고 원하는 pH값에 조정한다.

(5) Buffer, 표준액 과정을 반복하여 조정한 후 전극을 증류수로 세척한 후 측정코저 하는 시료에 전극을 담그고 pH를 측정한다.

3) 주의사항

(1) 전극 밑부분을 손으로 만지거나 문지르지 않는다.

(2) pH meter는 사용 전에 충분히 가온 시킨다.

(3) 검체의 온도를 보정해야 한다.

(4) 전극은 마르지 않도록 항상 증류수에 담가둔다.

(5) 비교 전극에 내부액(KCL)이 충분히 들어 있는지 확인한다.

(6) control buffer는 사용 시에 새로운 용액을 사용해야 한다.

(7) 전극 세척 후 Tissure pater나 거즈 사용 시 강하게 씻지 말고 살짝 수분만을 제거한다.

실습

pH 의 정의를 다양하게 작성해 보고 pH 미터의 원리를 그려보세요.

4 Spectrophotometer

1) Spectrophotometer(분광광도계)

분광광도계는 빛의 파장 함수로서 물질의 반사 또는 투과성을 정량적으로 측정하는 전자기적 장비이다. 분광광도계는 자외선, 가시광선 및 적외선을 사용하며 임상적으로 초속도법은 자외선, 비색법은 가시광선 파장을 일반적으로 사용된다. 최신 분광광도계는 X선 및 극초단파 파장을 포함하여 전자기적 스펙트럼의 넓은 범위를 조사할 수 있는 장비도 있다. 분광광도계의 구조는 광원부, 분광부(단색화장치), 시료부, 검출부, 판독부로 구성되어 있다.

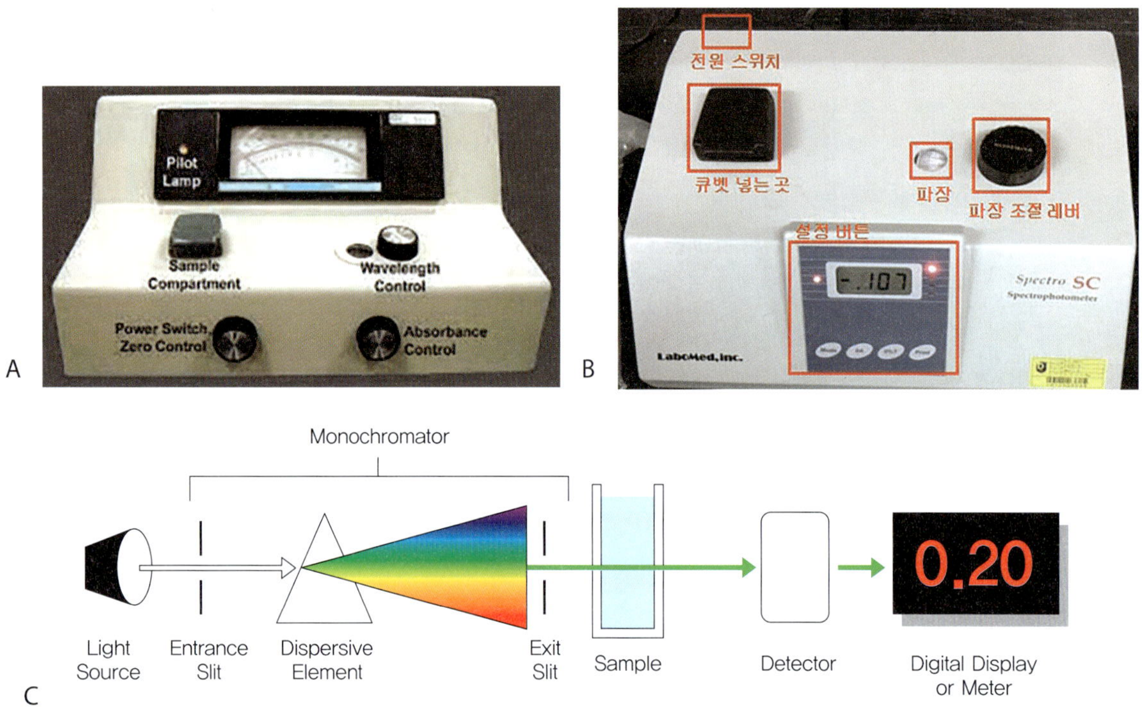

그림 3-10. Spectrometer

(A) 1970년대에 제작된 분광광도계 (B) 2000년대에 제작된 분광광도계 (C) 분광광도계의 구조

2) 사용법

(1) 분광광도계의 뒷면에 위치한 전원 스위치를 'ON'하고 전압 등 장비가 안정될 때까지 적어도 10분 이상 Warming 한다.

(2) 검사시약의 설명서를 확인하고 측정 목적에 맞게 파장을 파장 조절 레버로 정확히 맞춘다.

(3) 분광광도계의 설정버튼에서 Mode를 이용해 A mode를 확인해 흡광도가 Zero (0.000)인 것을 확인한다. Zero가 아닐 경우 0A 버튼을 이용해 흡광도를 Zero(100%T)에 맞춘다. A mode에서 흡광도가 0.000일 경우 T mode의 투과도는 100.0이 된다.

(4) Cuvette에 맹검을 넣고 Tissue paper로 큐벳의 겉면을 깨끗이 닦은 후 Cuvette holder에 정해진 위치로 놓은 후 뚜껑을 닫고 0A 버튼으로 투과도 100으로 맹검 설정한다.

(5) (3), (4)의 조작과정을 반복하여 변화가 없다면 측정을 시작한다.

(6) 맹검용액을 쏟아버리고 표준액을 Cuvette에 옮기고 흡광도를 측정하고 기록한다.

(7) 검체를 Cuvette에 옮기고 흡광도를 측정하고 기록한다.

(8) 표준액의 흡광도과 농도 그리고 검체의 흡광도를 이용하여 농도계산을 한다.

(9) 측정이 끝나면 전원 스위치를 OFF한다.

(10) 사용한 후에는 Cuvette을 깨끗하게 세척하고 주변을 정리정돈 하고 실험을 종료한다.

※ 분광광도계의 설정은 제조사에 따라 다를 수 있어 설명서를 확인해야 한다.

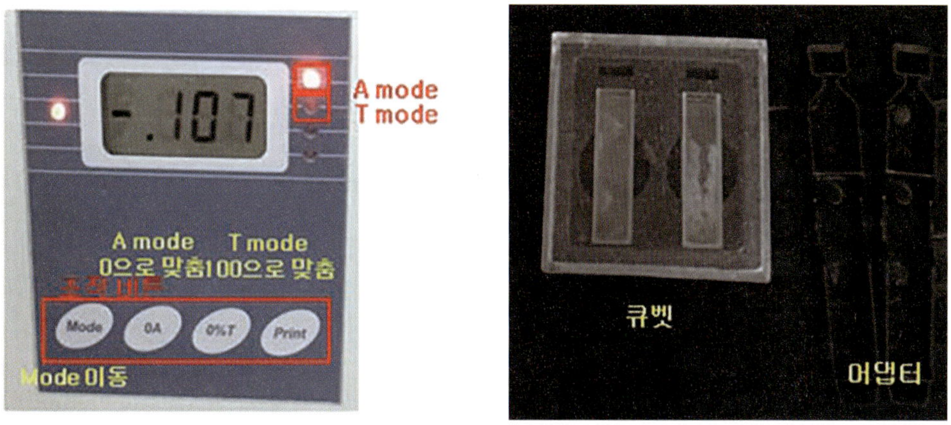

그림 3-11. Spectrometer의 조작버튼과 큐벳

3) 주의사항

(1) 큐벳(Cuvette)은 유리로 되어 있어 조심히 사용하고 투명도를 유지해야 한다.

(2) 큐벳(Cuvette)에는 용액을 2/3 이상 충분히 채워야 한다.

(3) 큐벳 어댑터에 광원이 투과될 투명한 부분을 정확하게 장착을 해야한다.

(4) 비색관(Cuvette)은 부드러운 거즈나 tissue paper로 외벽을 깨끗이 닦아야 한다.

(5) 흡광도를 판독하기가 곤란할 때에는 투과도를 읽고 흡광도로 환산한다.

(6) 기기에 문제가 발생하면 제조회사에 연락하여 적절한 A/S를 받는다.

4) 파장의 선정

물질에 대한 광선의 흡수정도는 물질의 종류에 따라 판이하게 다르다. 동일한 과정에 있어서 어떠한 물질은 주어진 광선을 거의 다 흡수하는가 하면 어떤 물질은 거의 흡수되지 않고 투과한다.

다시 말하면 어떤 물질을 여러 가지 파장에서 흡수정도를 조사하면 어떤 파장에서는 흡수가 잘되고 어떤 파장에서는 흡수가 안된다. 산화 Hemo-globin을 예로 들어보면 산화 Hemoglobin 용액을 400~700 nm에서 10 nm간격으로 흡광도를 조사하면 500 nm에서 점차 증가하기 시작하여 540 nm부근에서 흡수 최대에 달하고 560 nm에서 감소하였다가 575 nm에서 다시 최대에 이르고 급격히 감소하여 600 nm 이상에서는 거의 흡수되지 않는다.

파장의 선택은 흡수가 잘되고 최대흡수점이 급 curve를 이루는 파장보다는 완만한 curve를 이루는 파장이어야 하고, 또한 Beer 법칙에 적용이 되는 파장이어야 한다. 따라서 산화 Hemoglobin의 지적파장은 540 nm가 적당하다.

"이 같은 물질의 흡광 경향을 파장에 대한 Spectral-Absorbance Curve, Spectral trans-mittance curve라고 하여 540 nm 및 575 nm와 같이 흡수가 최대에 달하는 파장을 최대 흡수파장, 560 nm와 같이 감소한 파장을 최소 흡수파장이라 칭한다."

5) 결과 산출

광선(빛, 백색광)이 물체에 가해지면 그 빛은 물체 표면에서 반사되거나 물체의 표면에서 조금 내부로 들어간 후 반사, 또는 물체에 흡수되거나 물체를 통과하는 빛으로 나누어진다. 임상화학에서 검체에 흡수되는 빛의 양은 그 농도에 따라 다르다. 따라서, 빛의 흡수현상을 이용하면 검체가 빛을 흡수하는 화학물질의 양을 알 수 있다.

임상화학에서는 주로 자외선(ultraviolet, 340 nm)을 이용한 초속도법(Kinetic method) 및 가시광선 (visible, 380~800 nm)영역에서 빛의 흡수를 이용한 종말측정법(End point)이 있다. 빛이 검체를 통과하게 되면 시료에 의하여 빛이 흡수되기 때문에 빛의 투과도는 적어진다.

용액을 통과한 빛의 양을 투과도(transmittance, T)라고 하고 흡광물질이 존재하지 않았을 때의 빛의 강도(I0)라고 하고 검체의 농도가 존재할 때의 빛의 강도(I)라고 한다면 투과도는 T = I/I0 로 나타낼 수 있따. 따라서 투과율은 항상 1보다 작으며 다음과 같이 %로 표시할 수 있으며 이를 % 투과율(%T)이라고 한다.

%T= (I/I0) * 100이므로 A = 2 - log%T이다.

%투과율은 시료의 농도와 상관관계가 명확하지 않지만 대수와의 관계는 검체의 농도와 일정한 상관관계를 나타낸다.

A = -log T 의 관계를 갖게 되는데, 이것을 빛을 흡수는 물질마다 다르므로 빛을 흡수하는 상수를 몰흡광계수(ε)라고 하면, A = ε × C 가 되는데, 이 관계를 베르가 발견하여 Beer's law라고 한다. 그러나 검체의 흡광도는 검체중의 흡광 물질의 농도에 의해서만 결정되는 것이아니라 cuvette의 직경 또는 폭에 따라서 흡광도는 달라진다. 빛이 액체를 투과하는 두께에 따라 달라지는 원리를 람베르트가 발견하여 Lambert's law라고 한다. 그러나 광학분석기의 큐벳의 두께를 1 cm로 하

므로 람베르트법칙은 제외되어 다음 식으로 유도된다.

$$-\log T = \varepsilon \times C \rightarrow A = A = \varepsilon \times L \times C$$

(A는 흡광도, ε는 물질 고유의 몰 흡광계수, L 은 cuvette의 직경 또는 폭, C는 흡광물질의 농도를 말한다.)

검체의 흡광도는 맹검(blank test)의 흡광도에 대한 비율이기 때문에 단위가 없으며 시료 중의 흡광물질의 농도와 정의 상관관계를 지닌다. 그러므로 표준용액의 농도에 대한 흡광도가 얻어지면 검체의 미지농도(Unknown Concentration, CU)를 계산할 수 있게 된다.

이러한 원리로 환자검체의 농도(CU)는 직선성(검량선)을 통해 구할 수 있으며, 맹검용액(Blank)의 농도 "0" 와 흡광도 "0" 점과 표준용액의 알고 있는 농도(Standard Concentration, CS), 표준용액의 흡광도(Standard Absorbance, AS)에서 나타나는 값이 만나는 점과 환자검체의 흡광도(Unknown Absorbance, AU)를 이용한다.

CU = AU/AS × CS

CU = CS/AS × AU 식으로 계산할 수 있다. 여기서 CS/AS는 검량선에서의 기울기의 역수 이므로 Factor 라고 한다.

⊙ 실험보고서 ⊙

년 월 일

제목	분광광도계 설정하기	학번		성명	

⊙ 실험보고서 ⊙

년 월 일

제목	분광광도계 설정하기	학번		성명	

5 Osmometer

1) Osmometer(삼투압 측정기) 원리

삼투압 측정에는 여러 가지 기술이 사용된다. 삼투압 측정기는 혈액 또는 소변 샘플에서 용해 된 나트륨과 당의 총 농도를 결정하는 데 유용하다. 삼투압은 또한 미지의 화합물 및 중합체의 분자량을 결정하는데 유용하다. 삼투압측정기는 용액, 미립자(Colloid) 또는 화합물의 삼투압을 측정하는 장치이다.

삼투압측정기의 기본적인 원리는 용액속에 들어있는 입자의 수에 따라 달라지는 물리적인 성질인 총괄성(Colligative properties)의 원리에 기초한다. 총괄성의 원리는 입자의 수가 증가되면 어는점이 낮아지고 증기압은 낮아지고, 끓는점은 증가하고 삼투압이 증가되는 원리를 가지고 있다. 삼투압을 측정하는 장비는 맴브레인 삼투압계, 증기압 삼투압계와 어는점 삼투압계가 있다. 맴브레인 삼투압 계는 반투과성 막에 의해 순수한 용매로부터 분리된 용액의 삼투압을 측정한다. 증기압 삼투압계는 용액의 증기압을 감소시키는 삼투 활성 입자의 농도에 따라 결정된다. 또한, 삼투 활성 화합물이 용액의 빙점을 저하시키기 때문에 어는점 삼투압계를 사용하여 용액의 삼투압을 측정한다. 즉, 입자의 수가 증가되면 어는점이 낮아지고 삼투압은 증가하게 되는 삼투압측정법은 검체의 오스몰랄농도를 어는점 저하의 원리를 사용하여 측정하는 방법이다.

이러한 성질을 이용하여 측정하는 총입자농도를 오스몰랄농도라고 정의한다. 오스몰농도는 질량을 기준으로 나타낼 때 오스몰랄농도(Osmolality, mol/kg), 용량을 기준으로 나타낼 때 오스몰농도(Osmolarity, mol/L)로 정의하며, 임상화학적 삼투압검사결과는 오스몰랄농도(mosm/kg·H_2O)를 단위로 사용한다. 따로 규정이 없는 한 오스몰랄농도의 측정에는 어는점 삼투압계를 사용한다.

2) Osmolality (삼투압 측정)의 목적

인체의 혈청이나 소변의 삼투압 측정의 목적은 전반적인 체액상태를 평가하는 것이다. 콩팥의 중요한 기능 중의 하나가 체액의 균형을 유지하는 일이고 콩팥의 소변 농축 능력과 희석 능력을 알아보는 것이기도 하다.

삼투압측정에서 검체는 소변이나 혈장 그리고 대변이 될 수도 있다. 진단검사의학회에서는 체내의 수분과 전해질 균형을 평가, 저나트륨혈증, 소변 생성의 증감, 메탄올과 같은 독성물질의 섭취 검출, 삼투압농도에 영향을 주는 조건으로 치료 효과 모니터링(TDM), 만성 설사의 원인 감별 등을 알아보는 목적으로 삼투질 농도(Osmolality)를 측정한다고 정의하였다.

삼투압은 액체에 녹아있는 입자의 수를 나타내는 단위이다. 입자의 수에 따라 결정되는 물리적 변화를 나타내는 법칙을 총괄성(Colligative properties)이라고 한다. 삼투압 검사는 혈액, 소변, 때로는 대변 검체 속의 나트륨, 칼륨, 염화물, 포도당, 요소의 입자의 수를 보여준다. 이 검사는 혈액과 소변 속의 수분과 용질의 균형을 평가하고, 이 균형에 영향을 미칠 수 있는 물질의 존재를 찾아내고 콩팥의 소변 농축 능력을 측정하는 데 사용된다. 인체의 수분 균형은 소변으로 배출되는 물의 양과 갈증을 조절함으로써 수분섭취를 증감시켜서 조절된다. 혈중 수분량이 감소하거나 입자의 수가 증가하여 혈액 삼투질 농도가 증가되는 경우, 시상하부는 콩팥으로 물을 흡수하라는 신호체계인 항이뇨호르몬(Anti-Diuretic Hormone, ADH/Vasopressin)을 분비한다. 그 결과 더 높은 삼투압농도를 가진 농축된 소변을 보게 되고 혈액은 낮은 삼투질농도를 가진 희석된 혈액이 된다. 혈액의 삼투압농도가 감소하면 항이뇨호르몬의 분비는 억제되고 콩팥에서 분비되는 희석된 소변의 양이 증가하고 체내의 수분량이 줄어들게 되어 혈액의 삼투압농도가 정상으로 돌아오게 되는 과정으로 설명할 수 있다.

혈액의 삼투압농도는 첫째, 혈청 나트륨을 측정하는 단위가 될 수 있다. 나트륨은 혈액, 소변 그리고 대변의 주된 전해질인데, 나트륨은 칼륨, 염소 그리고 이산화탄소(중탄산염의 형태로)와 함께 체내의 전기적 중성 상태와 산염기균형을 유지한다. 나트륨은 식사의 형태로 체내에 들어오며 정상적으로는 혈중 농도를 건강한 범위 내에서 유지하기 위해 콩팥에 의해 보존되거나 소변으로 배출된다.

소변의 삼투압농도는 첫째, 요소와 크레아티닌과 같은 대사 산물이 지표가 되며, 요소와 크레아티닌은 체내에서 상대적으로 일정한 비율로 생성되고 제거된다. 포도당과 요소는 전해질이 아니라 입자(분자)로서 삼투압농도에 기여하게 된다. 정상적으로 이들의 영향은 매우 작지만 혈당이 높거나 당뇨에서 발견되는 것과 같은 고혈당 혈중 요소가 높은 경우 신부전과 같은 질환처럼 이들의 영향은 큰 의미를 가질 수 있다. 포도당은 삼투압적으로 활성이 있다. 즉 포도당은 신체의 세포로부터 물을 끌어내어 순환하는 액체량을 증가시킬 수 있고 그 결과 희석된 소변의 생성을 증가시킨다. 대뇌부종을 치료하기 위해 쓰이는 만니톨도 같은 특성을 가진다.

메탄올, 이소프로필알콜, 에틸렌글리콜, 프로필렌글리콜 그리고 아세톤과 같은 독성물질과 아세틸살리실산(아스피린)과 같은 약을 섭취했을 때 삼투압에 영향을 미칠 수 있다. 삼투질농도는 측정 될 수 있고 혈중에 있을 것으로 추정되는 주요 용질로부터 계산될 수도 있다. 측정된 값과 계산된 값의 차이는 "삼투압차이" 또는 "오스몰 차이" 라고 불린다. 삼투압차이의 증가는 독성물질, 아스피린, 만니톨과 같은 다른 물질의 존재를 의미한다. 삼투압 차이는 때때로 만니톨로 치료를 받고 있거나 메탄올과 같은 독성물질을 섭취했을 것으로 의심되거나 아스피린 같은 약물을 과다 섭취했을 경우 환자의 평가를 위해 사용된다.

3) Freezing point depression osmometer(어는점 삼투압계)

용매에 용질이 첨가되면 용액의 어는점은 감소한다. 1 리터 순수한 물에 용해된 화합물 1 몰당 어는점은 1.858℃ 저하된다. 이 원리는 액체의 입자 수에만 의존하며 용질의 물리적 또는 화학적 특성에 의존하지 않는다. 이러한 내용은 검체의 삼투압의 결과는 그것의 어는점을 정확하게 측정함으로써 결정될 수 있다.

어는점 삼투압계는 삼투적인 활성 측면으로 어는점이 낮아졌을 때 용액의 삼투압을 결정하는 데 사용되는 삼투압계이다. 현재 거의 모든 어는점 삼투압 측정법이 가장 선호되고 있다. 과거에는 입자와 용액의 삼투압을 평가하는 데 사용되었다. 현재는 삼투압 측정법은 제약, 품질 관리 실험실 및 임상화학 분야에서 가장 선호되고 있다. 삼투압계는 용액의 동결점 저하를 사용하여 설정된다. 용해된 물질 1 몰이 물의 어는점을 1.86℃ (35.35℉) 감소시키는 관계를 사용하여 혈액에 용해된 다양한 화학 물질에서 삼투압으로 적절한 체액의 수준을 결정하는 데 사용된다. 그것의 효율성으로 인해, 어는점 저하 삼투압계는 임상화학뿐만 아니라 의약품, 의약품 품질 관리, 실험실의 제조 등을 포함하는 다양한 의료 행위에 사용된다.

어는점 삼투압계 측정의 4단계는 첫 번째 단계는 칼리브레이션, 두 번째 단계는 로딩, 세 번째 단계는 과냉각 및 검체의 냉각 결정화, 네 번째 단계는 용액의 어는점 측정으로 그 농도의 결정을 가능하게 하는 입자의 수를 측정하는 것이 가능하다. 입자가 용액에 용해되면, 그 원래의 용매와 비교하여 그 어는점이 낮아진다. 용질의 추가는 입자의 수가 증가되는 결과로 어는점을 더욱 감소시킨다. 어는점 삼투압계는 용액의 어는점을 사용하여 삼투압을 설정한다. 어는점 삼투압계는 용액의 삼투질 농도 범위 내에 있는 표준물질(NaCl)을 사용하여 칼리브레이션 한다.

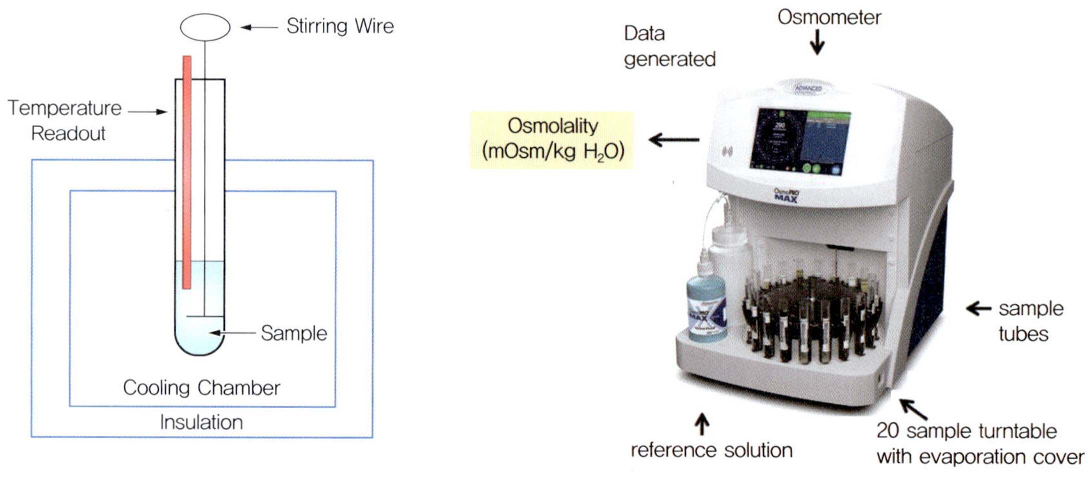

그림 3-12. 어는점 삼투압계의 구조

어는점 삼투압계에서, 혈청은 냉각 챔버에서 예상되는 어는점 미만의 온도로 과냉각(-7℃)된다. 혈청을 스트링 와이어(교반기)로 교반하여 샘플을 부분적으로 결정화(Partially crystallized)시킨다. 이 과정에서 생성된 열을 융해열(Heat of fusion이라고 하며, 검체의 어는점과 같은 온도로 만들어낸다. 이로 인해 표준 동결 곡선이 생성된다. 샘플의 실제 어는점을 고정밀 서미스터를 사용하여 용액의 온도를 측정한다.

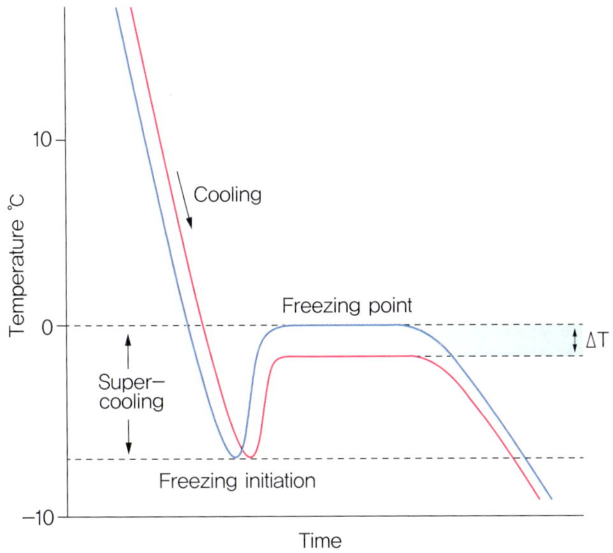

표준 동결 곡선: 어는점 강하 삼투압 계에서 생성되는 전형적인 어는점 곡선을 보여준다.

ΔT = kf × osmolality 라는 식으로 나타내며, 어는점은 kf(극저온 상수)로 1.86K·kg/mol과 같다.

① 시료 -7℃ 이하로 과냉각
② 교반 와이어를 회전
③ 얼음 결정(ice crystals) 형성
④ 열 에너지 방출 시료 온도 상승
⑤ 샘플 온도 일정, 평형에 도달

그림 3-13. 어는점삼투압계 원리

4) Vapor pressure osmometer(증기압 삼투압계)

검체를 얼음의 상태로 만들거나, 다른 형태로 변화시키지 않고, 매우 적은량의 검체로 증발압력의 변화를 이용한 새로운 방식의 삼투압측정기인 증기압(이슬점방식)방식의 삼투압 측정 장비가 1973년에 개발되었다. 이 장비는 삼투압을 측정하는데 증기압의 변화의 측정은 온도에 따라 전기저항치가 달라지는 반도체 회로 소자인 써미스터(Thermister)를 이용한다.

이 방법은 일반적으로 용액내에 존재하는 농도와 가장 기초가 되는 이것의 총괄적인 물질(Solvent free)간의 직선적인 관계에 기초한다. 증기압은 한 가지의 용매만 관여될 경우 삼투압과 관련하여 수리통계학적으로 직선성을 갖는다. 증기삼투압(Vapor phase osmometry, VPO)은 입자의 수 평균 분자량(Mn)을 결정하기 위한 기술이 사용된다. 용질을 순수한 용매에 첨가 할 때 발생하는 증기압 감소를 이용하여 작동한다. 이 기술은 분자량이 20,000 이하인 고분자에 사용할 수 있지만 정확도는 10,000이하인 고분자에서 가장 좋다.

또한, 증기압 삼투압 측정 원리는 라울의 법칙(Raoult's law)에 해당하는 용액의 증기압 감소를 기반으로 한다. 간단하게 설명하면, 이슬점 방식 삼투압측정기는 검체가 가지고 있는 순수한 수분만 증발시켜 맺히는 이슬을 이용해 측정하는 원리이다.

작동원리는 순수한 용매와 용액 사이의 차등 증기압 원리로 작동한다. 두 개의 정교한 서미스터(Thermistor)는 용매 증기로 포화된 챔버에 배치된다. 두 서미스터에 각각 순수한 용매를 가하면 둘 사이의 전위차는 0이 된다. 측정되는 동안 용매의 이슬점은 용액의 이슬로 대체되는데 이때 증기압이 감소된다. 이제 용매 증기가 용액방울에 응축되어 순수한 용매 방울의 압력과 같아 질 때까지 증기압이 증가하게 된다.

압력이 증가하면 용액 이슬점 온도는 상승하게 된다. 이러한 온도 증가 및 용액에 용해된 입자의 수는 비례한다. 즉, 검사과정은 검체를 필터 디스크에 분주하여 검체가 디스크에 흡수되도록 한다. 적셔진 디스크를 샘플홀더에 올려놓고 검사를 시작한다. 검체가 온도, 증발압력 및 써모미터 센서가 표준온도(실내온도)에 대하여 전자적 평형이 되도록 한다. 펠티어 냉각기를 이용하여 써모미터를 이슬점 온도 아래로 냉각한다.

최종적으로 써모미터의 온도가 이슬점 온도에 집중된다. 샘플홀더 회로의 의하여 결과가 저장되고 프로그램이 완료된다. 최종 결과값은 실내온도와 이슬점 온도-이슬점 온도의 하강-샘플 챔버내의 증발압력의 평형 상태의 명확한 기능 간의 측정된 차이 값에 기초하여 직접적으로 계산된다. 이 측정은 순수한 물의 증발압력과 비교하여 용액의 증발압력을 측정한다. 디지털 표시 값의 1 mmol/kg 은 이슬점 온도 0.31°C의 하강을 나타낸다.

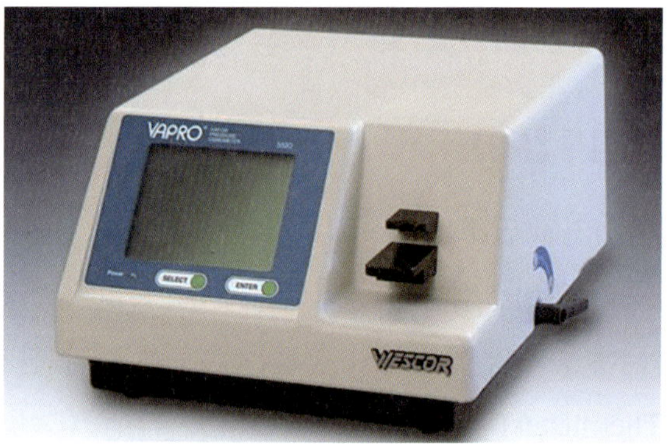

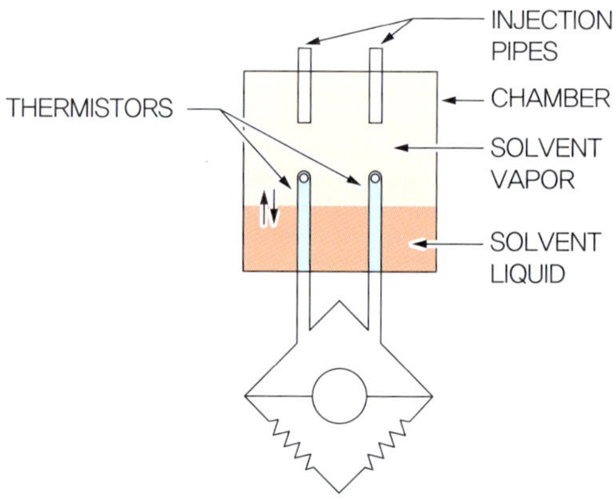

그림 3-14. 증기압삼투압계 구조

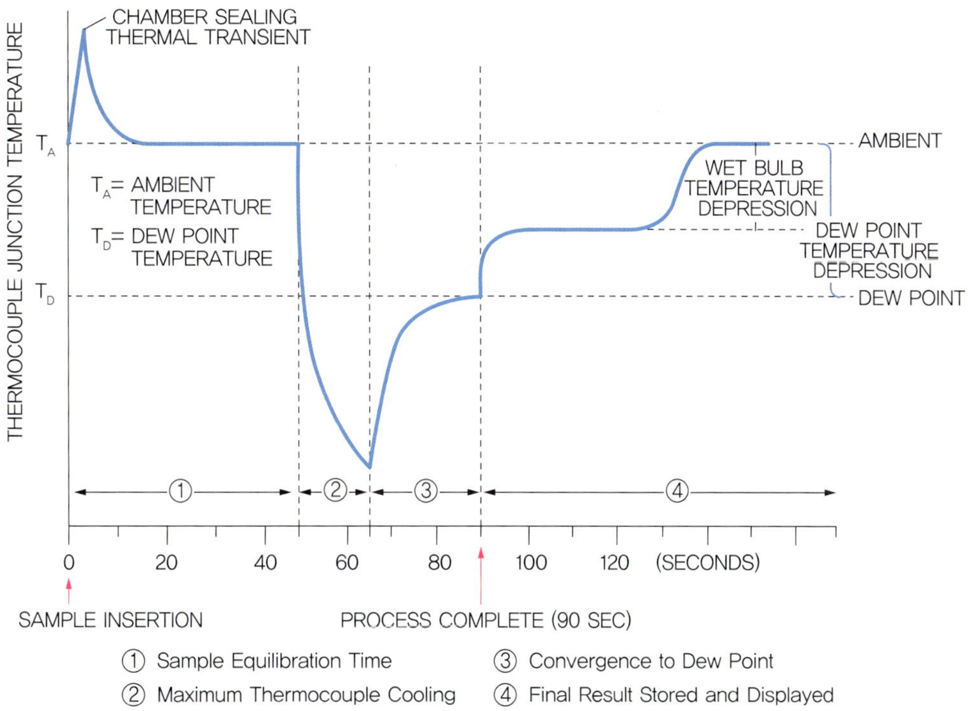

그림 3-15. 증기압삼투압계 원리

① 검체 평형 시간 ② 최대 열전대 냉각 ③ 이슬점으로 융합 ④ 최종 결과 저장 및 표시
AMBIENT: 주변온도, WET BULB TEMPERATURE DEPRESSION: 습구온도저하
DEW POINT TEMPERATURE DEPRESSION: 이슬점 온도 저하

위의 그래프는 증기압삼투압 장비의 챔버가 닫히는 시간이 "0" 으로 시작하여 프로그램이 진행되는 동안의 열전대 온도 대 시간의 그래프이다. 그래프는 위에서 설명한 각 검사단계에서 일반적으로 발생하는 열전쌍 온도의 이동을 나타내고 있다.

TA는 챔버의 주변 온도를 나타낸다. TD는 이슬점 온도이다. 단계 4에서 삼투압 계가 최종 판독 값을 표시하는 동안 챔버가 닫힌 채로 있다고 가정하면, 모든 물이 열전대에서 증발 될 때까지 습구 감압 온도를 유지 한 후 열전대 온도가 TA로 돌아가게 된다. 챔버가 열리면 물이 거의 즉시 증발하고 열전대 온도가 빠르게 주변으로 돌아가게 된다. 샘플 삼투 질 농도와 삼투압 계에 의해 얻어진 판독 값 사이의 관계는 기본적인 고려 사항에 의해 결정된다.

삼투압의 선형 함수 인 증기압 저하는 용액의 응집 특성 중 하나로 확인되었다. 증기압 저하와 이슬점 온도 저하의 관계는 섭씨 온도에서 이슬점 온도 저하이다. 전통적으로 삼투압은 mOs/kg, mOsm/kg 및 mOsmol/kg과 같은 다양한 약어를 사용하여 킬로그램 당 밀리몰로 표시되었다. 문자 Os를 포함하는 것은 삼투압 농도가 진정한 용액 중의 삼투 활성 입자의 농도를 몰랄 기준으로 정의한다는 것을 강조하기위한 것이었다. 따라서, 1 킬로그램의 물 (1 mol NaCl/kg)에 용해 된 염화나트륨 1 몰은 염화나트륨 분자가 용액에서 해리되어 2 개의 이온, 즉 2 개의 삼투압을 생성하기 때문에 이상적인 삼투압 농도는 2 Osm/kg이다.

혈액 및 기타 생물학적 체액과 같은 복잡한 용액의 경우, 분석 변수는 일반적으로 특정 이온 및 비 분리 용질 입자의 농도로 표현된다. NaCl의 몰랄 용액은 나트륨 이온의 몰랄 용액과 염화물 이온의 몰랄 용액의 조합으로 분석적으로 표현 될 수 있다. 따라서 용질 입자의 총 농도 (삼투압)는 2 몰이된다. 따라서 삼투압은 "삼투압"개념을 도입 할 필요 없이 간단히 2 mol /kg으로 표현 될 수 있다. 이 예는 명확성을 위해 이상적인 조건을 가정한다는 점을 강조해야한다. 실제로, 염화나트륨의 몰랄 용액은 수화 된 이온의 잔류 상호 인력이 삼투 계수 라 불리는 인자에 의해 상호 독립성을 감소시키기 때문에 2 mol/kg 보다 약간 작은 삼투압 값을 가질 것이다. UPAC (International Union and Applied Chemistry)와 ICC (International Clinical Chemistry)의 임상 화학위원회는 삼투압의 단위가 mmol/kg임을 권장했으며, SI 단위의 일반적인 수용으로 볼 수 있다.

증기압(Vapor pressure)삼투압 측정법에는 비휘발성 용질의 검체가 요구된다. 휘발성을 갖고 있는 용질은 샘플 디스크 위에서 대기에 증발하게 되어 삼투압에 영향을 주게 된다. 서머스터 형식의 증기압 삼투압측정기는 증발압력이 실온을 초과하지 않는 선택된 용제로 구성된 유기용제 내 함유된 유기 물질의 분자무게 측정에 사용될 수 있다.

용혈(광범위한 것이라도)은 전혈, 혈장 또는 혈청의 삼투압에 중대한 효과를 주지 않는다. 만약 전혈 검체가 완전하게 용혈 되었어도 자유헤모글로빈으로 부터 분리되어 단지 3 mmol/kg의 상승에 불과하다. 전혈의 검체에서는 당분해를 방지하기 위하여 첨가된 물질 또는 항응고제의 사용으로부터 심각한 위양성이 나타난다.

항응고제로 사용되는 EDTA, 칼륨-옥살산염, NaF과 구연산염은 이러한 것들은 낮은 분자무게를 가지며, 일반적으로 측정되는 삼투압 값을 심각하게 상승시킨다. 따라서 이것은 혈액 또는 혈장의 삼투압을 측정할 때 통상적인 비율의 헤파린으로 처리되었는지 확인할 필요가 있다. 비교적 높은 분자무게와 매우 낮은 농도의 영향으로 헤파린은 삼투압측정에서 무시할 수 있다.

6 Reflectance photometer

1) Reflectance photometer (반사율측정계) 원리

반사율 측정법 혹은 분광반사측정법의 원리는 파장의 함수로서 표면의 반사율을 측정한다. 표면은 백색광으로 입사되고 반사광은 단색광장치(Monochromator)를 통과한 후에 측정된다. 간이혈당분석 및 소변검사 스트립의 건식 화학(Dry chemistry) 기술이 제한적으로 발전했지만 전자탐지 기술의 발전으로 수년에 걸쳐 테스트 스트립 판독기의 분석 감도가 상당히 향상되었다. Kubelka와 Munk가 공식화한 반사율 이론에 따르면, 반사율 판독 값의 역가는 측정된 분석물의 농도에 비례한다. 즉, 물질에 흡수된 양과 농도는 비례하므로 반사된 빛의 양은 농도와 반비례한다.

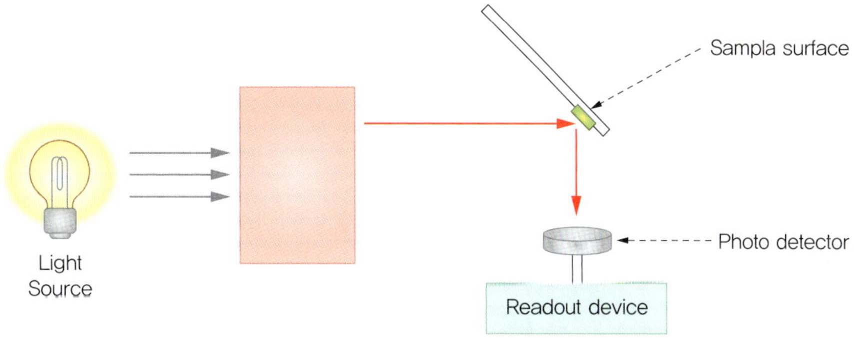

그림 3-16. 반사율측정법의 원리

2) Reflectance photometer (반사율측정계)

건식생화학자동분석기는 샘플에서 반사되는 빛의 양을 측정하는 반사 광도계이다. 반사 광도 측정은 슬라이드 혹은 테스트 스트립의 표면에서 색상을 생성하는 화학 반응의 강도를 정량화한다. 빛은 기기의 LED 등의 광원에 의해 테스트 스트립에 특정 파장으로 방출된다. 착색된 샘플은 그 빛을 흡수한다. 샘플에 분석 물질 농도가 높을수록 슬라이트 혹은 테스트 스르립의 색상의 색이 많이 변화게 되고 빛이 덜 반사된다.

기기의 검출기는 반사율을 측정하여 전자 신호로 변환하고 이 신호는 테스트된 체액 내 분석물의 해당 농도와 그 농도가 LED 디지털 디스플레이에 인쇄 및 표시된다.

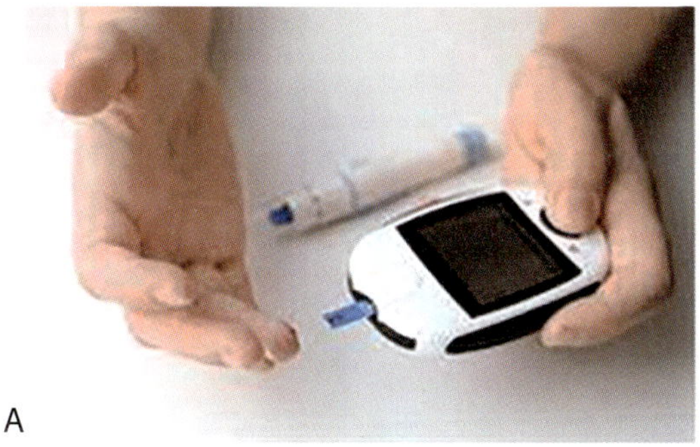
A

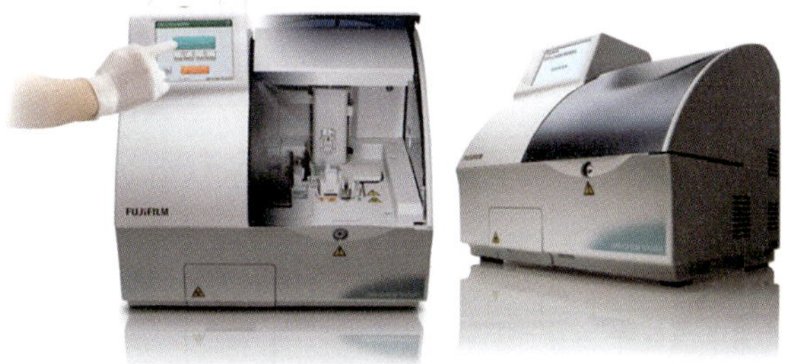
B

그림 3-17. 임상화학에서 Reflectance photometer 종류
(A) 간이혈당분석기, (B) 건식생화학자동분석기

자동 피펫팅 시스템이 내장되어 있는 건식생화학자동분석기는 DW 및 칼리브레이션 작업이 필요하지 않아 준비 및 유지 관리가 쉽다. 완전 자동화된 절차는 Glucose 측정용 슬라이드를 선택하고 검체의 종류를 설정하고 시작버튼을 누르면 되며, 별도의 파장(nm) 설정의 매개변수를 입력할 필요가 없다. 광학파형의 정보가 검사장비에 제공될 수 있도록 모든 슬라이드 뒷면에 인쇄된 바코드에 통합되어 있다.

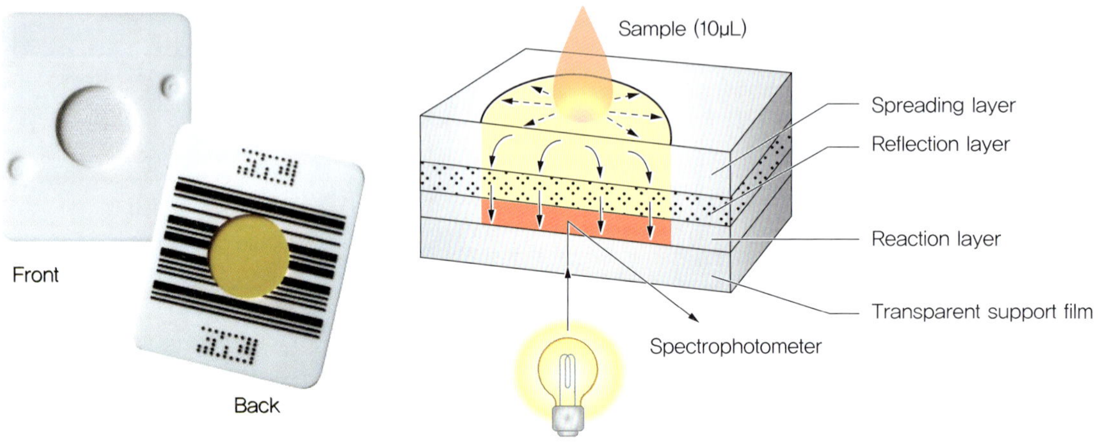

그림 3-18. Reflectance photometer slide

4 용액의 정의
(Definition of Solution)

1 용액의 정의

두 가지 혹은 그 이상의 성분이 균일하게 혼합되어 있는 물질을 용액이라 한다. 용질을 용해하는 액체를 용매(Solvent)라 하며, 여기에 용해되어 있는 물질을 용질(Solute)이라고 한다. 용액은 용매 종류에 따라 물을 용매로 하였을 때는 수용액(Aqueous solution), 물 이외의 용매를 사용하였을 때는 비수용액이라고 한다.

2 용해도(Solubility)

일정온도에서 일정량의 용매에 용해하는 물질의 량은 한도가 있다. 이것을 그 용매에 대한 용해도라고 한다. 용해도에 의한 용액을 분류하면 어떤 온도에서 용매에 고체 또는 기체의 용질이 녹을 수 있는 최대량을 포함한 용액을 포화용액(Saturated solution)이라 하며, 어떤 용매에 용질이 한도에 이루지 않는 용액, 즉 용질을 더 녹일 수 있는 용액을 불포화용액(Unsaturated solution)이라고 하고, 어떤 용매에 용질이 한도이상으로 녹아 있는 용액, 즉 용질을 그 포화도 이상으로 포함하고 있는 용액을 과포화용액(Supersaturated solution)이라고 한다.

3 Percent(%)용액

용액의 중량 또는 체적의 100에 대한 용질의 중량 또는 체적을 나타내는 것으로 3종류로 구분한다.

1) 중량백분율(W/W%)

액체 100 g 중에 용해하고 있는 용질의 g수로 나타낸 중량농도를 의미한다.

예 10 w/w% dextrose용액은 10 g의 dextrose를 증류수를 가하여 용해 후 전량이 100 g이 되게 한 용액이다.

2) 용량백분율(v/v%)

용액 100 mL 중에 용해되어 있는 용질의 mL수로 나타낸 용량농도를 의미한다.

예 10% 초산용액은 10 mL의 초산에 증류수를 가하여 혼합한 후 전량이 100 mL이 되게 한 용액이다.

3) 중량·용량백분율(w/v%)

용액 100 mL 중에 용해되어 있는 용질의 g수를 나타낸 농도를 의미한다.

예 1 0.85% NaCl용액 2 L를 조제하는 방법.
NaCl 17 g를 정확히 칭량하고, 2 L용량플라스크에 증류수를 2/3정도 넣고, 칭량한 NaCl를 넣어 혼합 용해한 후 다시 증류수를 가하여 2 L눈금까지 채운다음 잘 혼합한다.

예 2 26.8% Sod. sulfate용액 1.5 L를 조제하는 방법.
Sod. sulfate 402 g를 정확히 칭량하고, 2 L용량 플라스크에 증류수를 2/3정도 취하고, 50~60℃로 가열하고, 칭량한 Sod. sulfate를 가하여 용해한 후 냉각한다(냉각시 실온 20℃이하가 되지 않도록) 이어서 증류수를 가하여 표시된 1.5 L눈금까지 채우고 혼합한다.

실습

1) 0.9% NaCl용액 100 mL 조제방법을 작성하세요.
2) 5% glucose 용액 100 mL를 조제방법을 작성하세요.

4) 몰용액(M: molarity solution)

용액 1 L중에 녹아 있는 용질의 g 분자량 수를 의미하며, 즉 용질의 분자량(Molecular Weight, MW)만큼 칭량하여 증류수를 가하여 1 L가 되도록 하였을 때의 농도이다.

예 1 1.2 M Sod. carbonate용액을 0.5 L를 조제하는 방법.

Sod. carbonate의 분자량(MW)이 105.98이므로 Na_2CO_3 63.6 g을 칭량하고, 0.5 L용량 플라스크에 증류수를 2/3정도 취하고, 칭량한 Na_2CO_3를 플라스크에 혼합 용해한 후 증류수를 가하여 0.5 L눈금까지 채우고 혼합한다.

예 2 1 M sulfuric acid 용액 1 L를 조제하는 방법.

1 L 용량플라스크에 증류수 2/3정도를 취하고, 농황산(MW 98.08 함량 95%, 비중 1.8) 57.3 mL을 취하여 서서히(조금씩) 가하면서 혼합한다(이때 열이 발생하여 초자기구가 파손될 우려가 있으므로 냉각시키면서 혼합). 냉각 후 1 L눈금까지 증류수를 채우고 혼합한다.

실습

1) 0.3 M NaOH용액 100mL 를 조제하는 것을 작성해 보세요.
2) 농염산(MW 36.46 함량 35% 비중 1.19)으로 1 M HCl용액 100 mL를 조제하는 것을 작성해 보세요.

5) 규정용액(N: normality solution)

용액 1 L중에 녹아있는 용질의 g당량수로 의미하며, 즉 용질의 당량(g)만큼 칭량하여 증류수로 용해하여 전량이 1 L되게 한다.

예 1 0.1N Sod. sulfate용액 500 mL를 조제하는 방법.

Sod. sulfate의 분자량은 142이다. Na_2SO_4의 1당량은 71이므로 3.55 g를 정확히 칭량하고, 500 mL 용량플라스크에 증류수를 2/3정도 취한 다음 칭량한 Na_2SO_4를 넣고 혼합 용해한 후 증류수를 가하여 500 mL 눈금까지 채운 다음 혼합한다.

예 2 2/3N H_2SO_4용액 1 L를 조제하는 방법.

1 L용량플라스크에 증류수를 2/3정도 취하고, 농황산(함량 95%, 비중 1.8) 9.55 mL를 취하여 서서히 가하고 혼합한 후 온도가 높으면 냉각한 후 증류수를 가하여 1 L눈금까지 채운다음 혼합한다.

실습

1) 0.5N Sod. carbonate용액 100 mL를 제조과정을 작성해 보세요.
2) 농황산(비중 1.84, 함량 95%)을 사용하여 0.1 N sulfuric acid용액 100 mL를 조제과정을 작성해 보세요.

6) 몰랄 용액(m: molality)

용매 1,000 g 중에 녹아 있는 용질의 g 분자량수로 나타낸 용액이다. 온도가 변하여도 농도는 변하지 않으므로 빙점하강, 비점상승, 삼투압측정에 이용한다.

7) 오스몰 용액(Osm: osmolarity)

용액 1 L중에 녹아있는 용질 Osmole gram이 함유된 용액을 의미한다.

예 1 1 Osmole gram NaCl용액 1 L를 조제하는 방법.
NaCl은 수용액 중 거의 해리되어 Na^+이온과 Cl^-이온으로 존재하므로 2 삼투압을 갖는다. 그러므로 1 Osmole gram 용액은 NaCl 1/2 g분자량 용액이 되어 NaCl 29.25 g을 칭량하여 증류수로 용해하고 1 L눈금까지 채운 다음 혼합한다.

8) 교질 용액(Colloidal solution)

입자가 매우 커서 colloidin막을 통과하지 못하고 중력에 의해서도 침전되지 않고 용매 중에 부유상태로 존재하는 용액을 의미한다.

연습문제

1. 0.85% NaCl용액을 2 L 만들려고 한다. 몇 g의 용질이 필요한가?

2. NaCl 500 mg을 500 mL에 용해했을 때 몇 N(노르말농도)인가?(NaCl MW : 58, 원자가 : 1)

3. 1N NaOH용액 250 mL 만드는데 필요한 NaOH의 양은 몇 g인가?(NaOH MW :40, 원자가 : 1)

4. 1N NaOH용액 500 ml 만드는데 필요한 NaOH의 양은 몇 g인가?

5. NaCl 58 g을 증류수에 녹여 500 ml 만들었다.이 용액의 N 농도는?

6. 2N 용액을 1:10으로 희석하고 다시 5배 희석하면 최종 몇 N인가?

7. 0.1N NaOH용액 1 L를 조제하여 10 mL를 취하여 정확한 0.1 N HCl용액으로 적정하였더니 10.5 mL가 소비되었다면 NaOH 용액의 실제농도는 몇 N인가?

8. 1M 용액 0.5 mL의 H_2SO_4용액 1N NaOH용액을 중화하려면 몇 mL의 NaOH가 필요한가? (H_2SO_4 원자가 : 2)

9. 1N NaOH액 20 mL 중화하는 데 4N H_2SO_4는 몇 mL가 필요한가?

10. 95% 알코올 용액을 70% 알코올 500 mL를 만들려면 95% 알코올 몇 mL가 필요한가?

11. 95% 알코올 용액으로 70% 알콜용액 1 L 만들려고 한다. 이때 증류수는 몇 mL가 필요한가?

12. 10 g/dL NaCl용액에 증류수를 가하여 0.85%의 NaCl 1 L로 만들려고 한다. 이때 10 g/dL 용액 몇 mL가 필요한가?

13. Na의 결과치가 130 mEq/L일 때 몇 mg/dL인가?(Na의 분자량 23)

14. Mg의 결과치가 13 mEq/L일 때 몇 mg/dL인가?(Mg의 당량 12)

15. 혈청 Ca농도가 12 mg/dL였다. 몇 mEq/L인가?(Ca당량: 20)

16. Glucose 90 mg/dL는 몇 mmol/L인가?(Glucose분자량은 180)

17. 분자량이 111, 원자가 1을 갖는 물질 11.1 g이 500 ml 녹아 있다면 몇 N?

18. 5 g/dL NaCl용액에 증류수를 가하여 0.85% NaCl 1 L를 만들려 한다. 5 g/dL 용액 몇 mL 필요한가?

19. 0.85% NaCl용액은 몇 mEq/L인가?(당량: 58)

20. 1M 용액 H_2SO_4 N인가?

정답

1) 17g 2) 0.017N 3) 10g 4) 20g 5) 2N 6) 0.04N 7) 0.105N 8) 1 mL 9) 5 mL 10) 368.42 mL
11) 736.84 mL 12) 85 mL 13) 299 mg/dL 14) 15.6 mg/dL 15) 6 mEq/L 16) 5 mmol/L 17) 0.2 N 18) 170mL 19) 147 mEq/L 20) 2N

5 완충액

1 완충액

약산과 그의 염 및 약염기와 그의 염으로 구성된 용액을 완충액이라 한다. 일정한 산도를 나타내는 용액에 소량의 산과 염기를 가하거나 농축시키거나 희석하여도 pH가 변하지 않는 성질을 갖는다. 작용은 모두 공통이온의 효과에 의하여 산이 투입되면 염기가 작용하여 H^+이 제거되고, 염기가 투입되면 산이 해리되어 H^+을 증가시켜 일정한 pH를 유지한다.

pH의 정의는 '수소이온농도의 역수의 대수' 로 식으로는 아래와 같이 표현할 수 있다.

$$pH = \log \frac{1}{[H^+]} = -\log [H^+]$$

핸더슨 하셀하흐 식(Henderson-Hasselbalch equation)은 완충액의 pH를 구하는 공식으로 다음과 같은 식으로 나타낸다.

$$pH = pka + \log \frac{[A^-]}{[HA]} = -\log [H^+]$$

이식에서 'pKa'는 해리상수라고 하며 'Ka'는 $\frac{[H^+]\cdot[A^-]}{[HA]}$ 로서 고정된 상수로 'pKa'는 Ka의 역수의 대수가 된다.

과제

혈액의 pH = 7.4 이며, pKa = 6.1 이다. 헨더슨하셀바흐식에 H_2CO_3 : HCO_3^- 의 인체의 비율을 대입하여 혈액의 pH를 구해보세요.

2 1M 인산(phosphate) 완충액 제조

1 M 인산완충액(pH 7.4)을 1 L 만들려면 Na_2HPO_4와 NaH_2PO_4의 비를 구하고, 필요한 량(무게)을 분자량에 의해 구한다.

① 방법

1) Henderson-Hasselbalch식에 의거하여 정리하면

$$pH = pKa + \log \frac{Na_2HP_4}{NaH_2PO_4} \quad (\text{단. } pKa=7.1)$$

$$7.4 = 7.1 + \log \frac{Na_2HP_4}{NaH_2PO_4}$$

$$0.3 = \log \frac{Na_2HP_4}{NaH_2PO_4}$$

$$2 = \frac{Na_2HP_4}{NaH_2PO_4} = \frac{[\text{염}]}{[\text{산}]}$$

따라서 [염]과 [산]의 비는 2 : 1이다.

2) 완충액의 몰 농도는 염과 산의 몰 농도의 합이다.

즉 [염] + [산] = 1M, [염] = 1 − [산]

여기에 [염]과 [산]의 비를 대입하면

$$\frac{[\text{염}]}{[\text{산}]} = \frac{2}{1} = \frac{1-[\text{산}]}{[\text{산}]}$$

정리하면 2[산] = 1 = [산]

3[산] = 1

결국, $[\text{산}] = \frac{1}{3} = 0.33 \quad [\text{염}] = \frac{2}{3} = 0.67$

3) 각 염의 분자량은 Na_2HPO_4가 142, NaH_2PO_4는 120이므로 대입하면

$Na_2HPO_4 = 142 \times 0.67 = 95.14$ g

$NaH_2PO_4 = 120 \times 0.33 = 39.60$ g

4) 위 물질의 무게를 칭량하고, 1 L 용량플라스크에 미리 끓여 놓은 증류수를 2/3정도 넣고, 용질을 넣고 용해한 후 1 L눈금까지 증류수로 채운다. 그리고 pH meter로 pH를 측정하고, 차이가 나면 보정해야 한다.

⊙ 실험보고서 ⊙

년 월 일

제목		학번		성명	

6 규정용액의 제조 및 보정
(Preparation of Normal Solution)

1 산, 염기의 중화적정(Acid-base titration)

중화반응은 산과 염기가 반응하면 정량적으로 중화되어 염과 물이 생성된다.

그 예로서 $HCl + NaOH \rightleftarrows NaCl + H_2O$

수용액에서 중화반응을 이온으로 표시하면

$H_3O^+ + OH^- \rightleftarrows 2H_2O$로 된다.

위 반응에서 일어나는 용액에서 알려진 몰농도(M)의 용액과 그 용액의 일정량(V)에 들어있는 몰수는 다음과 같이 계산한다.

$$M \times V = \frac{\text{용질의 g 수}}{\text{용액의 g 몰수}} \times \text{용액의 양(L)}$$

중화반응은 전체의 H_3O^+와 그의 같은 몰수의 OH^-와의 반응이다. 즉 산 1 mole당 1 mole의 H_3O^+를 가진 임의의 산이 염기 1 mole당 1 mole의 OH^-를 가진 염기와 완전 중화하면 다음 식이 성립된다.

MaVa = MbVb

단, Ma와 Mb는 산 및 염기의 몰 농도이고, 단 VA와 VB는 그 용액의 부피이다.

따라서 이식은 산 및 염기의 1 mole이 수소 및 Hydroxy기를 가진 경우는 언제나 성립된다.

산과 염기가 중화할 때는 같은 당량이 작용하므로 당량수로 나타내는 N농도를 사용하는데 계산식은

g	N: 규정농도
$d = \frac{D}{V}$	D: 산, 염기의 g 당량수(기준)
	g: 실제 산 염기의 g 수
1,000	V: 산, 염기의 부피

위에서 g/D는 당량수이며, $g/D = N \times \frac{V}{1,000}$ 이므로 산, 염기가 중화할 때는 다음 식이 얻어진다. 산의 당량수와 염기의 당량수는 같으므로

$N \times \frac{V}{1,000} N' \times \frac{V'}{1,000}$ 서 양변에 1,000을 곱하면

∴ NV=N′V′ : 산, 염기의 농도와 부피를 계산할 때, 또는 농도를 모르는 산이나 염기의 일정량을 농도를 아는 염기나 산으로 적당한 지시약을 사용하여 반응시켜 중화점까지 소비된 부피를 측정함으로써 농도를 구하는 과정을 중화적정이라 한다.

예비실험

(1) 정확한 1 N HCl용액으로, 조제한 NaOH용액 20 mL을 적정하였더니 HCl용액 15 mL가 소비되었다면 NaOH용액의 농도는 얼마인가?

(2) 95% Alcohol을 증류수로 희석하여 70% Alcohol용액 1 L를 만들려고 한다. 95% Alcohol 몇 mL가 필요한가?

(3) 정확한 0.15 N NaOH 용액으로, 조제한 염산용액 1 L중에서 10 mL을 취하여 0.15 N NaOH 용액으로 적정하였으니 20 mL 소비되었으면, 염산용액의 농도는 얼마인가?

2 1N NaOH 용액 제조 및 농도측정

1) 시약

(1) sod. hydroxide(순도 95% 이상)

(2) pot. biphthalate crystal($C_8H_5O_4K$)

(3) phenolphthalein(1% Alcohol 용액)

2) 기구

(1) Buret(50 mL 용)

(2) Desiccator

(3) Cylinder(100 mL 용)

(4) Volumetric flask(1,000 mL 용)

(5) Erlenmeyer flask(300 mL 용)

(6) Petri dish

(7) Direct balance

3) 조작법

(1) 용액의 조제

① 필요한 량의 증류수를 끓이고 냉각하다.

② 1N NaOH 용액을 제조

순도가 95%인 NaOH가 있다면 42 gm을 신속히 칭량하여 증류수로 녹여 1 L가 되게 한다.

(2) 농도측정

① pot. biphthalate의 적당량을 Petri dish에 옮겨서 건조기(110℃)에서 2시간 건조하고, Desiccator에 넣어 냉각한다.

② 건조된 pot. biphthalate를 정확히 10.2115 gm 칭량하여 삼각 플라스크에 넣고 증류수 50 mL 정도를 가하여 녹인다.

③ 완전히 녹지 않은 상태에서 지시약 2~3drops을 가한 다음, 조제된 1N NaOH 용액으로 적정하여 적색이 나타날 때를 종말점으로 하고 소비된 NaOH양을 구한다.

4) 계산

기준 : 1.000 ± 0.0004 = Factor

$$\text{Factor의 계산} = \frac{50}{\text{NAOH의 소비량}}$$

예 조제한 1 N NaOH가 48.5 mL가 소비되었다면

$$F = \frac{50}{48.5} = 1.0309$$

∴ NaOH의 농도가 높다는 의미가 된다.

5) 보정방법

농도가 1 N보다 높은 1.0309 N이므로 조제한 NaOH 용액을 보정해야 한다.

조제량의 1 L 중에서 적정에 사용한 량이 48.5 mL가 소비되었으므로 남은 양은 1,000 - 48.5 = 951.9 mL이다.

따라서 $651.9 \times \frac{1.000}{1.0309} = 981.30$ mL, 981.3 - 951.9 = 29.4 mL

즉, 증류수 29.4 mL을 더 가하면 이론상으로 1N NaOH가 된다는 의미이다. 증류수를 가하고 다시 적정하여 확인한다.

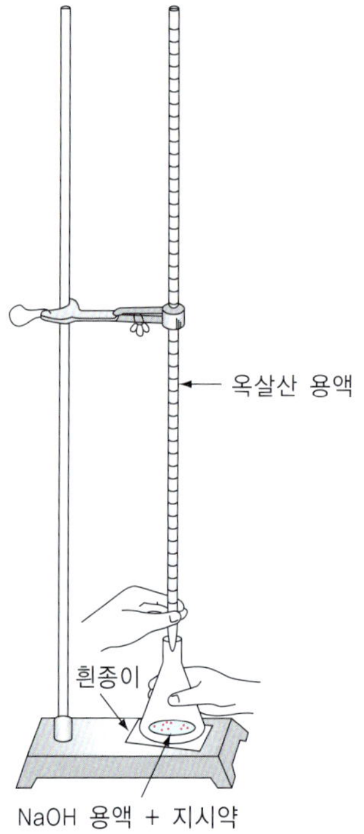

그림 6-1. **적정하는 방법**

3 1N HCL 용액 제조 및 농도 측정

1) 시약

(1) HCl conc.

(2) Na_2CO_3 Anhydrous

(3) Indicator(Methyl red)

2) 기구

(1) Buret(50 mL 용)

(2) desiccator

(3) Cylinder(100 mL 용)

(4) Volumetric flask(1 L용)

(5) Erlenmeyer flask(300 mL 용)

(6) Petri dish

(7) Balance

3) 조작법

(1) 용액의 조제

① 필요한 증류수를 끓이고 냉각한다.

② 1N HCl용액을 조제

용량 플라스크에 증류수 500~600 mL을 넣고 conc HCl 90 mL을 취하여 혼합하고, 증류수로 1 L되게 채운다.

(2) 농도측정

① sod. carbonate의 적당량을 petri dish에 옮겨서 건조기(500~600℃)에서 40~50분간 건조하고 Desiccator에 넣어 냉각한다.

② 냉각된 sod. carbonate를 정확히 2.6495 g을 칭량하여 삼각 플라스크에 넣고 증류수 40 mL 정도 가하여 용해한다.

③ 지시약 methyl red를 3방울 가하고 조제한 1N HCl용액으로 적정하여 적색이 나타날 때를 종말점으로 하고 소비된 HCl량을 구한다.

④ 적정완료 후 끓여서 색이 변하여 무색이 되면 더 적정하여 소비된 HCl의 양을 추가한다.

4) 계산

기준: 1.000 ± 0.004

$$\text{Factor의 계산} = \frac{50}{\text{HCl의 소비량}}$$

예 조제한 1N HCl이 52 mL가 소비되었다면

$$F = \frac{50}{52} = 0.9615$$

기준인 0.996~1.004를 벗어났으므로 보정해야 한다. 즉 농도가 낮다는 의미이다.

5) 보정방법

1N HCl 용액 1 L 조제시 conc. HCl 90 mL을 가했으므로

$$90\ \text{mL} \times \frac{1.000}{0.9615} = 93.6\ \text{mL},\ 93.6 - 90 = 3.6\ \text{mL}$$

즉, conc HCl을 3.6 mL을 더 가하면 이론상으로 1N HCl이 된다는 의미이다. 보정한 후 다시 적정하여 확인한다.

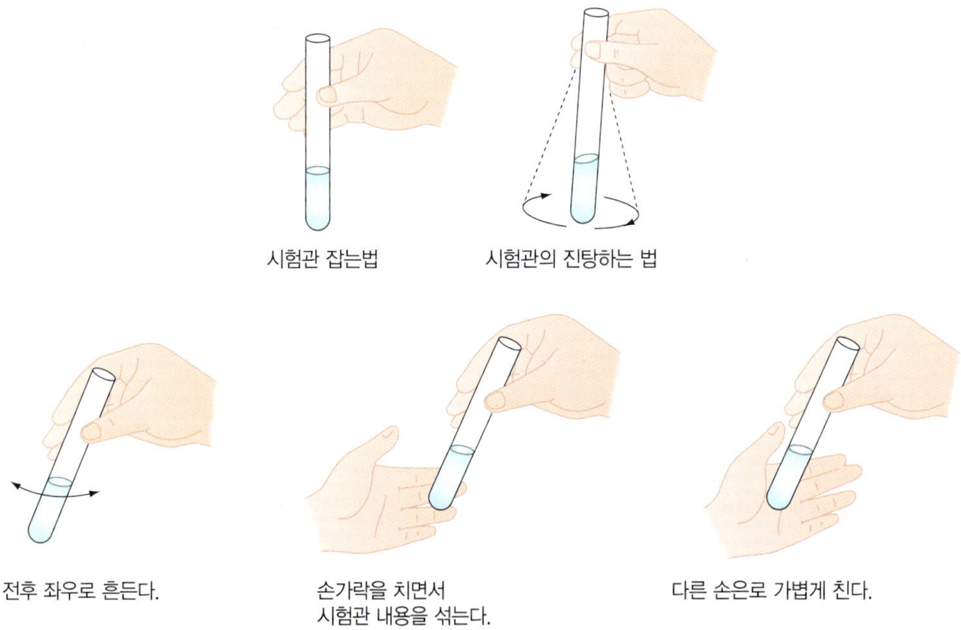

그림 6-2. 시험관의 사용법

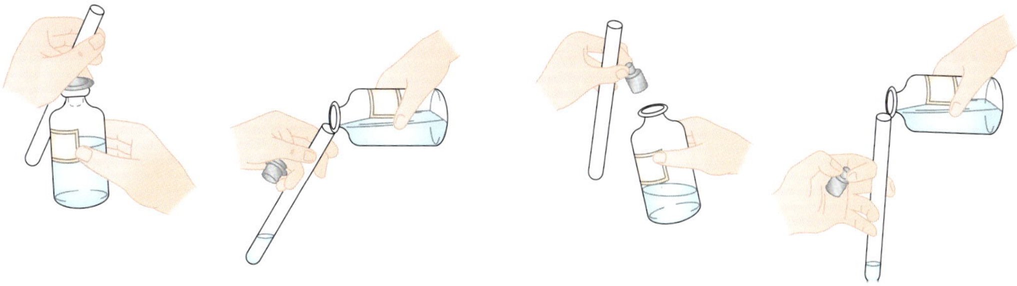

그림 6-3. 시약 조작법

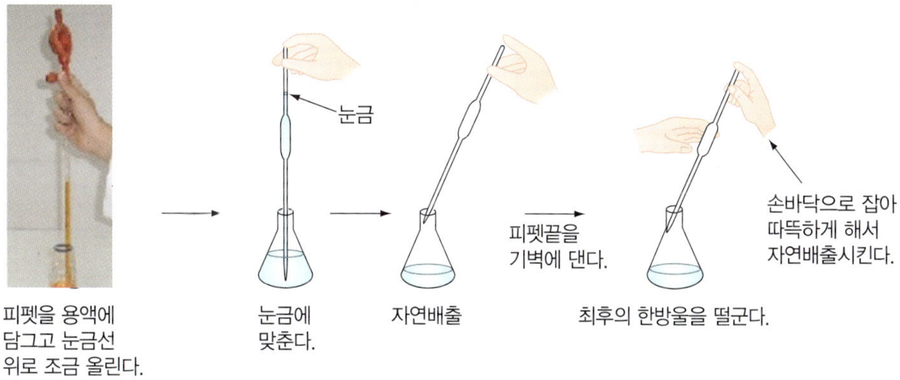

그림 6-4. Volumetric pipette 취급법

⊙ 실험보고서 ⊙

년 월 일

제목		학번		성명	

7 검체 및 용액의 희석방법 (Dilution of Methed Sample and Solution)

높은 농도의 용액이나 시료 중 성분이 분석법의 한계이상으로 다량 존재할 때 필요한 농도로 희석하여 측정에 이용한다. 희석법에는 계열희석과 고도희석법이 있는데, 계열희석법은 동일 시료를 필요한 희석단계의 수만큼 시험관을 준비하여 같은 량의 희석액을 넣고, 시료를 첫 시험관에 가하여 연속적으로 희석하는 방법이며, 최종 희석배수를 산정하여 결과 산출에 적용해야 한다.

고도희석법에서 희석의 표현은 원시료 1용에 대한 최종액량의 비로 표시하며, 희석율은 최종액량에 대한 원시료의 체적의 비로 나타낸다.

$$\text{희석율계산법} = \frac{\text{최종액 량}}{\text{원액의 량}}$$

예 1 0.2 mL의 혈청에 9.8 mL의 증류수를 가했다면 희석률은 얼마인가?

$\text{희석율} = \frac{0.2\ \text{mL} + 9.8\ \text{mL}}{0.2\ \text{mL}} = \frac{10}{0.2} = 50$ 로써 1 : 50이며, 혈청은 50배 희석되었다.

예 2 100 mg/dL인 포도당 표준액을 1 : 5로 희석하고 다시 1 : 4로 희석하였다면 최종농도는 얼마인가?

$\text{최종농도} = 100 \times \frac{1}{5} \times \frac{1}{4} = 5\ \text{mg/dL}$

$\therefore\ 5\ \text{mg/dL}$

예 3 95% alcohol용액을 희석하여 70% alcohol용액 1,000 mL를 만들려면 95% alcohol 몇 mL가 필요한가?

[계산법은 NV=N′V′를 적용하여 계산하면 매우 편리하다]

즉, 원액의 농도×원액의 량 = 희석용액의 농도×희석용액의 량

따라서 95%×V mL = 70% × 1,000 mL

$\therefore$ V mL = 736.8 mL

예 4 보존 표준액(10 mg/mL)를 희석하여 사용표준액(0.2 mg/mL) 100 mL를 만들려면 어떻게 하는가?

보존표준액 2 mL를 취하여 용량 플라스크 100 mL 눈금까지 증류수로 채우고 혼합한다.

$$\text{희석배수 계산} = \frac{\text{보존 표준액 농도}}{\text{사용 표준액 농도}} = \frac{10}{0.2} = 50$$

⊙ 실험보고서 ⊙

년 월 일

제목		학번		성명	

8 검체 관리 (Sample Management)

검체관리는 검체채취와 분류, 보관, 검색 등으로 구성된 업무를 검체관리라고 할 수 있다. 임상병리검사실에서는 최적의 분석과정 및 품질 관리(QC)를 달성하는 것이 매우 중요하며 검체관리 단계를 간과하면 비용이 많이 드는 결과가 발생시킬 수 있다. 특히 임상화학분석에서 검체관리는 분석 전 어느 단계에서든 검체가 손상되면 연구 결과에 영향을 미칠 수 있으므로 어려운 측면 중 하나이다.

1980년대까지는 검체취급 및 관리가 주로 수작업으로 이루어졌다. 종이장부에 데이터를 기록하고 손으로 쓴 라벨을 사용하여 검체를 식별하여 불가피하게 검체 오류 등 관리에 오류를 초래할 수도 있었다. 1980년대 초중반부터 컴퓨팅 혁명으로 병원정보시스템(Hospital Information System, HIS) 및 검사실정보시스템(Laboratory Information System, LIS)으로 알려진 맞춤형 컴퓨터 프로그램이 개발되기 시작했다. 검체의 오류는 환자에게 매우 심각한 결과를 초래할 수 있다. 이러한 오류는 분석 전 단계에서 가장 일반적으로 발생한다. 이 중 환자 식별 또는 검체 취급 문제가 가장 빈번하다. 검사실은 다양한 시간과 온도에서의 안정성을 기반으로 각 분석 물질에 대한 적절한 검체운송, 처리 및 보관에 대한 엄격한 지침을 수립해야 한다. 이러한 지침서는 기존 방식으로 수집한 검체의 수집에서 폐기까지 다양한 검체관리 단계에 대한 구체적인 설명이 있어야 한다. 혈청 및 혈장 검체는 무결성을 보장하기 위하여 적절한 속도, 시간 및 온도에서 원심분리해야 한다. 안정성을 유지하기 위해 혈청과 혈장은 젤이 포함된 SST (Serum Separation Tube) 혹은 PST (Plasma Separation Tube)를 사용하거나 원심분리 후 직접 스포이트 형태의 혈청분리관으로 분리하기도 한다. 원심분리 후 검체관리는 분석 전 검체의 교차 오염을 방지해야 한다.

검사실은 검체의 오인식을 식별하고 방지하기 위한 엄격한 지침을 채택해야 한다. 검체내의 여러 가지 성분을 임상화학적으로 분석하여 정확한 검사성적을 얻기 위해서는 검체의 채취 및 보존에 주의가 필요하며, 각각의 성분 분석치가 변동이 없어야 한다. 그러나 검체의 성분들은 시간이 경과됨에 따라 변하는 것이 많으므로 가급적 신속하게 검사해야 한다. 따라서 채취 후 즉시 검사가 곤란한 경우에는 분석목적에 따라 적절한 방법으로 검체 성분의 변화를 방지해야 된다.

일반적으로 병원에서의 모든 임상병리적 검사의뢰는 전산입력이 완료되어 바코드를 가진 상태에서만 효력이 발생한다. 특정요일에만 시행하는 검사도 혈청, 뇨 등 보관 가능한 대부분의 검체는 수시로 접수하고 보관하였다가 검사한다. 검사실에서 직접 채취하는 검사는 보통 사전예약이 되어 검체가 접수되거나 환자 혈액채취가 이뤄지기도 한다.

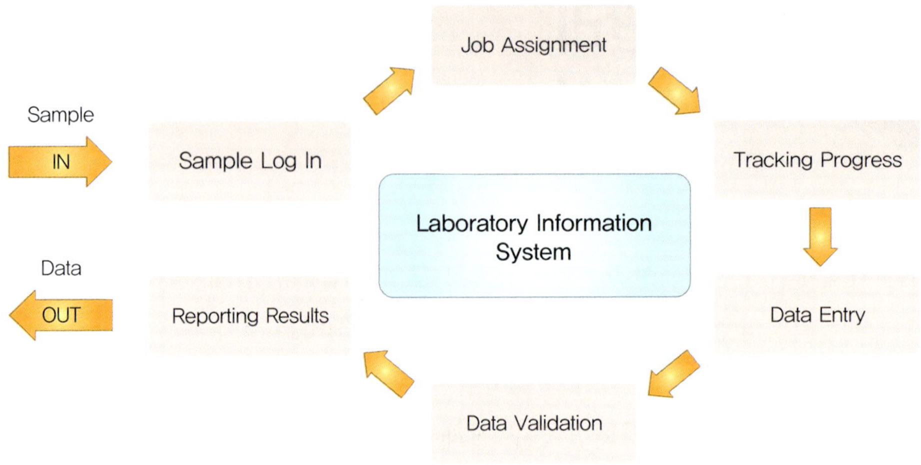

그림 8-1. Laboratory information system

1 혈액채취

혈액채취는 공복상태에 하는 것을 원칙으로 하고 적어도 식후 12~24시간 후에 채취하는 것이 음식물 섭취로 인한 혈액성분의 변화를 막을 수 있다. 특히 환자는 초조감, 불안감이 없는 안정된 상태에서 채취하는 것도 성분변화를 막을 수 있다. 혈액은 보통 정맥혈을 이용하는데, 필요에 따라서 동맥혈도 이용되며, 검체량이 적을 경우는 모세관혈액을 이용한다.

정맥혈 및 동맥혈을 채혈할 때는 멸균된 주사침과 건조된 주사기를 사용해야 하며, 최근에는 진공채혈관(Vacutainer)을 이용하여 여러 가지의 검사목적으로 많은 양을 채혈을 할 때 사용되고 있다. 하지만 혈관이 매우 좋지 않은 환자 등 상황에 따라 여전히 주사기를 이용하여 채혈하기도 하며, 주사바늘은 21~23G를 사용한다. 보존해야 할 시험관은 청결해야 하고 건조된 것이어야 한다. 수분을 함유한 경우에는 용혈의 원인이 되기 때문이다.

1) 채혈

채혈은 Blood collection 이라고 표현하지만 사전적으로 ① Draw blood는 병의 진단이나 수혈 따위를 위하여 피를 뽑는 사전적 의미로 과거에는 사혈을 이용한 치료하는 의미로 사용되었다. ② Venipuncture는 정맥천자라는 용어로 blood collection과 함께 혼용하여 사용된다. ③ Phlebotomy는 환자의 혈액을 체외로 배설 시켜 주사기를 사용해 환자의 정맥에서 혈액을 얻는 과정으로 의학용어로 사용된다.

Phlebotomy는 정맥절개술로 해석되며, 5세기 히포크라테스 이전 시대의 방혈(bloodletting) 치료로 시작되었는데, 18세기에서 19세기 초까지 관행적으로 치료적 행위로 이루어지다가 방혈치료가 효과가 없음이 증명되면서 19세기 말 금지되었다. 20세기 초반 진공기술을 이용한 주사기 사용이 보편화 되면서 최초 주사바늘을 제거하고 튜브에 옮기는 작업에서 일회용 바늘 사용과 진공관 튜브를 도입한 채혈기술로 발전되었다. 미국이나 캐나다, 호주 등 해외에서의 전문채혈사를 일컫는 용어는 Phlebotomist 혹은 phlebotomy technician 라고 한다.

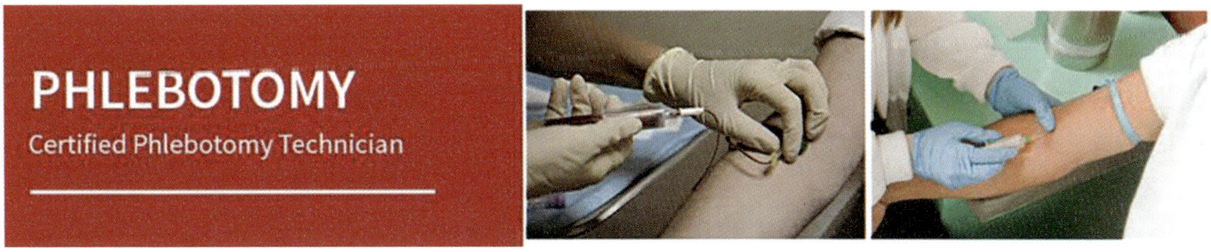

그림 8-2. 해외의 전문채혈사

채혈의 목적은 ① 질환의 진단, ② 혈액 구성 성분들의 모니터링, ③ 약물, 영양, 화학 요법을 포함한 치료 및 관리, ④ 철 또는 적혈구의 적정한 농도를 초과하는 수준 파악, ⑤ 수혈이나 이식 후 관리 등이다.

채혈실은 외래환자들이 병원에 방문하면 반드시 거쳐야 하는 장소이다. 채혈실에서 채취한 검체는 채혈실 뒤편에 위치한 검사실에서 분석과정을 거쳐 각 진료과로 결과가 전달된다. 채혈실의 주 업무는 채혈접수인데 채혈실에 방문한 환자가 검사를 정확하게 진행할 수 있도록 안내하는 역할을 한다. 검체를 채취하기 전에 환자의 본인확인이 가장 중요하다. 동명이인이 생각보다 많기 때문이다. 성별도 확인해야 한다. 예전에는 환자 정보를 일일이 입력하고 채혈 목록을 확인한 후 환자 식별 코드를 출력하고 튜브에 부착하는 과정등을 진행하여 환자의 대기시간이 매우 길었는데, 무인 접수기를 사용하게 되어 대기표 발행과 접수가 동시에 이루어져 대기시간 등이 매우 줄게 되었다.

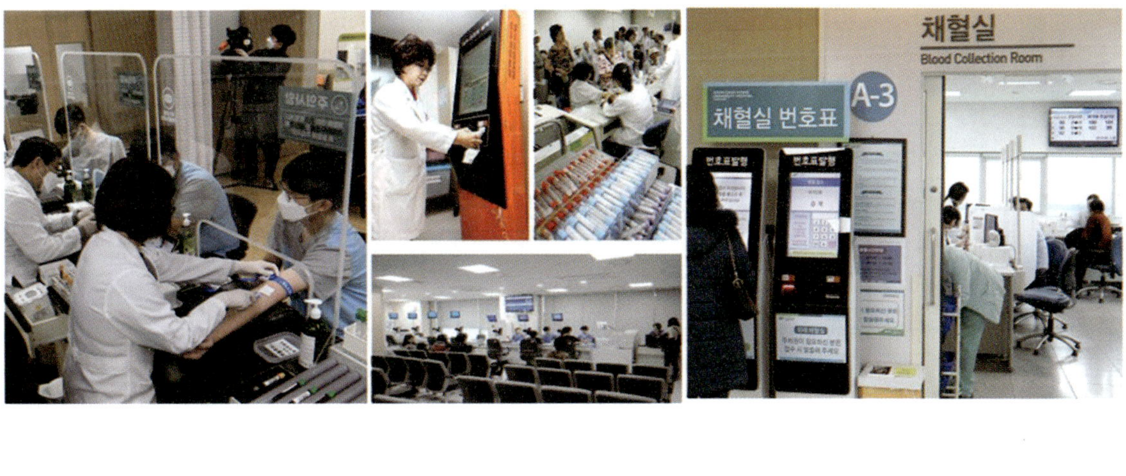

채혈실 고객응대 방법

(1) 고객응대 (채혈접수, 검체채취, 검사안내)
- 환자의 등록번호 확인, 진료과 처방확인, 검사항목확인

(2) 검체 (혈액, 소변, 대변, 기타 체액) 채취
- 환자 본인 확인, 등록번호확인, 생년월일 확인 등
- 공복상태 확인, 식후 1시간 후 채혈 조건 등 확인

(3) 채혈 및 검체 업무 진행
- 소변검사, 객담검사 등 검사순서와 방법 설명
- 채혈 진행

(4) 채혈 후 주의사항 안내
- 채혈 후 5분간 문지르지 않고 지혈
- 채혈 후 통증이나 부종 발생시 별도의 냉찜질
- 채혈 후 멍이 드는 현상은 3~4일 후 사라짐
- 채혈 후 샤워나 수영 모두 가능

환자 준비사항 및 인적사항 확인 (patient identification)

(1) 채혈하기 전 환자에게 채혈과 관련된 충분한 설명
(2) 환자 이름, 생년월일, 병원 등록번호, 성별 등 반드시 2개 이상의 개방형 질문(open-ended questions)을 통해 환자 확인
(3) 의식이 없거나 너무 어린 아이, 인지장애 환자의 경우 반드시 간호사, 보호자, 동반자 등을 찾아서 환자 정보를 확인
(4) 주어진 환자정보와 가지고 있는 환자정보를 비교
(5) 채혈하고자 하는 환자의 손목/발목 띠 또는 검사의뢰서를 반드시 확인
(6) 환자 확인 과정에서 문제 발생 시 채혈을 보류

검체 라벨링부착 및 확인

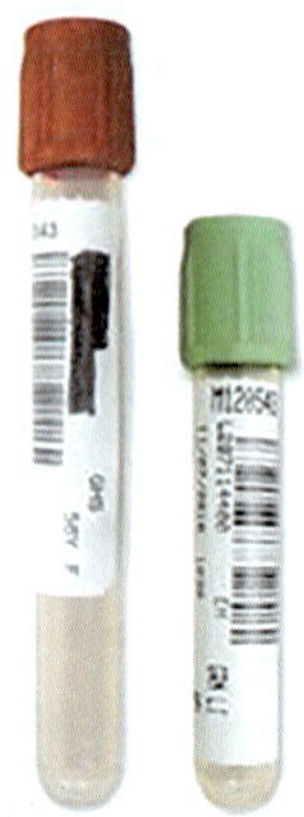

- 환자 정보와 바코드 정보를 확인 후 검체용기에바코드가 떨어지지 않도록 완전 밀착하여 부착한다.
- 바코드는 구겨지거나 파손된 바코드는 자동화 분석이 불가능하다.
- 검체가 2개 이상인 경우 바코드를 검체 수만큼 출력하여 각각의 검체용기에 바코드를 부착한다.
- 튜브 형태의 검체 용기는 바코드 리더기가 읽기 용이하도록 세로 형식으로 부착한다.
- 검체 상태와 검체량확인이 가능하도록 바코드를 부착한다.
- 채혈 전 환자와 부착된 검체 바코드의 환자 이름, 병원 등록번호 등을 비교하여 다시 한번 확인 후 채혈한다.

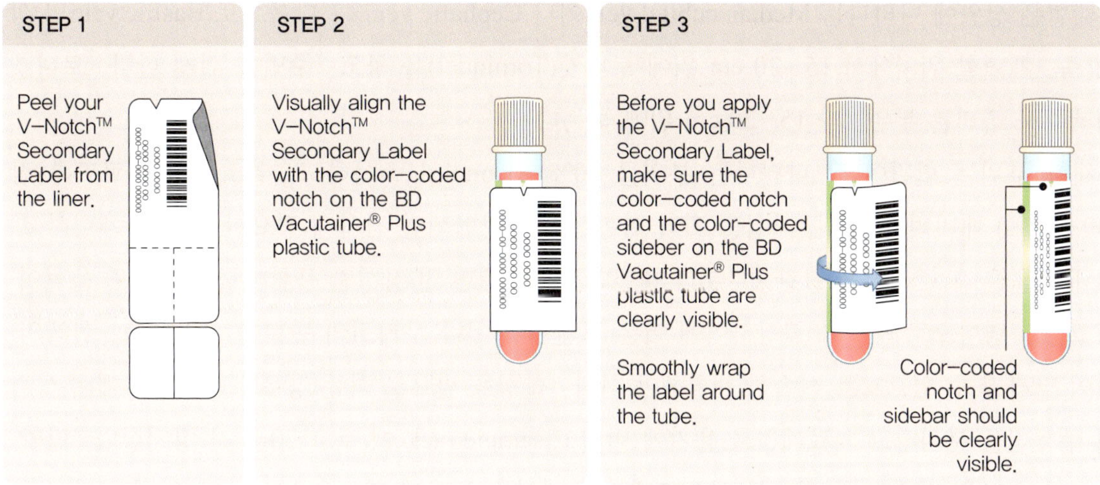

2) 채혈 과정

채혈을 하기 위한 준비물은 채혈의자(바퀴가 없고 등받이 있는 의자), 채혈대, 채혈용 팔배게, 일회용 장갑(채혈자의 사이즈에 맞도록 준비), 채혈 멸균 needle (19~23 G), 주사기 (멸균, 1~20 mL가 일반적), 내부가 멸균된 진공채혈관(채혈 전에 실온상태가 되도록 준비), Needle 홀더(환자마다 교환, 일회용 원칙), 압박대(tourniquet, 혈액으로 오염되었을 경우는 소독 또는 폐기), 70% 에탄올 swab, 이소프로필 알코올 swab, 요오드(일부 화학검사에 영향)

채혈부위 압박용 거즈패드, 의료폐기물 폐기법에 따른 손상성 및 의료폐기물 처리 박스, 반창고 혹은 지혈용 테이프, 따듯한 수건이나 warmer, 혈관 확장을 촉진할 때 사용한다. 냉찜질 팩은 채혈 중 혈관이 부어오르는 부작용인 혈종(Hematoma)일 경우 붓기 제거를 위해 사용한다.

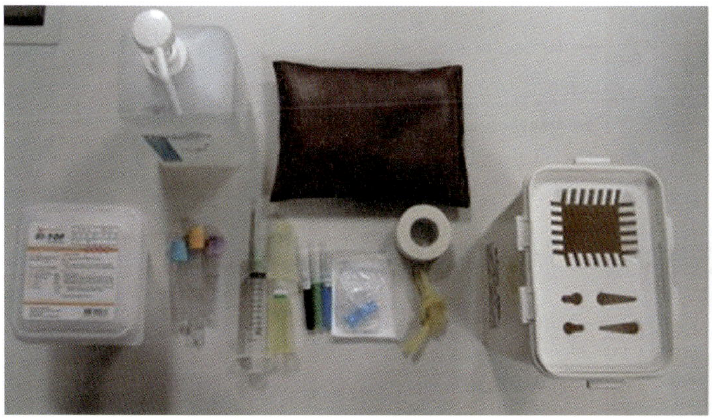

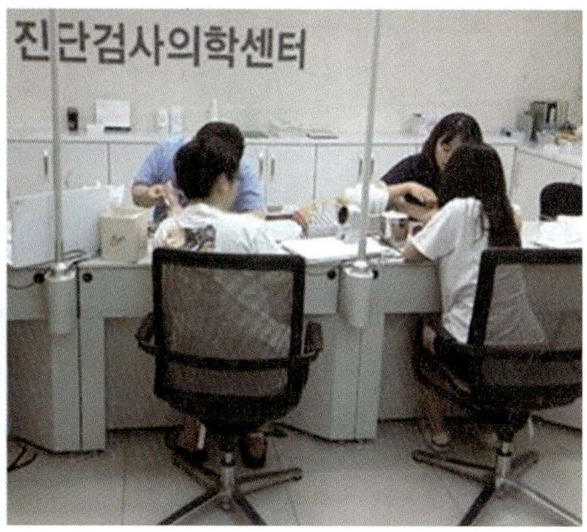

채혈은 상완에 나타나는 Median cubital vein이나 Cephalic vein 그 다음으로 Basilic vein의 상부에 즉, 채혈할 위치에서 15~20 cm 위에 토니켓(Torniquet)을 묶고, 주먹을 쥐게 한다. 토니켓은 정맥주사 하려는 부위보다 15~20 cm 위에 묶는다.

채혈 부위는 혈관이 잘 나타나는 부위를 70% Alcohol로 소독하고, 알코올이 마르도록 잠시(30~60초) 내버려 둔다. 주사침을 찔러 혈관삽입이 확인되면 검사에 필요한 혈액을 채혈하고 구혈대를 풀은 후 주사침을 혈관으로부터 빼낸다. 만약 채혈 전 장시간 구혈대를 묶어두면 울혈이 생기고, 그 영향으로 세포와 혈장사이에 이온 교환이 일어나 무기질의 변화를 초래하고, 혈액의 소견이 달라질 수 있으므로 신속히 채혈해야 한다. 혈청을 필요로 하는 경우는, 채혈 후에 주사기에서 주사침을 분리하고 의료폐기물 용기에 버리고 sample rack 에 두고 20분 간 방치한다. 만약 전혈이나 혈장을 필요로 할 경우는 항응고제가 들어있는 용기에 혈액을 넣고 충분히 혼합하여 항응고제가 완전히 섞이도록하여 응고를 방지하며, 혼합할 때 지나치게 흔들면 용혈의 원인이 된다.

부적절한 채혈 부위로는 화상으로 인한 흉터가 있는 곳, 수술을 받은 쪽의 팔(유방절제술 등), 손상된 정맥부위(심한 멍이 있거나 부종이 있는 곳), 혈액투석을 위해 만들어 준 A-V Fistula IV 수액 또는 혈액이 주입되고 있는 팔 등이며, 수액을 맞고 있는 반대 팔에서 채혈하고, 소아의 경우 모세혈관으로 채혈이 가능하다. 성인 환자의 손등이나 손의 정맥은 혈류가 약하고 혈관이 가늘기 때문에 혈관이 터질 가능성이 있으며 통증이 심한 경우가 많다. 더욱이 당뇨병 환자나 혈액순환이 잘되지 않는 환자에서는 손등이나 발목부위에서 채혈하는 것은 피해야 한다. 또한, 여러 종류의 채혈관은 순서를 지키지 않으면 예기치 못한 검사결과로 인해 진단착오, 재채혈, 환자인지 오류 추측 등을 초래할 수 있다.

우측 빈칸에 혈관의 영문과 한글 명칭을 작성해 보세요.

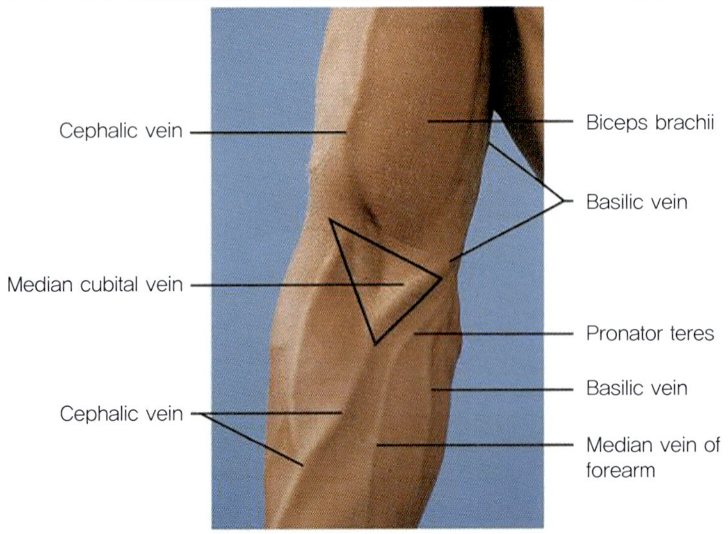

3) 튜브의 순서

검사의 종류에 따라 채혈관을 올바르게 사용해햐 하는데, 만약 채혈관을 모두 사용할 경우라면 가장 먼저 채혈할 튜브는 미생물 혈액배양을 위한 혈액배양 튜브이다. 두 번째는 Coagulation(응고)검사(ex. PTT, aPTT등)를 하기 위해 사용되는 tube는 Sodium citrate(3.2%)가 완충제로 들어가 있다. 보통 하늘색 마개로 제작되고 판매되고 있다. 세 번째 튜브는 혈청을 검사하기 위해 사용되는 Plain tube(붉은색 마개) 혹은 네 번째로는 SST(노란색 마개)로 대부분의 임상화학적 검사는 이 tube를 통해서 하게 되며, 주로 eletrolyte의 일반적인 화학검사, 면역혈청검사, 치료적 약물 및 독물검사 위한 혈청검사 등을 기본으로 한다.

Plain tube 혹은 SST는 silica particle로 튜브의 내벽이 코팅되어 있어, 혈액이 들어가면 응고를 촉진시키게 된다. 이러한 원리는 silica particle은 혈액이 tube내로 방출되면서 섞이게 되고 실리카는 혈소판에 달라붙어 thrombin의 형성을 촉진시키고, 결국 fibrin 형성을 촉진하여 Blood clot을 만들어 낸다. 또한, SST는 tube 내부 아래에 Silica gel이 있어 혈청과 혈구를 분리시켜주는 역할을 하게 된다(혈청의 비중 < gel의 비중 < 혈구의 비중). Plain tube와 SST는 채혈 후 5회 정도 뒤집어 흔들고, 원심분리기로 분리하기 전 20분 정도 응고가 형성되도록 세워 놓는다.

주의할 사항은 일부 검사(Vit A, Vit B6, Vit D, Vit E)의 경우에서는 빛에 민감하므로 채혈 후 빛을 차단해야 한다. 다섯 번째 순서의 튜브로는 Heparin tube 로 녹색마개로 되어 있다. 항응고제인 헤파린이 들어있어 혈액이 응고되는 것을 방지하는 역할을 하게 된다. 헤파린과 함께 튜브 내에 첨가된 것은 Sodium, lithium, ammonium의 종류로 구분된다. 여섯 번째로 채혈하는 채혈관은 보라색 마개로 되어 있는 EDTA (Ethylene diamine tetra acetate) 튜브이다. EDTA 튜브는 보통 CBC 검사에서 많이 사용되고, RBC 형태검사(ex.혈구 계산, 혈구 형태검사 등), 세포면역검사(ABO grouping, RH typing, antibody screening 등)에도 사용된다. 임상화학적 검사로는 당화혈색소검사(HbA1c)와 TDM에서 Tacrolimus, Cyclosporine A 등과 같은 면역억제제 약물감시 검사에 사용하고 있다.

EDTA tube는 K2 혹은 K3로 코팅이 되어있으며, EDTA가 칼슘과 결합이 되어 혈액의 항응고 작용을 한다. K2 EDTA에는 2개의 칼륨 이온이 포함되어 있으며, K3 EDTA에는 3개의 칼륨 이온이 포함되어 있다. 둘 다의 주요 기능은 저장 도중 혈액 응고를 방지하는 것이다. EDTA는 혈액에 있는 칼슘 이온을 chelating 한다. K2 EDTA는 Dipotassium EDTA 라고 하며, K3 EDTA는 tripotassium EDTA라고 한다. EDTA에서 칼륨의 역할은 EDTA의 킬레이트 반응에서 이온강도를 조절하는 역할을 한다. EDTA로 응고되지 않은 혈액은 24시간까지 Erythrocyte, Leukocytes thromb-cytes 등 혈구들이 안전하게 보관된다. 일곱 번째 튜브는 회색마개로 제조 및 판매되고 있는 NaF tube 이다. 이 튜브는 Glucose, OGTT (Oral Glucose Tolerance Test 경구 포도당 부하검사), Lactic acid를 검사하는 데 사용된다.

Tube는 종류별로 potassium oxalate/sodium fluoride, sodium fluoride lithium iodoacetate, lithium iodoacetate/lithium heparin 등이 첨가되어 있어, 혈액이 응고되지 않도록 한다. 여기서 NaF 의 역할과 oxalate의 역할을 확인할 필요성이 있다.

마지막으로 ESR tube는 검정색으로 혈액침강속도(Blood sedimentation rate)-ESR (erythrocyte sedimentation rate)을 검사하기 위해 사용된다. 이 튜브에는 3.2% sodium citrate solution이 첨가되어 있다. 또한, Trace Element tube는 로얄블루(Royal Blue)색으로 Trave element(미량원소)인 Cu (curum, 구리), Zn (Zinc, 아연), Pb (Plumbum, 납=lead) 등을 검사하기 위해 사용되며, Toxicology(중독검사), nutritional chemistry 검사에 사용된다. 그 외 ACD (Acid Citrate Dextrose) 튜브는 노란색마개로 되어 있으며 ACD-A or ACD-B 로 구분하며, CPDA (Citrate Phosphate Dextrose Adenin) 튜브도 있다. 이 튜브는 혈액은행 관련 검사용으로는 Blood Grouping test(혈액형 검사)를 할 때 사용하거나 cell preservation(세포 보존), HLA (Human Leukocyte Antigen) Phenotyping(표현) 등에 사용된다. 또한, 유전체 DNA 연구목적/검사목적으로 DNA 검사와 paternity testing(친자 검사)에 사용된다.

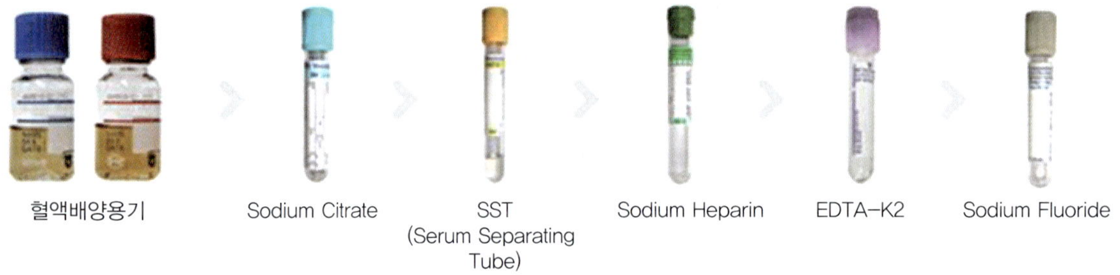

그림 8-3. 진공채혈튜브의 채혈순서(출처 : 삼광의료재단)

4) 검체의 양

검사의 종류에 일반적으로 여러 종목의 검사를 동시에 채혈할 때는 채혈량을 미리 계산하는 것이 불필요한 재검사나 필요 이상으로 많은 양의 혈액을 채혈하는 일을 막을 수 있다. 전혈을 사용하는 검사인 경우 필요한 양만 채혈하면 되지만, 혈청을 사용하는 종목의 경우는 검사에 필요한 혈청량의 3.5배 이상을 채혈하는 것이 원칙이다.

채혈할 때는 구혈대를 장시간(1분 이상) 묶어서 울혈 되어 혈액이 농축되지 않도록 주의하고, 거품이 생기지 않도록 적당한 속도로 채혈한다. 채혈할 때 혈액이 튀는 일이 드물게 있으므로, 눈이나 상처부위로 혈액이 묻지 않도록 주의한다. 채혈자의 손에 상처가 있는 경우 반드시 장갑을 끼고 채혈한다. 채혈관에 분주하는 순서는 주사기를 이용하는 경우나 Vacutainer 홀더를 이용하는 경우 모두 아래 기술 된 바와 같다[CLSI guideline H3-A6 (2007. 10.)].

과제 진공채혈튜브의 명칭과 첨가제의 역할을 작성해 보세요.

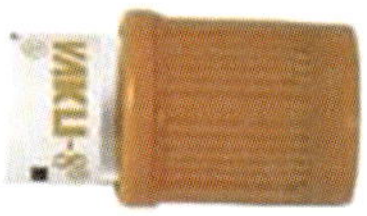

GEL + BCA TUBE
FOR SERUM COLLECTION

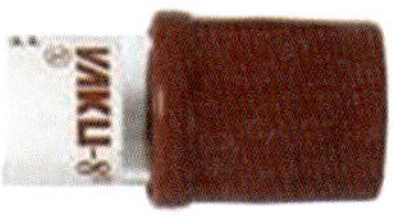

NO ADDITIVE TUBES
FOR SERUM COLLECTION

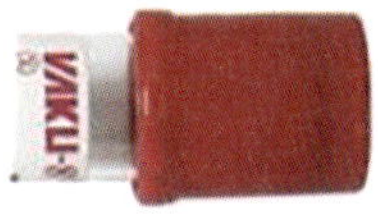

HEMO REPELLENT
COATED TUBE
FOR SERUM COLLECTION

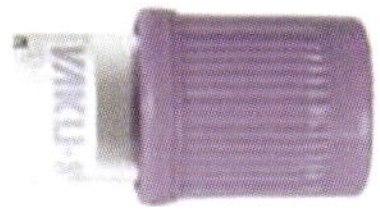

EDTA TUBE
FOR WHOLE
BLOOD COLLECTION

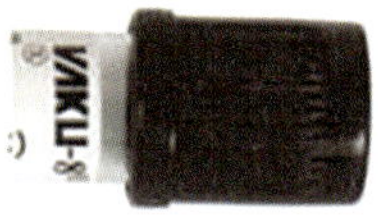

ESR TUBE
FOR WHOLE
BLOOD COLLECTION

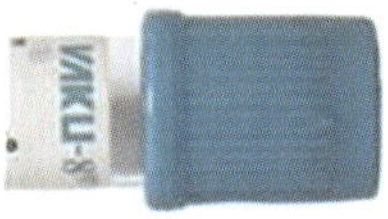

PT/ PTT TUBES /
CITRATE TUBES
FOR PLASMA COLLECTION

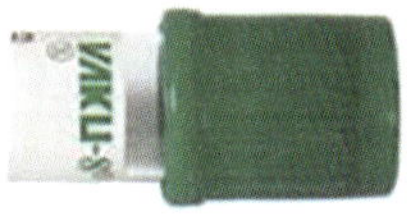

HEPARIN TUBE
FOR PLASMA COLLECTION

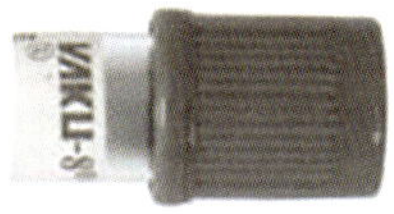

GLUCOSE TUBES
FOR PLASMA COLLECTION

채혈관 명칭	마개 색	첨가제와 첨가제의 역할
	파랑	
	빨강	
	노랑	
	녹색	
	보라	
	회색	
	검정	

항응고제가 들어있는 채혈관에 혈액 검체를 분주한 경우 항응고제와 혈액이 잘 섞이도록 충분히 혼합한다. 채혈이 힘들고 오래 걸려 microclot이 생길 가능성이 있는 혈액은 serum을 사용하는 종목의 검사에만 사용 가능하다

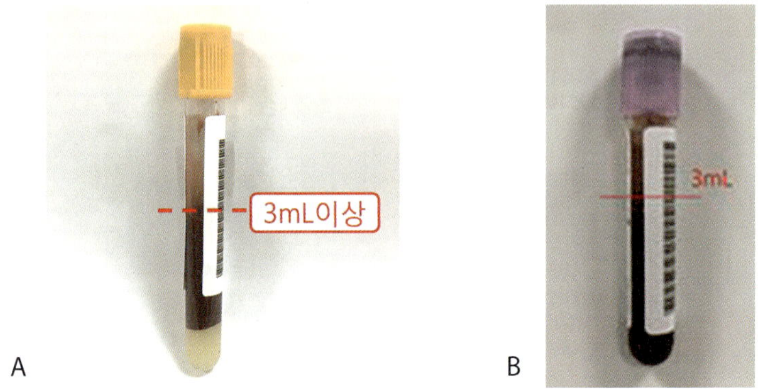

그림 8-4. 검체의 양 (서울대학교병원)
(A) SST blood 5 mL, (B)EDTA blood 3 mL

5) 모세혈 채혈

신생아나 유아, 정맥혈관이 얇고 약한 성인에서는 피부천자에 의해 혈액을 얻는 것이 필요하다. 모세혈액은 일종의 세류 동맥혈로서 발뒤꿈치, 엄지발가락 바닥, 손가락, 귓불 등에서 멸균된 란셋으로 상처를 내어 흘러나오는 혈액을 채취하는 방법이다.

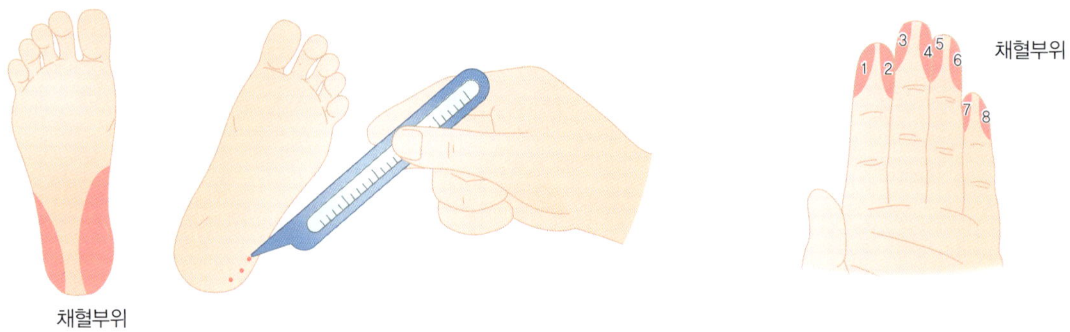

발뒤꿈치는 유아에서 사용되는 부위로서 발뒤꿈치가 차갑다면 42℃이하의 따뜻한 헝겊으로 혈관을 확장시킨 후 알코올로 닦고 멸균된 거즈로 깨끗하게 건조시킨 뒤에 발뒤꿈치의 양쪽 가장자리에서 검체를 취한다.

유아에서 발의 뼈와 인접한 부위인 발바닥 위쪽, 발뒤꿈치 중간, 발목의 뒤나 측면에서는 채취하지 않는다. 손가락, 귓불 등은 성인에서 주로 사용되고, 새끼손가락은 피하는 것이 좋으며, 귓불은 출혈성향이 있는 환자에서는 출혈이 지속될 수 있고 지혈이 다소 어려우므로 엄지손가락이 선호

된다. 란셋에 의한 피부천자는 란셋이 피부-피하 지방을 통과하여 혈관 부위를 찔러야 하므로 1.5 mm 깊이보다 더 찔러야 한다. 아이들의 발뒤꿈치 천자에 사용되는 란셋은 2.4 mm 이상 찌르지 않는다. 유아에 란셋을 깊게 찌를 경우 종골뼈의 골수염을 유발할 수 있다.

란셋으로 찌른 후의 첫 혈액 방울은 조직액으로 희석되었을 수 있기 때문에 멸균 거즈로 닦아내고 부드럽게 압력을 주어 혈액이 흘러나오게 한다. 천자 부위를 마사지하거나 쥐어짜면 혈액에 조직액이 혼합되므로 피한다. 모세관 혈액의 혈소판 수치는 정맥보다 낮은 경우가 있고 다른 검사결과들도 차이가 있다.

5) 동맥 채혈

동맥채혈은 보통 응급검사로 혈액가스(pO_2, pCO_2, pH)와 전해질(Na^+, K^+, Cl^-) 측정에서 진행된다. 동맥채혈 부위는 요골동맥, 총 대퇴동맥, 상완동맥 등이다. 천자부위를 소독한 후 헤파린에 적신 주사기 혹은 혈액가스 측정 전용 Heparin syringe를 사용하여 동맥을 촉진 후 주사침을 피부와 60° 각도가 되도록 유지하며 찔러 넣는다. 천자 된 동맥의 상처는 지혈이 잘 안되어 약 5분 동안 완전 지혈해야 한다.

(1) ABGA (Arterial Blood Gas Analysis; 동맥가스분석)

Heparin syringe에 동맥혈을 채혈한 후 주사기 끝을 고무로 막은 후 즉시 Blood Gas를 측정한다. 암모니아를 측정할 경우 완전 밀봉해야 하고 적혈구는 혈장의 3배의 암모니아를 함유하고 있으므로 용혈된 검체는 사용할 수 없다. 또한, 검체를 상온에 방치하면 혈장 암모니아의 농도가 1시간에 18 μg/dL 상승하므로 heparin syringe를 바로 4℃ 냉장으로 옮기고 측정한다. 혈액가스 혹은 암모니아는 채혈 즉시 분석해야 한다.

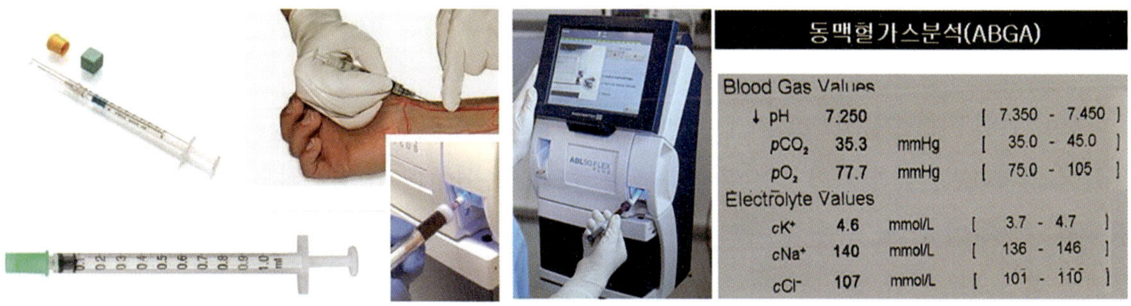

6) 검체 폐기

의료폐기물은 폐기물관리법 제2조 제5호에 따르면 보건·의료기관, 동물병원, 시험·검사기관 등에서 배출되는 폐기물 중 인체에 감염 등 위해를 줄 우려가 있는 폐기물과 보건·환경보호 상 특별한 관리가 필요하다고 인정되는 폐기물로서 폐기물관리법 시행령에서 정하는 폐기물을 말한다.

1) 사용된 채혈도구의 폐기는 적절한 용도에 따라 폐기용 용기를 사용한다.
2) 폐기검체, 폐기 주사바늘, 검체가 묻은 솜, 주사기등은 분리수거하여 처리
3) 폐기물박스는 밀봉하여 별도의 보관장소에 15일 간 보관한 후 처리회사에서 운반한다.

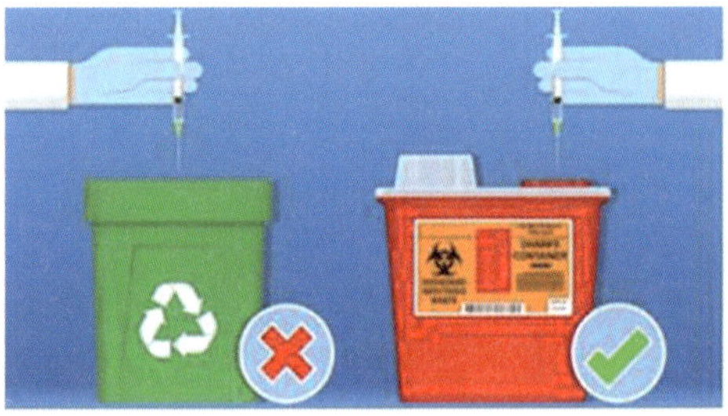
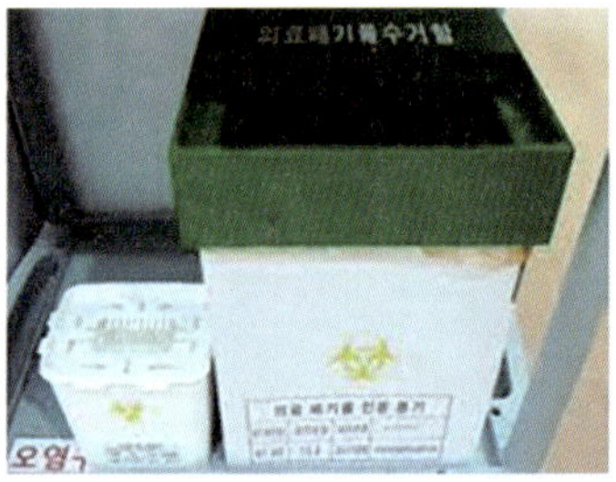
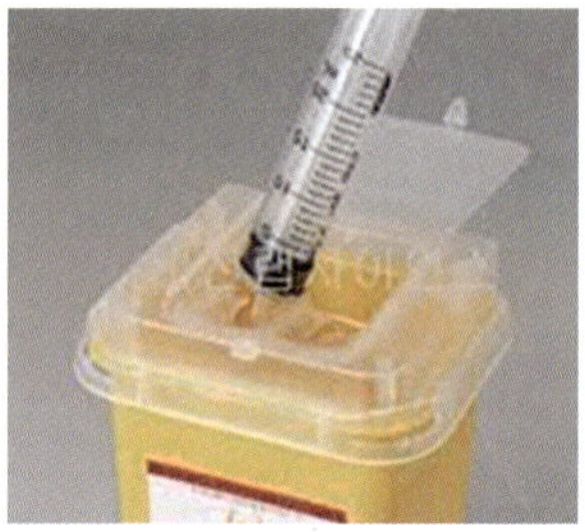

2 혈청분리

채혈된 혈액은 실온에 20~30분 방치한 후 원심분리기를 이용해 2,500~3,500 rpm 정도로 각 병원에서 사용되는 원심분리 속도와 상대원심력(RCF, G)에 따라 5~10분간 원심분리한 후, 젤 튜브는 그대도 사용하거나 스포이드 형태의 혈청분리관을 이용하여 상층의 혈청을 옮겨 담는다. 이에 상층액에 혈액이 혼입되어 있다면 다시 원심분리하여 상층의 혈청을 깨끗하게 분리한다. 만약 완전응고가 되지 않았을 때 원심분리하면 혈청 내 섬유소가 함유되어 생화학자동분석기로 분석할 때 프로브(Probe)를 막아 검사결과의 오류를 일으킬 수 있으며 때로는 용혈의 원인이 될 수 있어 용혈에 따른 분석전 오차나 재채혈을 해야 하는 상황이 발생한다.

3 용혈의 원인

혈청이나 혈장을 이용하므로 세포내액(혈구)과 세포외액(혈청내)의 농도가 다른 성분들은 적은 용혈이 일어나면, 결과에 미치는 영향이 매우 크므로 용혈이 일어나지 않도록 채혈, 혈청 분리과정에서 주의해야 한다. 용혈의 주요인은 주사기나 주사침 그리고 용기에 수분이 있을 때, 채혈시 무리한 흡입으로 인한 혈구파괴, 주사침을 가는 것을 사용하였을 때, 시험관에 혈액을 주입시 주사침을 분리하지 않고 주입했을 때, 혈청분리시 응고가 충분히 이루어지지 않았을 때, 항응고제가 담긴 용기에 넣고 강하게 혼합할 때 등이 원인이 되므로 주의를 해야 한다.

임상화학검사학회 초록집 2015권 1호 프로시딩 혈액의 보관과 원심분리 시간에 따른 혈청 칼륨 농도의 변화에 따르면 성인 남녀 20명을 대상으로 연구대상자별로 각각 충분한 양의 혈액을 용혈되지 않도록 채취 후 7개의 tube로 분류하여 채혈 후 30분 원심분리, 채혈 후 냉장보관 3시간 원심

분리, 6시간 냉장보관 원심분리, 9시간 냉장보관 원심분리, 3시간 실온보관 원심분리, 6시간 실온보관 원심분리, 9시간 실온보관 원심분리 하여 7개의 조건에 따른 혈청 칼륨의 농도를 측정하였다. 혈청 칼륨의 농도 측정은 Cobas8000 C702 (Roche, Germany)를 사용하였고 시약은 ISE 전용시약 (Roche, Germany)을 사용하였다.

그 결과 채혈 후 30분 이내 원심분리하여 측정한 20명의 혈청 칼륨 수치의 평균은 4.47 mmol/L로 냉장보관 3시간 후 원심분리 시 5.14 mmol/L (15.1%), 6시간 5.78 mmol/L (29.3%), 9시간 6.62 mmol/L (48.1%)로 시간당 0.2~0.3 mmol/L (4.5~6.7%) 상승되는 결과를 보였다. 이러한 결과를 바탕으로 학생들은 실험수업 전 시간을 설정하여 조별로 냉장시간을 달리하여 각각의 칼륨 농도를 비교해 보는 실험을 통해 나타난 결과와 그 의미를 고찰할 필요성이 있다.

4 분석전 오차(Preanalytical error)

임상 검사실은 환자의 안전 및 만족도와 밀접하게 연관되어 있기 때문에 항상 서비스 개선을위해 노력하고 있다. 그러나 임상 검사실 검사는 분석 전 단계, 분석 단계, 분석 후 단계 등 매우 복잡한 과정이며 검사실 오류의 빈도는 전체 검사 결과의 0.012~0.6%로 보고되고 있다. 최근 조사에 따르면 분석 전 오차가 검사실 전체 오차의 60% 이상을 차지한다고 보고되었다.

분석 전 오차는 검체 채취 부적절, 운송 지연, 요청 시 읽을 수 없는 필적 등 검체가 분석자에 의해 측정되기 전의 모든 부적절한 수행을 말합니다. 대부분의 분석 전 오차는 임상 검사실 외부에서 발생하지만 임상병리사는 이러한 오차를 감지하는 주요 핵심인력이다. 분석 전 오차에서 임상화학 검사실 분석에 영향을 미치는 공통 요인으로는 생리학적 요인, 검체 채취 자세, 채취 시간, 용혈, 검사지연, 분석 온도 등이 있다. 또한, 나이, 성별, 인종의 차이가 있으며, 환경적 요인, 계절적 요인, 식습관, 생리에 의하여 결과에 영향을 나타낸다.

1) 자세

- 누운 자세에서 일어난 자세로 바뀌어 채혈하면
  - 혈관의 수분이 이동하여 Total protein, Albumin, Potassium(K), AST, ALT, Cholesterol, Thyroxine 이 5~10% 증가한다.
  - Aldosterone, angiotensin II, renin, ADH(혈압을 상승시키는 물질) 분비가 촉진된다.
- 장기간 입원환자는(침상에 누워 있는 환자)
  - 혈관내 수분이 축적되어 Total protein(0.5 g/dl), albumin (0.3 g/dl) 감소한다.
  - 혈청 potassium 0.5 mmol/L 감소, Calcium, Sodium, potassium은 소변으로 배설 촉진된다.
  - 장기간 누워있는 환자는 채혈 시 자세 변경으로 결과 오차를 가져온다.

2) 일내변동

- 혈청 철은 오전8시부터 오후2시까지는 50%의 변화가 있다.
- 혈당, Potassium 일일변동을 가져온다.
- 성장호르몬은 취침 중에는 최고치, Insulin은 아침에 상승한다.
- 그러므로 아침 일찍 공복 채혈이 가장 좋다.

3) 음식 섭취

- 음식을 먹은 후 Glucose, 총지질, ALP가 크게 증가
- 단백질 풍부한 음식 후에는 BUN, Phosphorus, Uric acid가 증가(12시간 지속)
- 간 대사작용에 의하여 bilirubin이 증가
- 커피, 차, 콜라(카페인 함유)를 마시면 부신수질의 epinephrine 분비가 상승
- 반대로 음식을 먹지 않으면 Glucagon, Uric acid, AST, ALT, LD 증가, cholesterol 감소

식후 변동

증가	감소
Urine volume, urine glucose, blood glucose, triglyceride, uric acid, amylase, cholesterol, insulin, lipoprotein, vitamin, catecholamine, aldosterone, VMA 등	Glucose를 제외한 요중 성분 농도, Hb, Hct, WBC, total protein, albumin, serum iron 등

4) 음주

- 일시적으로 혈당 상승 그러나 대부분 혈당이 감소된다.
- Ketone, Triglyceride, Uric acid 증가, 오랜 기간 음주하면 GGT 증가.

5) 흡연

- Epinephrine 증가로 혈당이 상승(10%)한다.
- cholesterol, triglyceride, hematocrit, WBC 가 증가한다.
- Uric acid, BUN/Creatinine은 비 흡연자보다 낮다.

6) 약물

- 근육주사 시 CPK, LDH, Aldolase 이 증가
- Morphine(모르핀)주사 시 췌장효소 및 AST가 상승
- 피임약 복용 시 Progestrone, estrogen 호르몬 변화
- 이뇨제 복용 시 Potassium, Sodium 이 약 감소할 수 있다.

7) 발열

- 발열 초기에는 blood glucose ,insulin, glucagon, aldosteron이 증가 한다
- 간에서 단백합성이 증가 급성반응물질(APR)증가하여 발열에 의한 과호흡으로 호흡성 알칼리증을 초래할 수 있다.

8) 운동

운동 강도에 따라 아래와 같이 체액의 변화를 가져온다.

- Glucose, Insulin, pyruvate, lactate 가 증가한다.
- creatinine, AST, LD, CK 은 약간 증가한다.
- 5분정도 걸어도 상기 물질이 증가한다.
- 운동 후 cholesterol, triglyceride 감소
- 강한 운동 후에는 저혈당(hypo-glycemia), serum lactate 10배 증가, CK 2배 증가.

9) 공복이 요구되는 검사

생화학 검사 중 다음과 같은 검사는 식사에 따라 영향을 받으므로 공복 시에 검사하는 것이 필요하다.

- 8시간 공복이 필요한 검사 : Glucose, Phosphorus, Potassium
- 12시간 공복이 필요한 검사 : TG, , HDL-cholesterol, Cholesterol, Phospholipid

10) 검체 채취 시간

시간에 따라 변동하는 결과치가 요구 되는 검사 : 당부하 시험, 식후 2시간 Glucose, Insulin, Drug level 등

11) 용혈에 의한 검사결과의 변동

영향이 없는 항목	증가하는 항목	감소하는 항목
Albumin, Uric acid, creatinine, ammonia, Mg, Ca, Na, LAP, GGT, CK, ALP, T3, T4, cholinesterase 등	Total protein, K, Cl, iron, inorganic P, AST, ALT, LDH, amylase, cholesterol, ACP 등	Bilirubin, lipase 등

과제 용혈된 혈청에서 증가되고, 감소되는 성분들을 나열하고 그 원인을 작성해 보세요.

9 Calibration curve 작성법

임상화학분석에서 Calibration curve 는 Standard curve 검량선 혹은 표준곡선이라고 한다. Calibration curve 는 모르는 물질의 농도(Unknown concentration)를 알아낼 수 있는 일반적인 방법이다. 칼리브레이션(Calibration)은 보정, 조정, 교정 등의 의미로 임상화학에서는 환자 결과의 정확한 결과를 만들어내기 위한 기초가 된다.

일반적으로 칼리브레이션은 칼리브레이터(calibrator)를 사용한다. 칼리브레이터는 기준물질, 표준물질(Standard)로 임상화학자동화분석에서는 1개에서 5개까지의 칼리브레이터를 사용한다. 칼리브레이터라는 용어는 자동화분석에서 사용하며, Spectrophotometer 에서는 표준물질(Standard)이라고 용어를 사용한다.

칼리브레이터를 구매하면 칼리브레이터의 설명서에 농도가 기재되어 있다. Spectrophotometer의 칼리브레이션을 우선 설명하면 x-축을 농도(Concentration)로 두고 y-축을 흡광도(Absorbance)로 그래프를 그린다. 구매한 칼리브레이터를 가장 낮은 농도에서 큰 농도순으로 x-축에 순서대로 작성한다. y-축에는 각각의 칼리브레이터를 시약 반응시킨 후 Spectrophotometer를 사용하여 칼리브레이터의 흡광도를 각각 측정한다. 각각 측정된 칼리브레이터의 흡광도를 메모하여 그래프의 y-축에 순서대로 작성한다. 칼리브레이터의 각각의 농도값이 작성된 x-축과 각각 측정된 흡광도의 y-축 값을 각각 수직과 수평으로 연결하면 만나는 점이 5개가 만들어지고 그 만들어지는 점을 맹검의 0점과 연결하면 x-축과 y-축 사이에 직선이 연결된다. 이렇게 만들어진 선은 직선성(Linearity)이 있는지 확인한다. 이렇게 만들어진 직선은 칼리브레이션 커브라고 부르며, 직성성이 형성된 표준선을 이용해 모르는 농도의 물질의 흡광도를 측정하여 표준곡선, 기준곡선에 맞게 y-축에 흡광도를 대입하면 x-축의 농도를 알 수 있게 되는 것이다. 다시 정리하면, y-축의 결과 대 x-축의 분석물 농도를 플로팅하면 검량선이 생성되는 것이다.

칼리브레이션의 목적은 분석 물질의 농도와 측정 장치에서 제공하는 신호의 크기 사이의 관계를 설정하는 것이다. 관계는 선형 또는 비선형일 수 있다. 이러한 과정을 생화학자동분석기에서는 장비를 운영하는 컴퓨터의 분석 소프트웨어의 칼리브레이션 메뉴에서 x-축에 각각의 결과 값을 미리 입력하고 Calibration을 실행하면 컴퓨터는 자동화분석에서 분석한 흡광도와 관계를 함수식으로 만들어내고 직선성(Linearity)이 형성되면 장비에서는 Calibration OK! 신호를 User(사용자)에게 메시지를 준다.

Calibration curve 는 검출한계(Limit of detection) 약어로 LOD 라고 하며, 선형한계(Limit of linearity) 약어로 LOL 까지 직선성(Linearity)에 따라 상승하는 것을 볼 수 있다. 이것을 측정가능

범위(Analytical measurement range)라고 하며 약어로 AMR 이라고 한다. LOL 구간은 더 이상 직선성(Linearity)이 아닌 구간부터이며 이 구간은 더 이상 분석물 농도와 흡광도의 관계가 형성이 되지 않아 분석하고자 하는 물질의 농도를 결정할 수 없다. 칼리브레이션에 사용하는 칼리브레이터는 환자검체와 동일한 성질을 가지고 있어 혈청기반 칼리브레이션은 혈청검사에서 사용하며, 요기반 칼리브레이션은 요화학 검사에 사용된다.

1 표준물질(Calibrator) 조제

1) Creatinine 농축(Stock) 표준액(1 mg/mL)
   특급의 creatinine 0.1 g을 0.1N HCl용액으로 용해하고 전량이 100 mL 되게 한다.
2) Creatinine 사용(Working) 표준액(20 μg/mL)
   Creatinine 표준원액을 증류수로 정확히 50배 희석한다.

2 기기 및 기구

1) Spectrophotometer
2) Voltex mixer
3) Micropipette
4) Test tube
5) Creatinine 표준액 및 희석액
6) Jaffe reagent

3 조작법

1) 아래와 같이 시험관 5개를 준비하고, 표준액(20 μg/mL), 증류수, 0.4 M picric acid, 0.75 N NaOH를 순서대로 가하고 혼합한다.

	사용표준액	증류수	picric acid	NaOH	해당농도(mg/dL)	흡광도(A)
1	0.00	4.00	1.0	1.0	0.0	
2	0.25	3.75	1.0	1.0	1.0	
3	0.50	3.50	1.0	1.0	2.0	
4	1.00	3.00	1.0	1.0	4.0	
5	2.00	2.00	1.0	1.0	8.0	

(※ 단. 단위는 mL임)

2) 각 시험관을 혼합한 후 실온에서 15분간 방치한다.

3) 1번 시험관을 대조로 하여 파장 500 nm에서 각각의 흡수도를 측정한다.

4) 측정된 흡광도와 해당농도를 사용하여 표준선을 작성한다.

※ Calibration curve 실험을 위하여 다른 분석물질을 활용하여 실험할 수 있어야 한다.

⊙ 실험보고서 ⊙

					년 월 일
제목	Calibration Curve 그리기	학번		성명	

⊙ 실험보고서 ⊙

년 월 일

제목	Calibration Curve 그리기	학번		성명	

⊙ 실험보고서 ⊙

년 월 일

제목	Calibration Curve 그리기	학번		성명	

10 정도관리 (Quality control)

실험실에서 매일 실시하는 검사성적의 중요한 점은 정확도와 정밀도이며, 신뢰성이 높아야 한다. 자신이 분석한 측정치가 허용오차의 한계이내라는 것을 판독할 줄 알아야 하고 그 한계를 벗어나면 그 원인을 찾아낼 능력이 있어야 하며 교정할 수 있어야 한다. 환자관리, 검체관리, 분석시약 및 방법의 관리, 분석기계 기구의 관리, 분석자의 관리 등을 통하여 오차의 폭을 최대한 줄임으로써 신뢰성을 높여 줄 수 있다.

정도관리를 원만히 운영하기 위해서는 통계방법의 선택, 정도관리 용어의 이해, 사고 및 계산에 익숙해야 함은 물론, 인증 프로그램의 참여와 제도적인 장치 마련 및 참여 기관과의 상호협조적인 체계 등을 구축하여야 한다.

1 정도관리의 용어

1) 정확도(Accuracy)

정확도는 분석하여 얻어진 분석치가 그 검체 중 목적성분의 참값(true value)에 얼마만큼 가까운가를 표시하며, 검사성적의 정확도는 검사법이 갖는 민감성(sensitivity)과 특이성(specificity)에 의하여 규정되지만, 검사법이 될 수 있는 한 신속·용이하게 실시되어야 하고, 정확도를 높이기 위해서는 제품화된 관리혈청을 이용하거나 표준물질을 이용한다.

2) 정밀도(Precision)

정밀도는 동일검체를 여러 번 반복 측정했을 때 얻어진 성적이 얼마나 서로 접근하여 있는가를 표시하며, 어떤 특정조건하에서 그 값이 좁은 제한점 이내로 들어오는 재현성(reprocibility)의 능력을 말하며 분석치 간의 폭이 작을수록 정밀도가 좋다.

정밀도 실시는 (1) 다른 검사실 간에, (2) 다른 기계를 사용하며, (3) 시약의 제조원이 다른 것을 사용한다든지, (4) 다른 검사실의 기술로, (5) 매일매일 측정하든지 하는 사항을 모두 참작해야 한다.

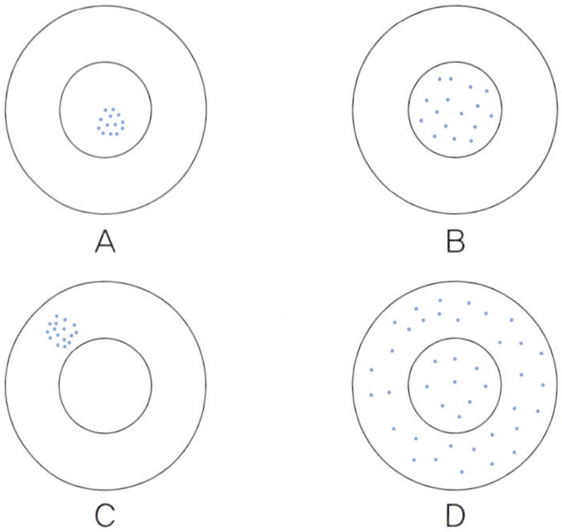

그림 10-1. 측정의 정확도와 정밀도
A : 정밀도, 정확도 양호, B : 정확도 양호, 정밀도 불량,
C : 정확도 불량, 정밀도 양호, D : 정확도 불량, 정밀도 불량

3) 변동(Variation)

동일검체를 측정하였을 때 분석치가 일치하지 않는 것을 변동이라 하며, 그 원인은 측정상 복잡한 조작, 측정기구의 불량, 시설간의 차이 등에 의해 이루어진다.

4) 특이도(Specificity)

비특이적 물질은 반응하지 않고 분석하고자 하는 물질만 반응하는 방법일수록 특이성이 높다. 즉 한 가지 목표 물질하고만 반응하여 분석되는 것으로 여러 가지 다른 물질의 방해를 받는 검사 방법은 개선되어야 한다. 진단기법에서의 특이도는 '정상인'을 정상으로 진단하는 정도의 확률을 의미한다.

5) 민감도(Sensitivity)

분석방법마다 분석가능 농도의 하한차와 상한치를 결정하여야 한다. 분석 상한치와 하한치 범위가 클수록 예민도가 좋다. 진단기법에서의 민감도는 '환자'를 환자로 진단하는 정도의 확률을 의미한다.

2 오차(Error)

오차란 참값으로 부터의 폭을 의미하며, 오차가 작을수록 좋은 결과를 얻을 수 있으며, 검사결과에 큰 영향을 주는 많은 복잡한 제반인자가 존재하기 때문에 항상 그 조작과정을 통해 충분한 관리를 실시하고, 신뢰성을 과학적, 객관적으로 확인하는 것이 요구된다. 오차는 고유오차와 기술오차로 구분한다. 고유오차는 분석 전 오차로 사무적 오차와 검체 오차가 있다. 기술오차 분석과정에서 발생되는 오차로 계통오차와 우연오차로 구분한다. 본 단원에서는 검체 오차는 검체취급에서 다루고 계통오차와 우연오차 그리고 사무적 오차를 확인한다.

1) 계통오차(systematic error)

분석치의 평균치가 상승하거나 하강하며, 표준편차는 변하지 않는다. 즉 정확도가 저하된다. 원인은 임의로 측정법을 변경하거나, 표준액의 부정확, 시약의 불안정, 측정기구의 불량 등이 있다.

2) 우연오차(random error)

분석치간의 변동폭이 크며, 평균치는 변하지 않고 표준편차가 상승한다. 즉 정밀도가 저하된다. 원인으로는 부정확한 pipetting, 불결한 초자기구, 조작상의 불안정, 측정조건(반응온도, 반응시간, pH, 실온 등)의 변화 등이 있다.

3) 사무적인 오차(official error)

검사전과 검사 후에 발생되는 오차로써 Label 잘못부착, 계산착오, 기록상의 착오, 검체를 바꾸어 분석, 성분변화 후 분석 등이 주요인이 된다.

3 도수분포(Frequency distribution)

건강인들의 집단(관리혈청)을 대상으로 어떤 성분을 측정하여 그 결과를 분류 정리하여 표를 만든 것이 도수분포표라 하고, 그 자료를 이용하여 Histogram을 작성하고 곡선을 연결하면 도수분포곡선이 된다. 이 곡선은 좌우 동형의 대칭인 종모양의 정상분포가 되고 많은 자료를 얻을 수 있다. 도수분포 곡선이 정규분포(Gaussian normal distribution)일 때 평균치를 중심으로 하여 대체적으로 고른 분포를 나타내며 ±1SD 내에 포함되는 것이 68.3%, ±2SD 내에 포함되는 것이 95.5%, ±3SD 내에 포함되는 것이 99.7%가 됨을 알 수 있다.

4 표준편차(Standard deviation, SD의 계산)

1) 계산공식

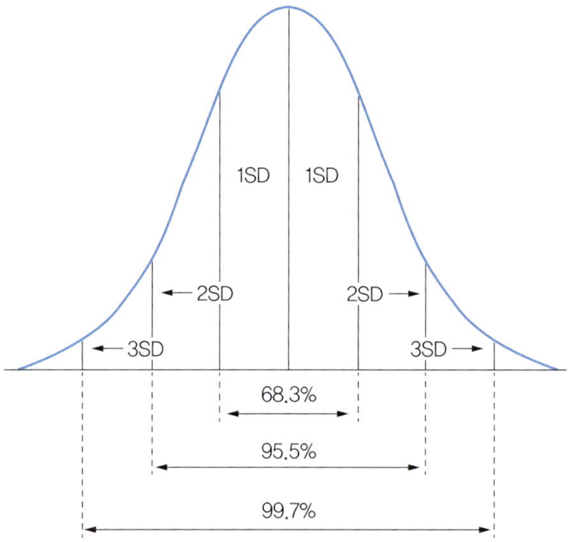

그림 10-2. Gaussian의 정규분포곡선

표준편차 (S.D) = $\sqrt{\dfrac{\Sigma(X-\overline{X})^2}{N-1}}$

ΣX = 측정치의 총화

$\overline{X}$ = 평균치 $\dfrac{\Sigma X}{N}$

N = 측정개체수

X = 측정치

2) 계산방법

(1) 적어도 관리혈청을 20~30회 분석하여 얻어진 결과를 기록한다.

(2) 평균치를 산출한다.

(3) 평균치와 측정치의 차이를 각각 구한다.

(4) 각 차이를 제곱한다.

(5) 차이의 제곱값을 모두 합한다.

(6) 위에서 구한 값을 공식에 대입하여 계산한다.

표 9-3에서 혈청 K의 표준편차를 계산하면

$$D = \sqrt{\frac{\Sigma(X-\overline{X})^2}{N-1}} = \sqrt{\frac{1.12}{25-1}} = \sqrt{\frac{1.12}{24}} = 0.22$$

1 SD = 0.22　± 2SD = 0.44　±2SD = 0.66

5 변이계수(Coefficient of variation, CV)

측정치의 변화상태를 나타내는 것으로 변이계수가 적으면 적을수록 그 결과치는 평균주위에 접근 산포하며, 양호한 재현성과 신뢰성이 있는 결과이다. 정밀도의 지표가 되며 정량법이 다르거나 성질이 다른 자료의 산포도를 비교하는데 편리하다.

$$\text{변동계수}(\%) = \frac{\text{표준편차(SD)}}{\text{평균치(M)}} \times 100$$

표 10-1. (예) 혈청 K의 측정

검체수	측정치(X)	$X-\bar{X}$	$(X-\bar{X})^2$
1	4.2	0.2	0.04
2	4.6	0.2	0.04
3	4.5	0.1	0.01
4	4.7	0.3	0.09
5	4.5	0.1	0.01
6	4.6	0.2	0.04
7	4.0	0.4	0.16
8	4.3	0.1	0.01
9	4.5	0.1	0.01
10	4.4	0	0
11	4.1	0.3	0.09
12	4.5	0.1	0.01
13	4.2	0.2	0.04
14	4.6	0.2	0.04
15	4.4	0	0
16	4.7	0.3	0.09
17	4.0	0.4	0.16
18	4.2	0.2	0.04
19	4.1	0	0
21	4.5	0.1	0.01
22	4.1	0.3	0.09
23	4.6	0.2	0.04
24	4.4	0	0
25	4.3	0.1	0.01
26	4.7	0.3	0.09
	$\Sigma X=110$, $\bar{X}=4.4$		1.12

6 Tonk's 허용범위(Acceptable variance)

검사실 간에 결과의 변동을 허용할 수 있는 범위를 정하여 그 이상의 변동이 일어나지 않도록 함으로써 정도관리기술을 보완하는 것이며, 어느 성분의 정상범위의 25%폭을 오차의 허용한계로 정한다.

$$\text{Tonk's 허용한계(\%)} = \frac{\text{표준편차(SD)}}{\text{평균치(M)}} \times \frac{1}{4} \times 100$$

7 정확도의 관리

1) 검사법에 대한 검토

임상화학검사 결과의 정확도는 기본적으로 검사법과 밀접한 관련성을 갖고 있으므로 검사법이 갖는 민감도와 특이도에 대하여 충분히 검토하고, 검사법을 선택하여 조작법을 철저히 수행하여야 한다.

2) 표준물질(Standard, Calibrator)

비색측정에 있어 수치산출의 척도가 표준액인데, 불량한 것이나 사용 중의 변화에 주의를 요하고, 검체와 동일한 성질을 갖는 성분을 함유한 표준액을 사용해야 한다.

3) 관리물질(Control material)

신뢰성이 높은 표준액을 사용하여 시료와 관리혈청을 동시에 동일조건하에서 측정하여 얻은 결과를 기대치와 비교하여 일정의 허용변동범위 내에 들어가는 경우는 정확도가 있다고 간주한다. 만약 기대치의 범위를 벗어나면 그 오차의 원인을 추구하고 정정해야 한다.

8 정밀도의 관리

일상 검사의 조작상 나타난 변동의 크기는 일차변동, 이중측정치의 차로 나타낸다. 이런 조작상의 오차가 일정범위 내에 들어가고 항상 안전한 검사가 행해지는 가를 객관적으로 확인하여 그 결과로 신뢰성을 보호하는 것이 정밀도의 관리이다. 더욱이 동일한 관리혈청을 사용하여 매일 측정하고 측정상의 변동을 확인하여 측정상의 오차를 관리하녀, Tonk's 허용한계인 ±10% 이내에 있어야 의의가 있다.

정밀도 관리방법으로는 관리혈청을 이용하는 방법과 검체성적을 이용하는 방법으로 분류한다.

1) 관리혈청을 이용하는 관리법

(1) X-관리도법(Levey-Jennings Control Chart, L-J Chart)

정밀도 관리법 중 가장 많이 실시되고 있는 방법으로 동일검체(관리혈청)를 20~30회 이상 측정하여 평균치(M)와 표준편차(SD)를 구하고 방안지에 평균치를 중심으로 ±2SD까지를 경계선, ±3SD까지를 한계선으로 chart를 작성한다. 동일 검체를 매일 측정분석하여 결과를 관리도상에 plot하고 판독한다.

[L-J 관리도 판독]

① 탈선(Outlier)

±2SD를 경계선을 벗어난 상태를 의미하며, 원인은 용량의 부정확, 검체의 오염, 광도계의 변화 등으로 발생한다.

② 동요(Unrest)

변동폭이 표준편차의 3배 이상의 진폭을 나타내는 것을 의미하며, 시약의 불안정, 기술미숙, 분석자의 빈번한 교대 등의 원인으로 발생한다.

③ 편측변동(Shift)

분석결과가 계속하여 6~7회 이상의 중심선이 평균선을 벗어나 한쪽으로 치우쳐서 나타나는 것을 의미하며, Upward shift(상승편측변동)의 원인은 표준액의 과다 희석, 시약의 오염, 반응온도의 상승, 반응시간의 연장 등이 있고, Downward shift(하향편측변동)는 표준액의 농축, 반응온도의 저하, 반응시간의 단축, 시약의 농축 등이 원인이다.

④ 경향(Trend)

분석결과가 6~7회 이상 계속적으로 상승하거나 하강하는 현상을 의미하며, upward trend는 표준액이 계속해서 파괴, photocell이나 lamp의 노후, 분주기의 이상, 파장선택의 잘못 등이 있고, downward trend는 표준액의 계속적인 농축, 시약의 계속적인 희석, 시약의 오염 등을 의심한다. 즉 관리도에서 검사결과가 평균치 ±2SD범위가 신뢰한계로써 이 경계를 벗어나면 주의를 요하므로 재검토할 필요가 있다.

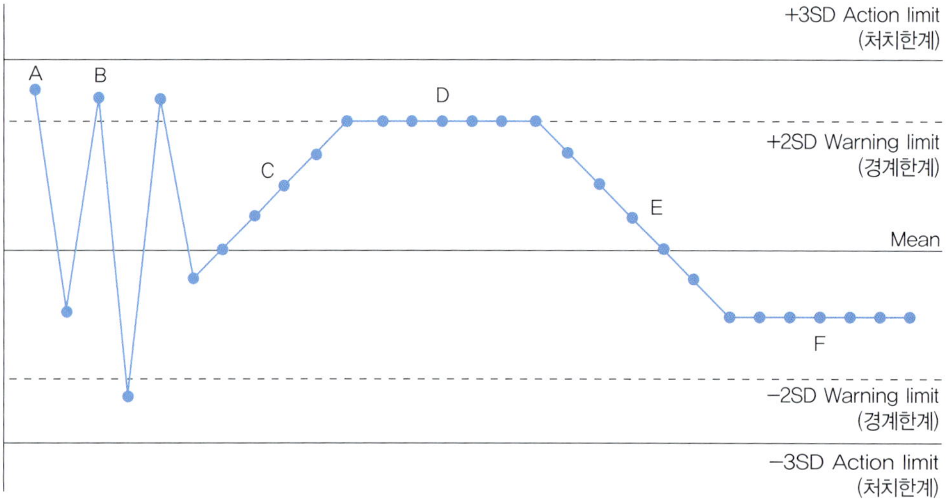

그림 10-3. $\bar{X}$-관리도

(2) 쌍치법(Twin plot method)

동질의 성분인 정상 농도의 관리혈청과 높은 농도의 관리혈청 2종을 사용하여 1개월간 분석하여 각각의 평균치와 표준편차를 구하고, X축은 정상 농도치, Y축은 높은 농도치에 대한 관리도를 작성하여 매일 2종의 관리혈청을 분석한 결과를 plot하고 판독한다.

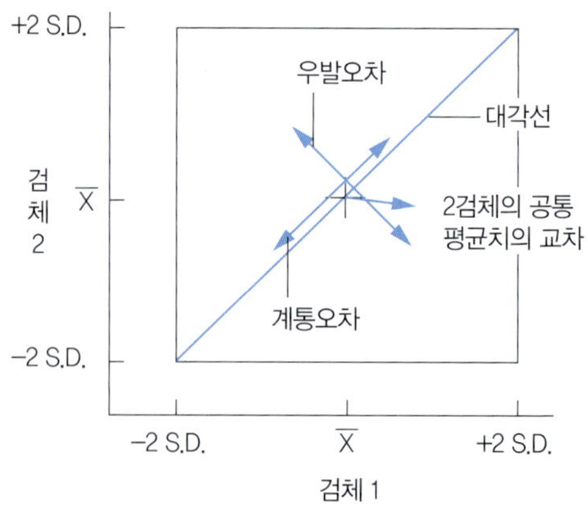

그림 10-4. 쌍치법 관리도

판독시 측정조건의 변동이 2개의 검체에 개별적으로 작용하는 경우, Random error가 일어날 때는 좌상 또는 우하에 위치한다. 또한 편중된 분포를 나타내는 경우에는 2개의 검체에 똑같은 영향을 주는 systematic error가 일어날 때는 대각선의 위쪽 또는 아래쪽에 편중을 나타낸다. 즉 계통오차와 우연오차를 판별하는 유력한 근거를 제공하는 것이다.

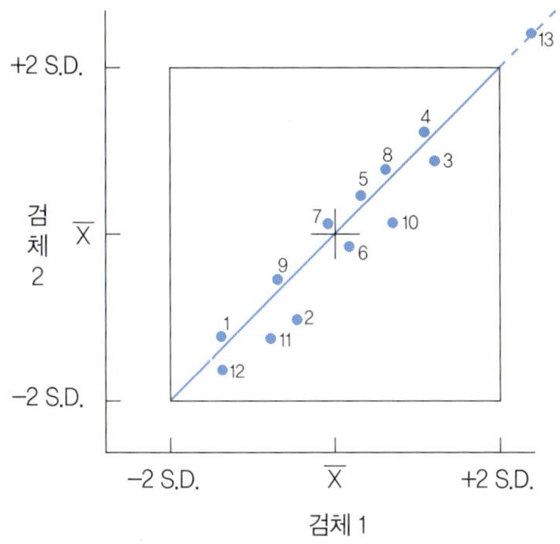

그림 10-5. ±2SD 범위 밖의 것

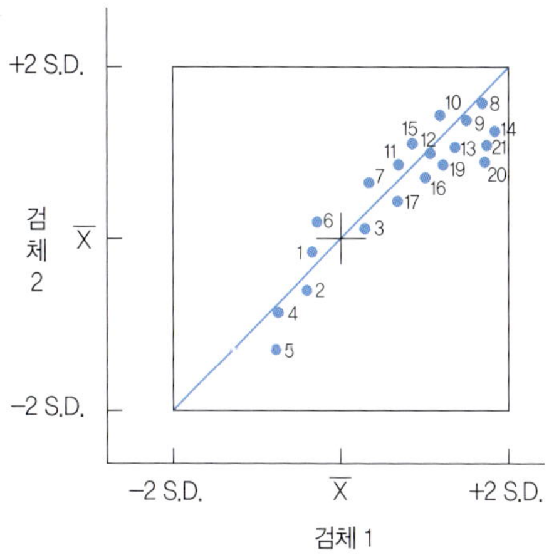

그림 10-6. 한데 뭉친 쌍치관리도의 예

(3) 누적화법(CUSUM method, Cumulative Sum법)

관리혈청으로 20회 이상 측정분석하여 평균치($\overline{X}$)를 구하고 Chart를 작성한 후 매일매일 관리혈청으로 반복 측정하여 평균치와의 차를 구하여 계속적으로 누화하여 관리도에 plot하고 판독한다. 양호한 관리도는 0선에 상하의 파상적으로 분포될 때 관리상태가 좋다. 판독에서 오차의 증가는 변동이 누화 확대시켜 나타나기 때문에 비교적 신속한 관찰이 가능하고 따라서 자동분석의 정밀도 관리에 유용하다. 특히 이 방법에서는 Trend(경향), shift(편재)를 쉽게 관찰할 수 있다.

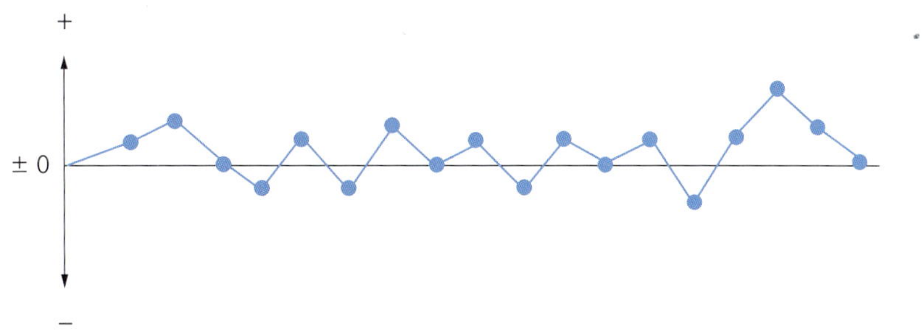

그림 10-7. 누화법 관리도(정상관리도)

(4) 변이계수관리도법(CV chart)

관리혈청으로 20회 이상 분석하고 평균치(Mean)와 표준편치(SD), 변동계수를 구한다. 동일 관리혈청을 매일 측정하여 평균치와의 차를 CV로 환산하여 기입한다. 임상적으로 허용할 수 있는 CV치 내에 있으면 양호하나 그 이상이 되었을 때 원인을 분석해야 한다.

이 방법은 농도가 다르더라도 CV치는 서로 같이 낮은 수치로 나오므로 높은 치에 대해서도 변화를 검정할 수 있으며, 개개의 항목에 관한 관리에 측정치가 다른 경우는 비교가 곤란하나 CV치를 이용하여 비교하면 정밀도 관리가 양호하다.

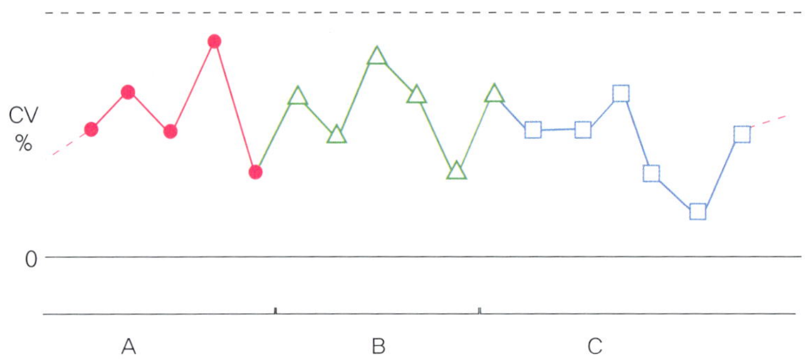

그림 10-8. CV 관리도

(5) Westgard multi-rule(웨스트가드 다중 규칙)

Levey-Jennings 관리도의 대안으로 우발오차와 계통오차를 구분할 수 있으며, 하나의 관리도 상에서 오류검출을 최대화 할 수 있는 장점이 있다. Westgard multi-rules은 검사시약의 로트번호(Lot number)간의 계통오차도 확인할 수 있으며, 계통오차의 조기감지가 가능한 정도관리 기법이다.

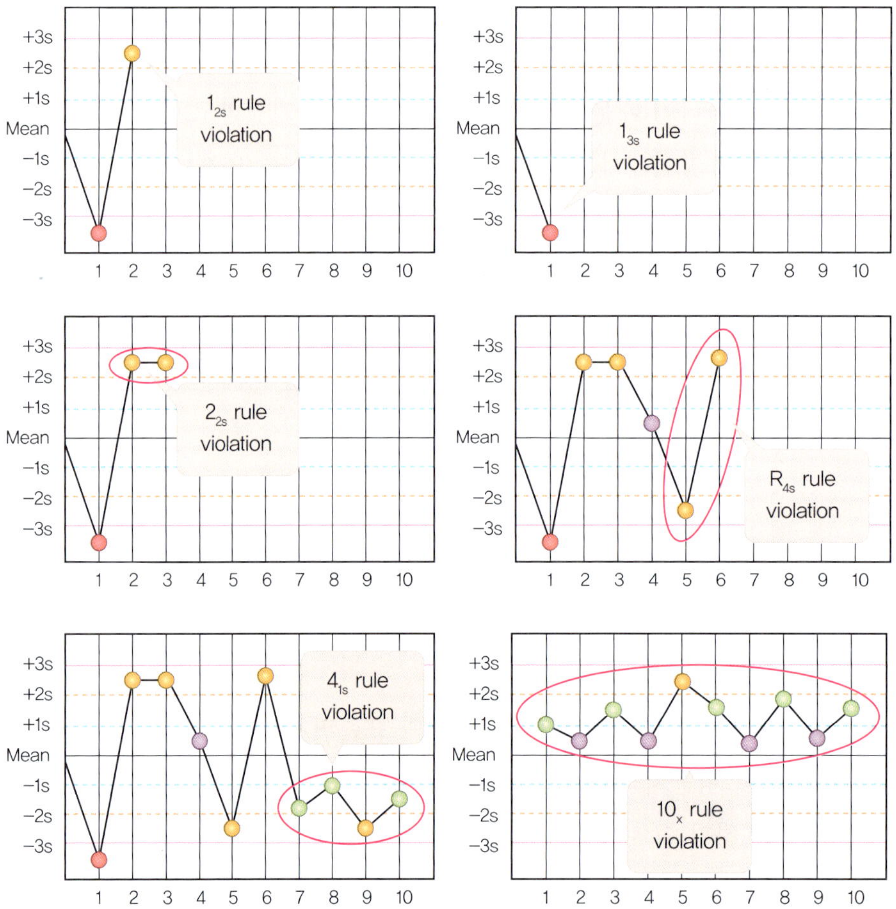

그림 10-9. Westgard rules (*https://www.westgard.com)

Rlue	Error	Describe
1-2S	Random or Systemic	하나의 값이 ±2SD와 ±3SD 사이에 있음 : 경고
1-3S	Random	하나의 값이 ±3SD를 벗어남 : 검사 중단
2-2S	Systemic	연속한 두 값이 ±2SD와 ±3SD 사이에 있음 : 검사 중단
R-4S	Random	전후의 값이 ±4SD 보다 크다 : 검사 중단
4-1S	Systemic	연속한 4개의 값이 ±1SD 를 벗어남 : 검사 중단
10-X	Systemic	연속한 10개의 값이 같은 방향으로 평균을 벗어남 : 검사 중단

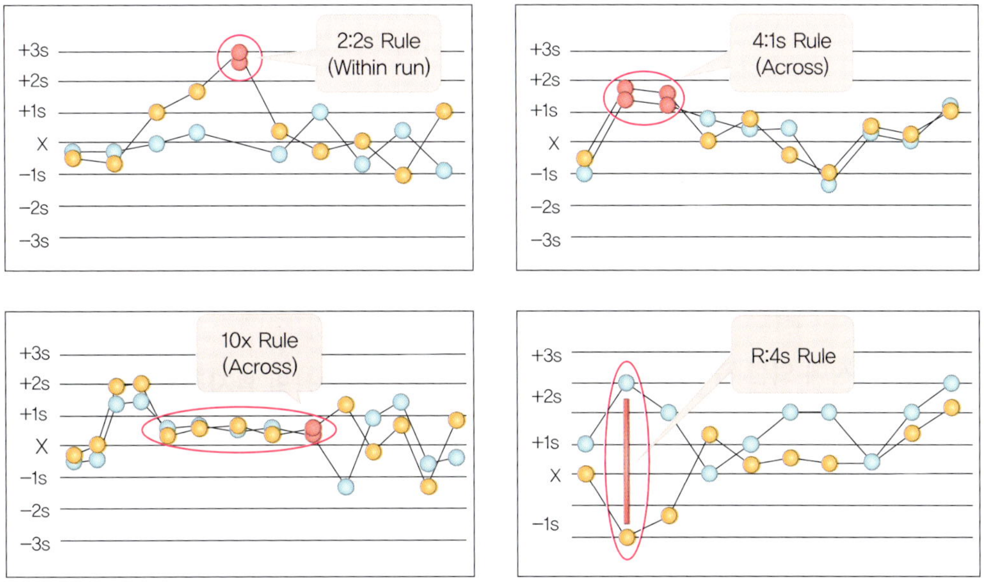

10-10. 두 가지 물질의 westgard rules 해석

2) 검사성적을 이용한 정밀도 관리법

(1) 반복 측정법(Repeat analysis method)

검사를 끝낸 검체중 적당한 것을 선택하여 다음날 재측정한 결과와의 차를 구하여 plot하는 방법이다. 결과의 차가 0선에 가까울수록 관리가 잘 되는 것을 의미하며, 변동이 어느 한쪽으로 기우는 것에 주의해야 하며, 변동폭이 큰 경우에는 용량의 부정확, 기술의 불안정, 검사자의 빈번한 교대시 등에서 발생 할 수 있다.

(2) Number plus법

일상측정에 있어서 환자 측정치의 분포는 매일 크게 변하는 것이 아니고, 통계적 처리를 하는 경우 그 최빈도치를 초월하는 측정치의 수는 60%인 것을 전제로 하고, 여기서 최빈도수를 초월하는 측정수를 number plus라 부르고, 이 법을 number plus법이라고 한다.

(3) 정상치 평균치법(Average of normals method)

환자검체의 측정치의 대부분을 정상범위 내에 들어가고 그 정상치 범위 내에 포함하는 측정치의 평균치를 안정한 것으로 정하며 그다지 변동이 없다는 것을 전제하는 방법이다.

(4) 검체 혼합법(Mixed sample method)

임의로 검체 2개를 선택하여 그 시료를 동량으로 섞어 동시에 측정하여 2개의 측정치의 평균치와 비교해서 그 차이에 의해 관리하는 방법이다.

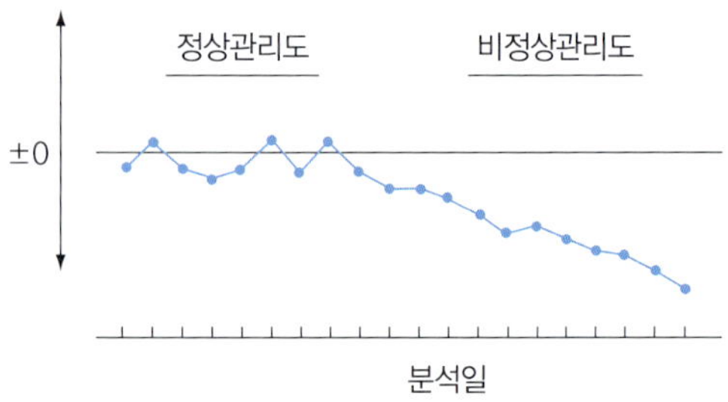

그림 10-11. 반복측정에 의한 관리도

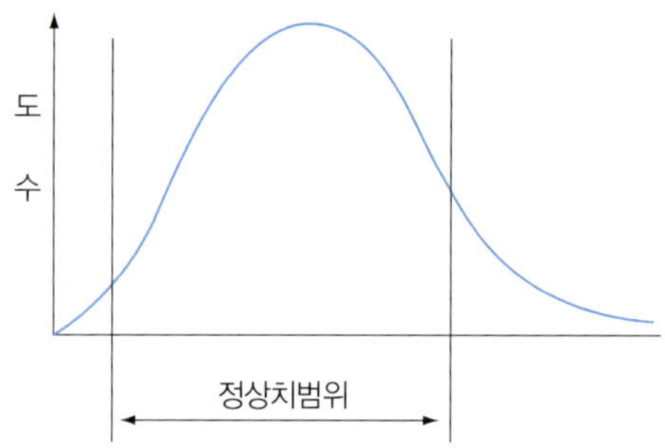

그림 10-12. 일상의 환자검체 측정치의 도수분포

9 회수율(Recovery rate)

피검시료에 목적 성분의 순품을 일정량 가하고 첨가시킨 량이 정확하게 측정되는가를 확인하는 방법이다.

$$\text{회수율(\%)} = \frac{\text{첨가 분석량} - \text{본래의 양}}{\text{첨가한 량}} \times 100$$

10 내부정도관리

환자, 검체, 분석방법, 분석시약, 분석 기계기구 및 분석자의 관리를 통하여 정확도, 정밀도, 특이도, 감도를 높이고, 오차의 폭을 줄임으로써 검사결과에 대한 신뢰성을 높이는데 있다.

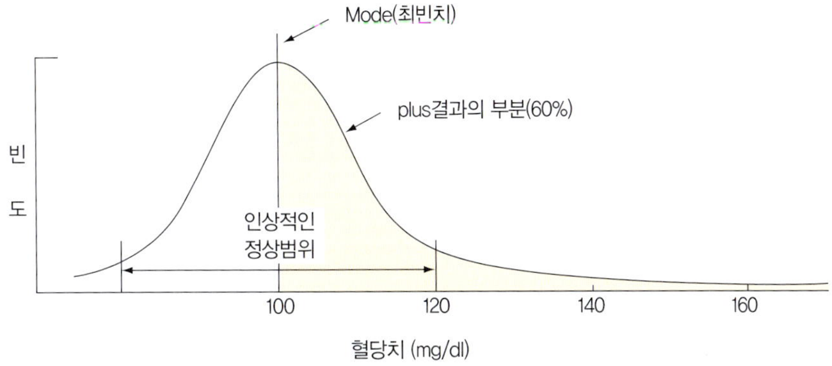

그림 10-13. 혈당의 도수분포곡선

1) 환자관리

일내변동, 일차변동 및 생리적변동 등으로 인한 검사결과의 변화와 식이성이나 약제투여로 인한 검사결과의 변화를 항상 예상하여야 하며, 분석목적에 따라 검체를 채취하기까지 알맞은 환자 상태를 유지하여야 한다.

2) 검체관리

분석성분의 종류에 따라 검체 채취의 시기와 검체의 종류를 결정하여야 하고, 분석시간이 지연됨으로써 발생하는 성분의 변화와 보존방법을 결정하여야 한다.

3) 분석방법의 관리

분석하고자 하는 성분의 분석법과 특징을 충분히 이해하고, 조작법을 충실히 수행하여 감도와 특이도를 높임으로써 오차의 폭을 줄일 수 있다.

4) 분석시약의 관리

분석에 사용하는 시약을 선택시에는 보존기간이 비교적 길고, 장기간 안정성이 높은 시약을 선택해야 되며, 시약의 오염이나 변질과 표준액의 농축, 희석 등의 변화를 방지하여 오차의 유발을 예방하고 관리한다.

5) 분석기계기구의 관리

분석에 사용되는 초자기구의 오염, 부정확한 Pipette, 광도계의 노후로 인한 Noise, 전류, 전압의 변화 등이 오차의 원인이 될 수 있다.

6) 분석자의 관리

검체의 채취로부터 분석과정의 수행, 분석결과의 정리, 완료될 때까지 세심한 주의가 필요하며, 분석기술이 숙달되어야 하고, 분석자의 빈번한 교대는 바람직하지 못하다.

분석자는 분석방법이나 기자재관리, 관리혈청의 활용, 동일한 분석조건에서 분석업무를 수행하여 오차를 예방하고 그 폭을 줄일 수 있다.

11 회귀직선과 상관계수

어떤 측정법에 의한 측정결과와 그 기준이 되는 측정법, 또는 다른 검사실 측정법등과의 정확도의 차이를 비교·검토하는 방법으로써 측정법이나 측정과정 등을 변경하는 것과 2종의 방법에 대한 비교·검토에 이용된다.

1) 회귀직선의 계산법

$Y = ax + b$

b: Y의 절편(상가오차, 일정오차)

$b = \overline{Y} - b\overline{X}$

a: 직선의 기울기(상승오차, 비례오차)

$$a = \frac{\Sigma(XY) \cdot \overline{X}\Sigma(Y)}{\Sigma(X^2) \cdot \overline{X}\Sigma(X)}$$

X: X검사실의 측정치

Y: Y검사실의 측정치

N: 양쪽의 측정건수

X : X검사실의 평균치

Y : Y검사실의 평균치

$$\text{표준편차} = \sqrt{\frac{\Sigma(Y^2) - [a\Sigma(Y) + b\Sigma(XY)]}{N}}$$

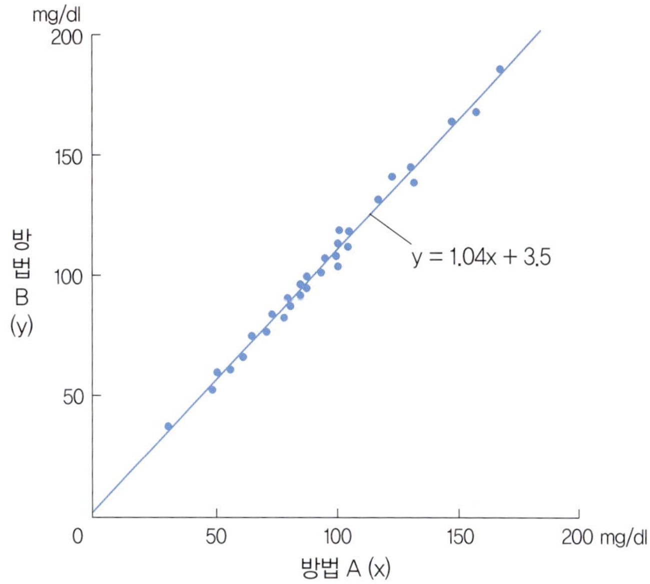

그림 10-14. 상관도와 회귀방정식 포도당 분석방법. A방법과 B방법의 비교

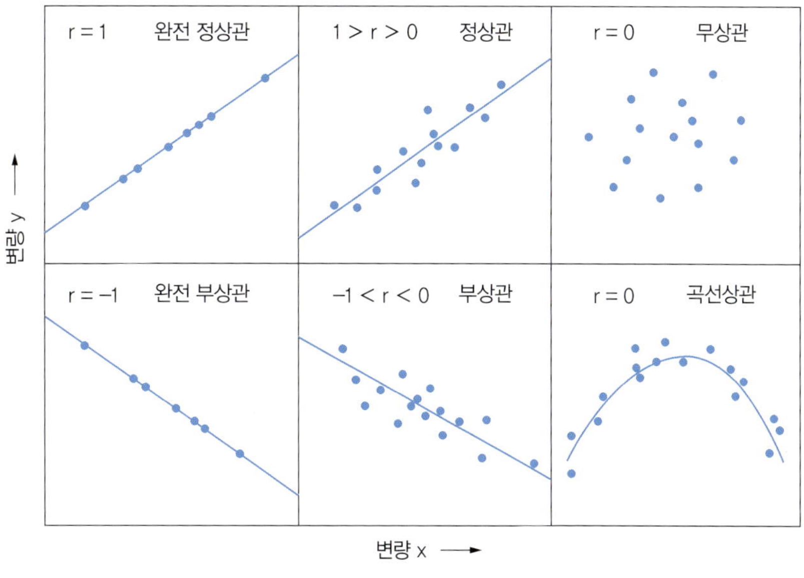

그림 10-15. 두변량의 상관도와 상관계수

2) 상관계수(γ)

$$\gamma = \frac{N\Sigma XY - \Sigma X \Sigma Y}{\sqrt{N\Sigma X^2 - (\Sigma X)^2 [N\Sigma Y^2 - (\Sigma Y)^2}}$$

상관계수(γ)가 0.98 $|\gamma|$ 이고, a의 값이 1에 가깝고, b의 값이 0에 가까울수록 정확도가 좋다.

⊙ 실험보고서 ⊙

년 월 일

제목		학번		성명	

11 외부정도관리
(External gùality control)

1 검사시설 간의 정도관리(Inter laboratory quality control)

동일환자에 대한 동일 측정목적을 2곳 이상 다른 시설 내에서 행하여진 경우 시설간의 검사결과가 변동이 있는 것을 알 수 있다.

이러한 각 시설간의 변동을 줄여 각 시설이 환자에 대해서 항상 임상적 의의가 있고 신뢰성이 높은 검사치를 얻을 수 있으며 전체에 있어서 의료의 수준을 높이는 것이 중요하다.

따라서 각 시설에서는 자기 검사실 내에서의 정도관리를 충분히 실시하고 노력을 하여 얻어지는 검사치의 신뢰성이 타 시설과의 상대적 관련성에 있어서 어떠한 수준에 있을까를 검토하고, 자기 시설의 검사수준을 일정하게 유지시키며 질적인 향상에 노력하는 것이 중요하다.

이 목적을 위해서 실시된 구체적인 방법이라고 하는 control survey의 참가와 QAP (Quality Assurance program) 등이 이용되고 있다.

2 CVR (Coefficient of variation ratio)

변동계수비(CVR)는 동일한 관리물질을 동일한 방법으로 검사를 수행하는 동류집단의 실험실과의 CV값을 비교하는 것이다.

$$\text{CVR} = \frac{\text{User lab CV}}{\text{Peer group CV}} \quad (\text{목표값} = 1)$$

CVR 결과가 1.5 일 경우 정밀도가 동류집단의 검사실에 비해 50% 낮은 것을 의미한다.

CVR은 실험실 비교 보고서로 작성되며, 월간 평가 보고서 등으로 관리된다.

3 Control survey

동일의 미지의 관리용 검체를 각 시설에 배포하고 그 동일성분에 대하여 각각의 검사실내에서 얻어지는 수치를 모아, 통계계산에 의해서 각 시설간의 검사치의 변동의 크기를 검토하는 방법을 CAP의 survey라 하고, 각각의 나라에 있어서 개별적으로 계획된 많은 survey가 행하여지고 있다. 이러한 control survey에 참가함으로써 자기 시설의 일반적 관리상태, 검사법상의 정확도, 사용한 시약 및 용기의 좋고 나쁨, 기술수준을 포함한 총괄적 관리 상태를 반영한 검사치의 신뢰성이 다른 시설과 비교하여 어느 정도의 수준에 있는 가를 알고, 문제가 있을 경우에는 그 원인을 규명하여 개선하는데 유용하다.

4 외부정도관리법(External quality control)

외부정도관리란 Peer group(동류집단)에서 User의 검사실의 검사성적을 관리하기 위하여 실시하는 정도관리이다. 영국의 버밍험대학이 주관하여 각 검사항목을 대량으로 측정한 CV를 선택변이계수(CCV: chosen coeffi-cient of variation)라고 한다. CCV 값은 세계보건기구 국제정도관리 프로그램에서 채택하고 있어 현재 우리 검사실의 오차와의 차이를 비교할 수 있는 지표로 활용하고 있다.

Variance index (VI)는 참가 검사실의 결과 평균값(Peer group mean)의 차이를 백분율로 나타낸 것이 % variation이고, 이것을 다시 선택변이계수(chosen coefficient of variation, CCV)에 대한 백분율을 VI (Variation of index)이라고 한다. 외부정도관리협회는 모든 동류집단에 동일한 관리혈청을 보내고, 분석결과를 회수한다. 회수한 각 검사실의 검사결과를 가지고 변이지수점수(Variation of index score: VIS)를 구하고 이 결과를 각 검사실에 보낸다. 각 검사실의 VIS치는 150 이하를 유지하도록 권장한다. VIS의 값은 최고치가 400이며, 400 이상일 때도 400으로 표현한다.

VIS는 낮을수록 양호하다. 즉 동류집단의 평균값과 같은 결과를 나타내면 VIS는 0이고, CCV와 같은 정도의 오차를 내면 VIS는 100이며, CCV의 4배 이상의 오차를 내면 VIS는 400이다. 여기서 VIS의 최고치를 400으로 정한 것은 기록상의 오차 등에 의해 어느 한 검사항목에 너무 큰 오차가 생길 때 한 검사결과의 오차가 전체적인 결과에 너무 큰 영향을 주는 것을 방지하기 위한 것이다.

1) VIS (Variance Index Score)

(1) SDI 계산

$$SDI = \frac{\text{Your Result - Peer group M}}{\text{Peer group SD}} \times 100$$

M: 동류집단의 평균치

SD: 농류집단의 표준편차

(2) V (% vatriation) 계산

V (% variation) = SDI × 100

(3) VIS (Variance Index Score) 계산

$$VI = \frac{V}{CCV} \times 100 \text{ (단, VIS} \leq 400)$$

CCV (chosen coefficient of variation) : 선택변이계수

5 Delta check(변화치 검색)와 Panic value(경고치 검색)

변화치 검색(Delta check)과 경고치 검색(Panic value check)은 환자의 검체결과를 확인하는 내부관리법 및 내부정도 관리방법이다.

1) Delta check(변화치 검색)

1967년 Lindberg에 의해 제안되었으며, 환자의 검체를 이용한 정도관리 방법 중 검사전 오차, 표식의 오기 및 무작위 오차를 발견하는 가장 효과적인 방법으로써 환자의 지난번 검사치와 현 검사치를 비교하여 기준치 이상으로 변화를 보였을 때 변화의 차이가 환자상태의 변화에 의한 것인지 또는 다른 오류에 관련된 것인지를 분석하여 재검을 통해 검사치를 수정 및 확인하는 방법이다. 변화치 검색(Delta check)은 전산화(Laboratory Information System, LIS)를 전제한다.

$$\text{Delta 값} = \frac{\text{환자의 전 측정치 - 환자의 측정치}}{\text{환자의 전 측정치}} \times 100$$

과제 다음 검사결과를 확인하고 Delta check를 구해보세요.

	April 19	April 24
AST (IU/L)	20	16
ALT (IU/L)	15	14
BUN (mg/dL)	11	11
Creatinine(mg/dL)	0.7	0.8
ESR(mm/h)	53	35
TIBC	224	-
UIBC	151	-

2) Panic value(경고치 검색)

환자의 현재 검사결과가 생명이 위태로울 정도로 정상치로부터 크게 벗어 난 수치일 때 원인조사 및 재검사 과정을 거쳐 확인하는 방법이다. 경고치 검색(Panic value check)은 전산화(LIS) 되어 있지 않더라도 시행할 수 있다.

표 11-1. 정도관리도표-I

년 월 일 ~ 년 월 일						검사자명	
측정종목						허 용 폭	±
측정방법						관리혈청	(Lot. No.)
						표 시 치	
월 일 요일	No.	X_1	X_2	R(차)	$\overline{X}$	$\overline{X}^2$	비 고
	1						
	2						
	3						
	4						
	5						
	6						
	7						
	8						
	9						
	10						
	11						
	12						
	13						
	14						
	15						
	16						
	17						
	18						
	19						
	20						
	21						
	22						
	23						
	24						
	25						
	26						
	27						
	27						
	28						
	29						
	30						
총 합	Σ			ΣR	$\Sigma\overline{X}$	$\Sigma\overline{X}^2$	$\Sigma\overline{X}^2 \cdot \frac{1}{N-1} =$
평 균				$\overline{R}$	@	$@^2$	$@^2 \cdot \frac{N}{N-1} =$

S.D.=@	2S.D.	±	$\Sigma\overline{X}^2 \cdot \frac{1}{N-1} = @^2 \cdot \frac{N}{N-1} =$
C.V.=@	@ ± 2S.D.	~	
	R상한치 = 2.18 × $\overline{R}$ =	R상한치 = 0	

비고란기호	F : 반응 조작중 문제 있음	L : 불명의 원인으로 이상치 출현
A : 신시약 일부	G : 비색 예정시간 초과	M : Control혈청 Lot. No.변경(Lot. No. 기입할 것)
B : 신시약 전부	H : 관리 혈청 파손 또는 부족	N : 반응시간 초과
C : 신표준액	I : 반응조작중 실패	O :
D : 신검량선	J : 측정기구 변경 있음	P :
E : 검사자 교체	K : 측정기구 문제 있음	Q :

표 11-2. 정도관리도표-II

No.	1	2	3	4	5	6	7	8	9	10	11	12	13	14	15	16	17	18	19	20	21	22	23	24	25	26	27	28	29	30	31
표준액 Blank (흡광도)																															
$\bar{x}$																															
R																															
월 일																															

Control Serum

12 혈당 (Blood Glucose)

1 혈당

혈당은 생체의 에너지원으로서 가장 중요한 물질이며, 정상 혈중에 존재하는 당은 glucose가 가장 많고, fructose, galactose, mannose, lactose, sucurose 및 5탄당이 미량 존재한다. 혈중농도는 소화관으로부터의 흡수, 간장의 glycogen 분해, 단백 및 중성지방의 glycerol로부터 체내에서 합성되어 상승하는 반면, 말초조직에서의 당이용, 콩팥으로부터의 배설 등으로 감소한다.

혈당 농도의 조절은 당이 부족할 때 젖산, 아미노산, glycerol과 같은 비탄수화물로부터 glucose가 생성되는 대사과정을 gluconeogenesis(포도당신생합성, GNG)라고하며, 이 과정에 관여하는 호르몬은 cortisol이며, cortisol은 catecholamine과 glucagon의 gluconeogenesis 효과를 조절하는 것으로 알려져 있으며 epinephrine, glucagon, cortisol은 상호 상승효과를 나타내는 것으로 알려져 있다. 또한, glycogen이 glucose와 다른 중간생성물로 분해하는 과정을 Glycogenolysis라 하며, 관여하는 hormone은 adrenalin, ACTH, glucagon, thyroxine, Growth hormone 등이 있다.

반면에, 당이 너무 많이 생산되어 여분의 glucose를 glycogen으로 전환하는 과정을 glycogenesis라 하며, glucose나 다른 6탄당이 lactate나 pyruvate로 전환하는 과정을 glycolysis라 하며, 작용하는 hormone은 Insulin이다.

당질을 분류하면 단당류, 이당류, 다당류로 분류하는데 단당류는 당질의 최종 가수분해물질인 기본당, 즉 더 이상 가수분해 될 수 없는 당을 의미하며, 탄소수에 따라 2탄당, 3탄당, 4탄당, 5탄당, 6탄당으로 다시 분류하며, aldehyde기를 갖는 것을 Aldose, ketone기를 갖는 Kotose라고 한다. 단당류에 속하는 일반적인 당은 glucose, mannose, galactose, fructose 등이 있다. 이당류는 다당류를 가수분해하여 두 분자의 동일한 당 또는 각각 다른 단당류로 구성되어있는 당을 의미하며, 이당류에 속하는 일반적인 당은 maltose, lactose, sucrose가 있는데, maltose는 맥아당 혹은 엿당이라고 하며, 두 분자의 glucose가 α(1 → 4) glycoside 결합된 형태이다. lactose는 유당 혹은 젖당이라고 하며, 한 분자의 galactose와 한 분자의 glucose가 β(1 → 4) 글리코사이드 결합으로 연결된 형태이다. maltose, lactose는 결합된 하나의 포도당 단위체 중 글리코사이드 결합에 참여하지 않는 아노머 탄소를 가진 포도당의 고리가 열리면 유리 알데하이드가 나타나기 때문에 환원당이다. sucrose는 한 분자의 glucose와 한 분자의 fructose가 glycoside 결합된 형태이며, 수크로스는 아노머 탄소에 하이드록시기를 포함하고 있지 않기 때문에 비환원당으로 분류된다. 다당류는 단당류가 9개 이상이 탈수 중합하여 이루어진 당으로써 homopolysaccharide(균일 다당류)에는 starch, glycogen, cellulose, inulin 및 dextran 등이 있으며, heteropolysaccharide(복합다당류)에는 pectin, heparin, chondriotin sulfate등으로 분류한다.

혈당의 생리적 변동은 성별, 연령, 계절에는 거의 변동이 없으나 음식물섭취, 운동, 스트레스등에서는 약간의 증가를 나타내며, 일내변동에서 오전 4시경에 가장 높고, 오후 4시경에 최저치를 나타낸다. 혈당 측정은 당뇨병의 진단에 유용할 뿐 아니라 저혈당증 및 각종 내분비질환의 진단에도 매우 유용한 검사이다. 공복혈당의 국제 기준치는 65~100 mg/dL이나 측정법이나 진단검사의학과의 기준치 설정에 따라 다소 차이가 있다. 과거 혈당 측정법은 당의 환원력을 이용한 Folin Wu법, Somogyi-Nelson법, Hagedorn-Jensen법 및 Hoffman법(Ferricyanide법) 등이 있었으며, 축합반응을 이용한 o-toluidine법, o-aminobiphenyl법 등 이 검사에 이용되었으나, 빙초산을 사용하는 것과 조작중 가열조작을 하는 불편함이 있었다.

현재의 포도당 측정은 glucose oxidase peroxidase (GOD-POD), hexokinase (HK), glucose deydrogenase (GDH) 등 효소법이 이용되고 있다. 이 효소법 중 glucose oxidase 방법은 특이성이 높고, 감도와 재현성이 높은 방법이며, 비색법으로 간이혈당분석 혹은 요자동분석 등으로 반사율측정법, 이온선택전극법 등에 널리 응용되고 있다. hexokinase (HK), glucose deydrogenase (GDH) 측정법은 Kinetic method(초속도법)로 측정되며, 자동화분석기에서 주로 사용되는 방법이다. 혈당측정의 기준법은 hexokinase (HK) 이며, GDH는 간이혈당측정법으로도 이용되고 있다.

1) Glucose

일반적으로 glucose ($C_6H_{12}O_6$, FW: 180) 알데하이드기를 포함한 육각형 고리모양으로 존재한다. glucose는 두 종류의 광학이성질체가 있는데, glucose의 5번 탄소에 -OH기의 위치에 따라 D-glucose 와 L-glucose로 구분되며, 자연에는 D (Dextro)형만이 존재하며, L (Levo)형은 녹말이 효소에 의해 인공적으로 분해될 때 생성된다.

D형은 오른쪽의 의미로 Dextro와 glucose의 용어가 혼합된 덱스트로스(dextrose)라고도 부른다. 또한 glucose는 입체이성질체(anomers)가 존재하는데 1번 탄소에 위치한 OH기의 위치에 따라 알파(alpha)와 베타(beta)로 구분된다. 혈액의 α-glucose 와 β-glucose의 이성질체의 존재 비율은 36% : 64%로 나타났다. 일반적으로 알파(α)와 베타(β)의 36:64 비율은 D-포도당이 25°C의 물에서 평형 상태에 있을 때 이성질체의 분포를 나타낸다.

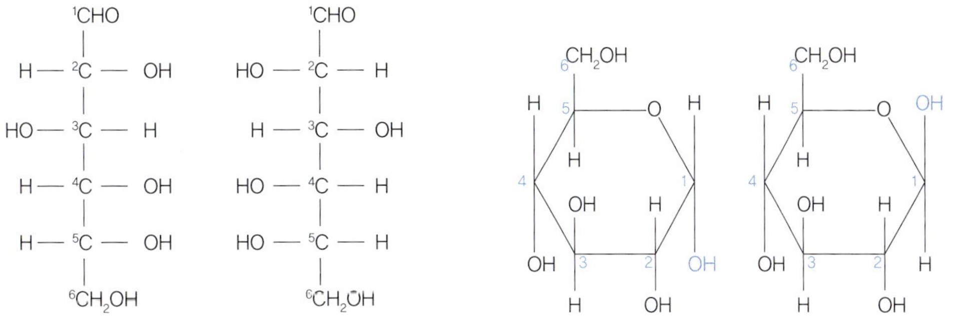

D-Glucose L-Glucose Alpha (α) Glucose Beta (β) Glucose

D-glucose와 L-glucose α-glucose와 β-glucose

그림 12-1. Glucose의 이성질체

2) Glucose 측정

(1) 실험준비

① 시험관 랙(Tube rack)
② 시험관(Test tube)
③ Semi automatic pipette(용량 조절식)
④ Pipette tip (Yellow tip, Blue tip)
⑤ Glucose 측정 시약
⑥ 환자 혈청, 증류수
⑦ Spectrophotometer
⑧ Cuvette
⑨ 킴테크 페이퍼
⑩ 볼텍스 믹서(Vortex mix)
⑪ Parafilm
⑫ Timer
⑬ Name pen
⑭ 항온수조

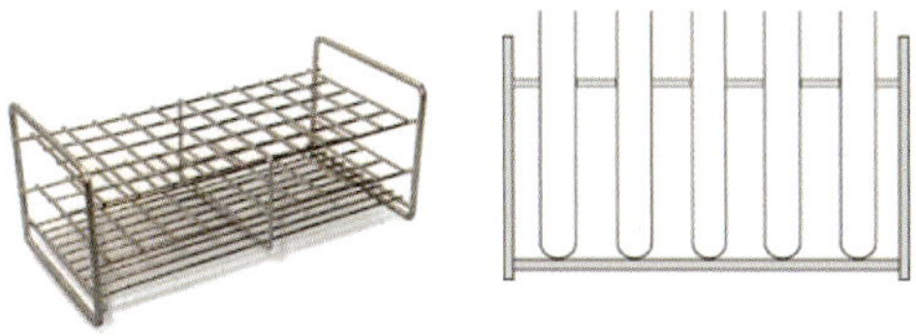

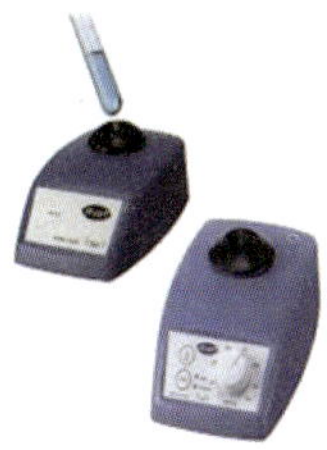

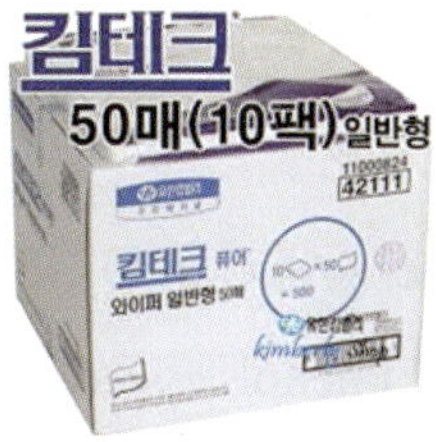

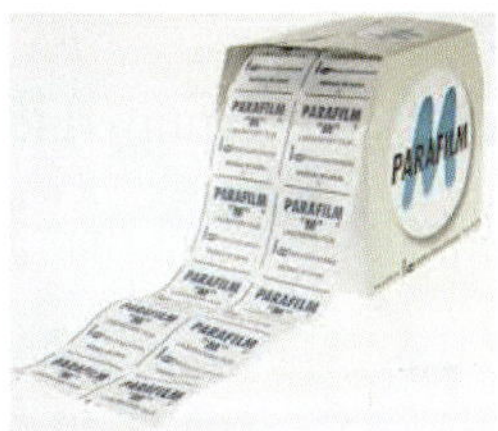

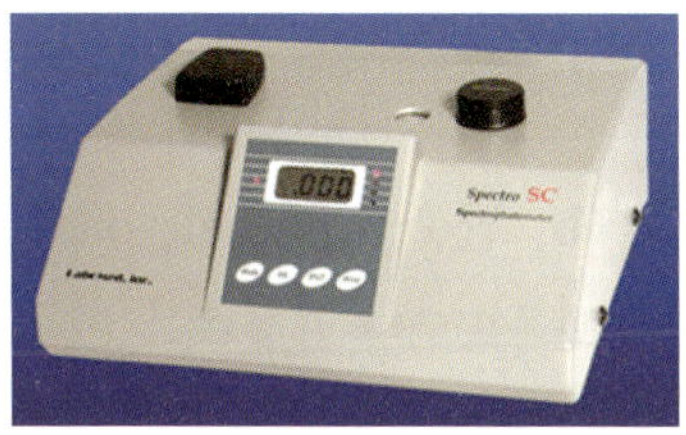

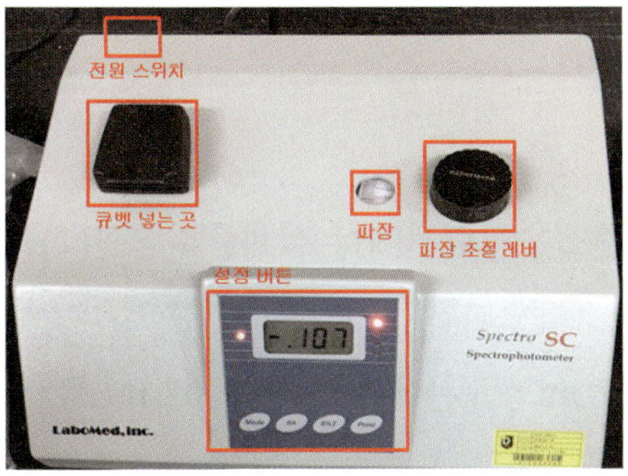

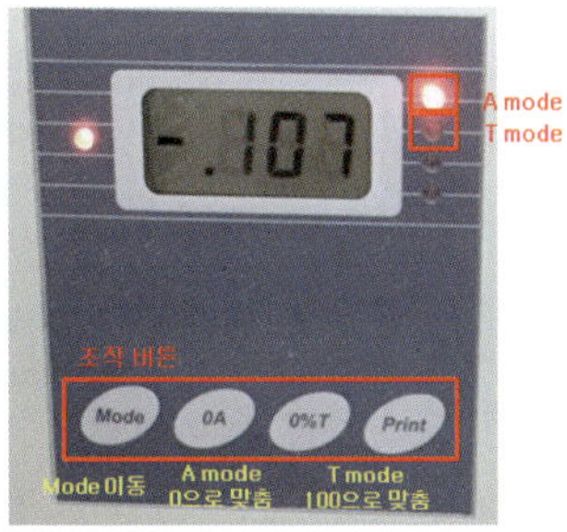

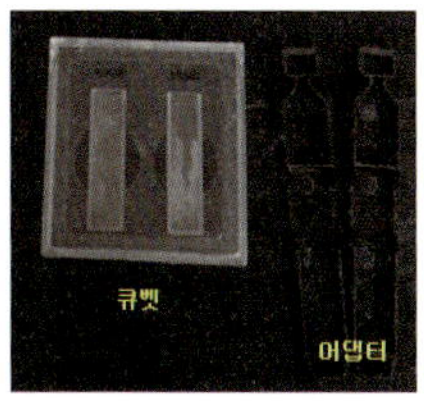

그림 12-2. Glucose 측정실험의 준비

(2) 분광광도계 실험방법

① 분광광도계를 일정시간 예열한다.

② Mode를 눌러 %투과도를 측정하도록 맞춘다.

③ 파장을 실험에 맞는 파장에 맞춘다.

④ 3개의 시험관을 준비하여 각각의 시험관에 B (Blank), S (Standard), T (Test)를 작성한다.

⑤ 분광광도계에 증류수와 시약을 채운 Blank를 넣고 뚜껑을 닫은 후 100%T를 맞춘다.

⑥ Standard 반응액의 흡광도를 측정한다.

⑦ Test 반응액의 흡광도를 측정한다.

(3) Glucose oxidase법

Spectrophotometer end point method

① 원리

혈액의 포도당은 α-D-glucose와 β-D-glucose가 존재하는데, glucose oxidase는 β-D-glucose와 반응하므로 α-D-glucose에 mutarotase를 작용시켜 β-D-glucose로 전환시킨다. 이 β-D-glucose에 glucose oxidase를 작용시키면 guconic acid와 H_2O_2를 생성된다. 생성된 과산화수소는 phenol과 4-aminoantipyrine을 peroxidase존재 하에 반응시키면 산화축합되어 적색의 quinone 색소를 형성하는 데, 이것을 파장 500 nm에서 흡수도를 측정한다.

$$\text{Glucose} + H_2O + O_2 \xrightarrow{\text{Glucose Oxidase (GOD)}} \text{Gluconic acid} + H_2O_2$$

$$H_2O_2 + \text{Phenol} + \text{4-aminoantipyrine} \xrightarrow{\text{Peroxidase (POD)}} \text{Red quinoneimine dye} + H_2O$$

② 시약

a. 효소시약(Glucose oxidase, 4-aminoantipyrine, mutarotase, peroxidase)

b. 완충액(phenol, phosphate buffer)

c. 포도당 표준액

• **효소시약의 조제**

효소시약 1병을 완충액 1병에 용해하여 조제한다.

(단, 조제한 효소시약은 2~8°C에서 3주간 안정하다)

③ 측정조작법

a. 3개의 시험관을 준비하여 맹검용시험관(B), 표준액용시험관(S), 검체용시험관(T)을 준비하고, 시험관에 표기한다.

b. B관에는 증류수 0.02 mL, S관에는 표준액 0.02 mL, T관에는 혈청 0.02 mL를 각각 취한다.

c. 각 시험관에 조제한 효소시약 3 mL씩을 가하고 혼합한 후 37℃ 항온조에서 5분간 항온한다.

d. 시간이 되면 항온조에서 3개의 시험관을 꺼내어 40분 이내에 맹검을 대조로 하여 파장 500 nm에서 각각의 흡수도를 측정한다.

④ 계산

a. CU = AU/AS * CS

glucose농도(mg/dL) = × 표준액 농도

b. CU = Factor(CS/AS) * AU

c. Linearity 구현하고 농도를 계산할 수 있다.

⑤ 정상 참고치

65~100 mg/dL

⑥ 주의사항

a. 시료가 미량이므로 정확히 채취하도록 해야 한다.

b. 효소시약은 완전용해하여 냉암소에 보관해야 한다.

c. 방해물질은 bilirubin(10 mg/dL), 혈색소(500 mg/dL), ascorbic acid(2 mg/dL)이하에서는 거의 영향이 없으나, 그 이상에서는 약간의 오차를 나타낸다.

Dry chemistry analyzer (Reflectance photometry)

① 원리

체외 진단용으로 혈장 또는 혈청 내 포도당 농도의 정량적 측정하는 것으로 검체를 장비에 장착하여 검체를 장착하고 슬라이드를 장착하면 고정된 시간 동안 37℃에서 항온하고 포도당 산화 효소(GOD)층에서 혈청 포도당의 산화를 촉매하여 과산화수소를 생성한다. 과산화효소(POD)가 있는 층에서 염료와 반응하여 최종적으로 적색 염료를 형성한다. 광학 반사율을 505 nm에서 측정한다. 광학 반사 밀도는 분석기에 미리 설치된 보정 곡선을 사용하여 포도당 농도로 변환된다.

$$\text{Glucose} + O_2 + H_2O \xrightarrow{\text{GOD}} \text{Gluconic acid} + H_2O_2$$

$$\text{1,7-Dihydroxynaphthalene} + \text{4-Aminoantipyrine} + H_2O_2 \xrightarrow{\text{POD}} \text{Red dye}$$

[검체 요건]

a. 당분해 억제제로서 불화나트륨 또는 모노요오드아세트산을 함유한 채혈관은 허용된다. 불화나트륨을 해당억제제로 사용하는 경우 불화나트륨의 양은 전혈 1 mL당 2.5 mg 이하로 해야하며, 해당억제제를 첨가해도 해당작용이 서서히 진행되므로 검체 측정은 즉시 실시한다.

b. 피브린과 같은 침전물이 있는 혈장이나 혈청을 사용을 금지한다.

c. 측정값이 측정가능범위(AMR) 상한을 초과하면 샘플을 증류수 또는 식염수로 희석하고 희석으로 얻은 데이터는 편차가 있을 수 있으므로 추정치로 계산하여 보고한다.

② 시약

Colorimetric method slide (비색 방법 슬라이드)

효소, 일반화학, 면역학의 원리의 다층 슬라이드는 반응에 필요한 건조 화학 성분과 기타 기능성 물질로 구성되어 있다. 비색 방법을 사용하여 효소와 화학 물질을 정량화한다.

[슬라이드 구성]

슬라이드에 포함된 내용

- 포도당 산화 효소 0.95 IU
- 1,7-디하이드록시나프탈렌 0.03 mg(0.19몰)
- 4-아미노안티피린 0.086 mg(0.42 mol)
- 과산화효소 16 IU

다층 구조

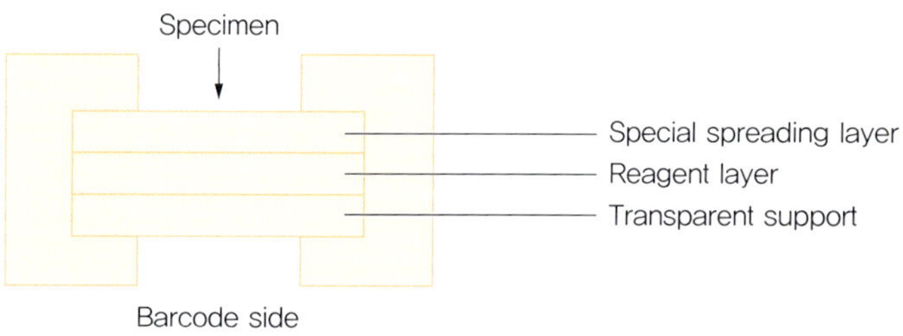

시약의 보관은 사용하기 전에 2~8 ℃ 사이에서 보관하며, 개봉 후 즉시 사용한다.

③ 측정조작법

a. 새 슬라이드 상자로 전환할 때 새 QC 카드를 읽힌다.
b. 슬라이드를 건식생화학장비에 장착한다.
c. 지정된 샘플 랙에 샘플 튜브를 놓는다.
d. 해당되는 경우 검체의 시퀀스 번호와 샘플 ID를 입력한다.
e. “START” 키를 눌러 테스트를 시작한다.
f. 작동 절차에 대한 자세한 내용은 장비의 “사용 설명서”를 반드시 참조한다.

④ 주의사항

a. 개별 포장을 개봉하기 전에 필요한 수의 슬라이드만 냉장고에서 꺼내 상온에 둔다.
b. 표면의 중앙 부분이나 슬라이드 뒷면을 만지지 않는다.
c. 측정할 때마다 새 슬라이드를 사용해야 하며, 재사용하지 않는다.

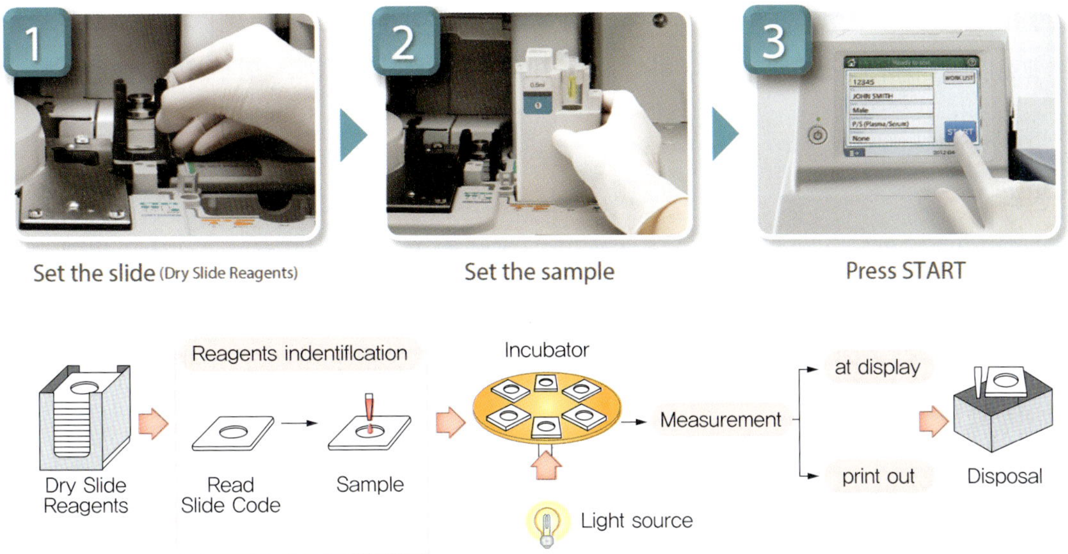

그림 12-3. 건식생화학장비 측정조작법

d. 모든 환자 검체, 대조군 혈청 및 사용된 팁은 생물학적 위험(감염성) 폐기물로 처리한다.

f. 안전을 위해 적절한 장갑, 안경 및 기타 보호 장비를 착용한다.

Self-monitoring of blood sugar

당뇨병 환자에게서 가장 중요한 것은 혈당을 목표 수치 내로 조절하여 당뇨병성 합병증을 예방하는 것이다. 혈당은 당뇨환자의 식사 혹은 컨디션에 따라 정확한 수치를 알 수 없다. 병원에 내원하여 식전, 식후 혈당검사로 관리하는 것은 한계가 있다. 따라서 당뇨병 환자들은 본인의 일과시간 동안 혈당수치에 관심을 가져야 하며, 자가 혈당검사를 측정하는 것이 매우 중요하다.

당뇨환자들은 자가혈당측정기의 정확한 사용방법, 혈당검사의 적절한시간, 당뇨수첩 에 혈당측정 결과의 목표치를 정하고 기록하는 방법과 혈당이 목표에서 벗어났을 때 관리방법등을 교육받고 실천해야 한다. 자가혈당측정기는 현장검사(point of care testing, POCT) 장비로 병원에서 입원환자와 외래환자를 대상으로도 많이 사용된 장비이다.

POCT는 병원에서 환자 자신 또는 의사, 간호사, 임상병리사 등에 의해 가정, 직장, 외래진료실, 병실, 응급실, 수술실, 중환자실에서 실시되는 검사이다. 따라서 현장검사는 보통 숙련된 임상병리사가 아닌 비전문인의 손에 의해 시행되고 있어, 사용자의 검사 오류로 인한 부정확한 결과가 나올 수 있다. 환자의 혈당 감시가 항상 정확하지 않은 이유에는 검사 기술 부족, 부정확한 검사법, 사무적 오류에 의한 불일치 등이 있다. 측정자에 따라서 생길 수 있는 오류는 시험지봉에 충분한 혈액을 적용하지 않거나 판독 시간을 지키지 않았을 때, 시험지봉에 혈액 접종 후 제거를 적절하게 하지 못하였을 때, 혈당측정기의 이상, 유효 기간이 지난 시험지봉과 정도관리를 충실히 이행하지 않았을 때 발생할 수 있다. 따라서 임상병리사들의 숙련된 기술을 POCT 검사자를 대상으로 교육을 실시하고 정도관리를 통하여 LIS 연계를 통하여 관리하는 업무가 매우 중요한 분야라고 할 수 있다.

① 원리

자가혈당측정기는 자가혈당 테스트 스트립(시험지봉)과 함께 사용하며, 신선한 정맥, 동맥, 신생아 및 모세관 전혈의 포도당을 정량적으로 측정이 가능하다. 혈당검사를 위한 모세혈관 전혈은 손가락 끝과 상완정맥혈 등 당뇨병 환자가 체외 진단에 사용하기 위한 검사를 할수 있도록 구성되어 있다.

② 장비 및 시약

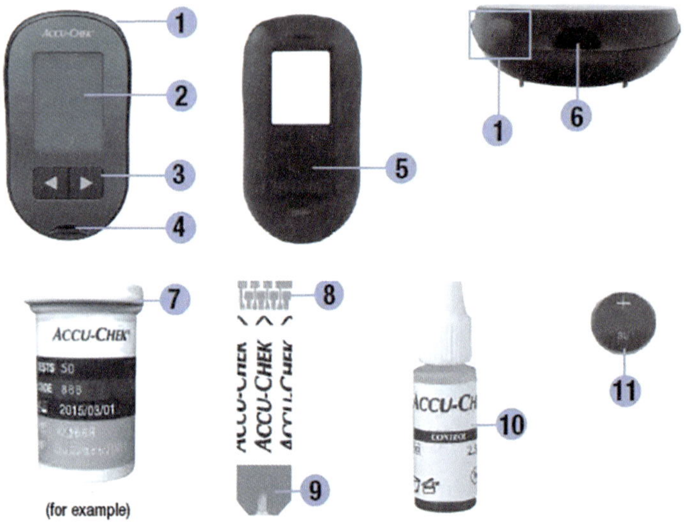

① 전원/설정 버튼
② 디스플레이
③ 설정 조정 및 메모리 검색
④ 테스트 스트립 슬롯
⑤ 테스트 스트립 삽입
⑥ 배터리 도어
⑦ 테스트 스트립 용기
⑧ 테스트 스트립(기기 삽입 위치)
⑨ 혈액을 점적하는 스트립 부위
⑩ Control 용액
⑪ 배터리

혈당 측정 시 사용되는 대표적인 효소는 GOD (Glucose oxidase, 포도당산화효소), GDH-NAD (Glucose dehydrogenase nicotine adenine dinucleotide, 포도당NAD탈수소효소), GDH-FAD (Glucose dehydrogenase flavin adenine dlinucleotide, 포도당FAD탈수소효소), GDH-PQQ (Glucose dehydrogenase pyrroloquinoline quinone, 포도당PQQ탈수소효소) 등이 있다.

③ 측정조작법

a. 테스트 스트립이 구부러지지 않도록 주의한다.

b. 테스트 스트립을 혈당측정기기 삽입 부분 끝까지 밀어 넣는다.

c. 혈당측정기에 테스트 스트립을 삽입 시, 혈당측정기 화면에 표시된 코드번호와 테스트 스리립 용기에 표시된 코드가 일치하는지 확인한다.

d. 혈당 측정 전 비누와 물을 사용하여 손을 씻은 후 완전히 건조한 후 채혈한다.
   (감염을 막기 위해 알코올 솜을 이용하여 닦고 완전히 건조시킨 후 채혈하고 손에 남아있는 물, 알코올, 땀, 로션, 당분 등은 혈당 측정값에 영향을 미칠 수 있다.)

e. 혈당 측정이 가능하도록 혈당측정검사지 표적 부위에 충분한 혈액을 묻힌다.

f. 데이터를 확인하고 결과를 기록한다.

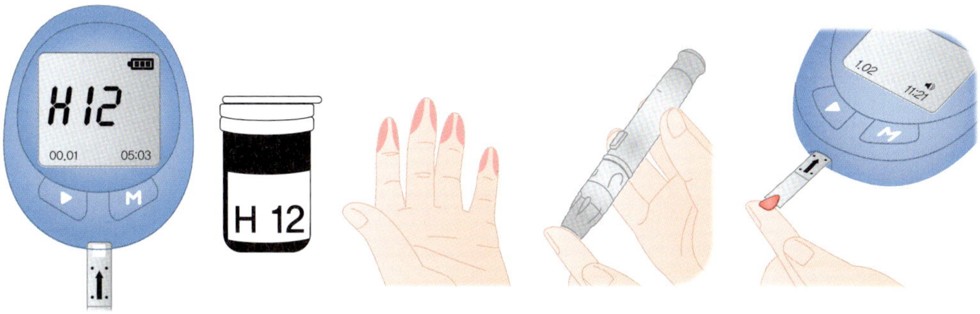

그림 12-4. 간이혈당측정기(Glucometer) 측정

④ 주의사항

a. 상처낸 손가락의 피를 일부러 짜지 않는다.(세포조직액 희석)

b. 측정 할 때마다 손가락 가장자리를 여러부위에 돌아가며 채혈한다.

c. 채혈 부위에 따라 혈당의 결과가 달라질 수 있어 손가락 부위로만 채혈한다.

d. 감염예방을 위해 반드시 채혈침은 일회용으로 재사용을 하지 않는다.

f. GDH-PQQ(포도당 PQQ탈수소효소)를 이용한 혈중 포도당과 그 외의 당을 구분하지 못하는 단점이 있다. 다른 약물치료나 외부 당의 체내 유입 시 혈당수치가 높게 측정 될 수 있다. 실제보다 높게 측정된 혈당검사결과로 환자들에게 잘못된 인슐린 처방 등으로 저혈당, 혼수상태에 이를 수 있는 위험성이 있다. 예를 들어 복막 투석 용액으로 7.5% 이코덱스트린(Icodextrin) 치료환자는 대사산물로 말토오즈(Maltose)를 생성하여 위양성이 나타날 수 있다. 4% 이코덱스트린(Icodextrin) 복강내 유착예방 치료환자는 대사산물로 말토오즈(Maltose) 생성하여 위양성이 나타날 수 있다.

⊙ 실험보고서 ⊙

년 월 일

제목		학번		성명	

1. 제목

2. 측정원리

3. 시약과 검체 표준액

1)

2)

3) 표준액 농도:

4. 측정과정

5. 결과

1) 검량선 작성에 의한 결과

AS		AU	
CS		CU	

Calibration curve (Linearity)

2) 계산에 의한 결과

(1) 베르법칙의 응용계산으로 데이터 산출

(2) Factor를 이용하여 데이터 산출

6. 문제해결

1) Mutarotase 의 역할은?

2) GOD-POD 혈당 측정법에서 β-D-Glucose에 Glucose oxidase가 반응하여 생성되는 것은?

3) 요당이 1+ 가 나타나는 환자의 혈당은 어느 정도로 예측할 수 있는가?

7. 고찰

(2) Hexokinase법

효소 헥소키나제(HK)는 포도당과 아데노신 삼인산(ATP) 사이의 반응을 촉매하여 포도당-6-인산(G-6-P)과 아데노신 이인산(ADP)을 형성한다. 니코틴아미드 아데닌 디뉴클레오티드(NAD)의 존재 하에서 G-6-P는 글루코스-6-포스페이트 탈수소효소(G-6-PD)에 의해 6-포스포글루코네이트와 환원된 니코틴아미드 아데닌 디뉴클레오티드(NADH)로 산화된다. 따라서 NADH 농도의 증가는 포도당 농도에 정비례하며 340 nm에서 분광광도계로 측정할 수 있다.

① 원리

Glucose와 ATP가 Hexokinase의 촉매작용에 의하여 ADP와 Glucose-6-phosphate가 생성된다. 생성된 Glucose-6-phosphate에 NADP를 가하고 glucose-6-phosphade-hydrogenase작용에 의해 NADPH와 6-phosphogluconate가 생성되는데, 이때 파장 340 nm에서 증류수를 맹검으로 하여 흡수도의 증가율을 측정한다.

$$\text{Glucose} + \text{ATP} \xrightarrow{\text{Hexokinase}} \text{ADP} + \text{Glucose-6-phosphate}$$

$$\text{Glucose-6-phosphate} + \text{NADP} \xrightarrow{\text{G-6-PDH}} \text{NADPH} + \text{6-phosphogluconate}$$

② 장비 및 시약

헥소키나제 시약은 제조사별로 카탈로그 번호가 제공되어 사용할 수 있다. 자동화 시약 바이알이 두 개 이상 필요한 경우 로트 번호가 동일한 서로 다른 바이알의 용액을 모아서 분석 전에 혼합할 수 있다. 헥소키나제 시약은 2~8℃에서 뚜껑을 단단히 닫아 보관할 때 라벨에 표시된 유효 기간까지 안정적이다. 실온에서 시약을 사용하는 경우 안정성은 대략 10일정도이다. 시약은 투명하고 무색이어야 하고 시약이 혼탁되면 오염의 징후일 수 있다. 혼탁한 시약은 폐기해야 한다. 칼리브레이터는 저농도, 정상농도, 높은농도로 3가지 농도로 준비한다. 칼리브레이터는 전문제조회사에서 구입하고 NIST (National Institute of Standards and Technology) 표준 참조 자료를 참조한다. 분석 당일까지 4℃에서 밀폐된 보관 튜브에 0.5 mL 분취량의 칼리브레이터를 보관한다. 잘 혼합한 칼리브레이터를 자동화분석 칼리브레이션 랙의 생화학자동분석기 칼리브레이션 홀 위치에 놓고 실온에 도달하도록 한다. 칼리브레이션을 실행한다. 생화학자동분석기는 factor 값이 지정된 한계를 벗어나면 calibration fail 메시지를 보고해 기기를 recalibration을 요청한다. 생화학자동분석기는 작동모드에 "칼리브레이션" 선택버튼이 있어 버튼을 선택하여 테스트 키로 GLUCOSE를 선택하고 ENTER를 누른다. 장비는 칼리브레이션의 절차가 프로그래밍되어 있는데로 자동으로 수행된다. 칼리브레이션은 QC 결과가 허용 기준을 충족하지 못하거나 새로운 시약 로트가 사용된 경우에도 칼리브레이션을 수행해야 한다. Calibrator의 검증은 NIST 표준물질 SRM 909에 대해 보정된 물질을 사용하여 Routine 검사와 동일하게 분석한다. 사용된 칼리브레이터와 표준물질의 인증된 값과의 일치도는 5%

여야 한다.

관리물질(Control material)은 일반적으로 상업용 동결건조 혈청으로 서로 다른 농도로 2개를 구매하여 사용한다. 관리물질이 들어있는 병을을 가볍게 두드려 병의 안쪽 기벽에 묻어 있는 동결건조된 케이크를 제거한다. 용량피펫을 사용하여 각 바이알을 5 mL의 증류수로 혼합하여 제조한다. 제조된 관리물질 바이알을 20~25℃에서 30분 동안 방치한 다음 부드럽게 거품이 발생되지 않도록 내용물을 혼합합니다. 내용물이 완전히 녹을 때까지 바이알을 여러 빈 뒤집어 혼합한다. 뚜껑을 단단히 닫힌 것을 확인하고 바이알은 -70℃에서 보관한다. 관리물질로 대조하기 위해서는 새 튜브가 사용해야 한다.

③ 측정조작법

a. 생화학자동분석기 준비

① 장비 스위치를 ON 한다.

② 자동화 분석기의 시스템 매개변수 및 기기 구성을 설정한다.

③ 정보 및 시스템 점검에서 튜브와 주사기를 물로 프라이밍한다.

④ 검체 및 시약 프로브의 스트림은 모두 직선적이고 연속적이어야 한다. 검체를 옮길 경우 기포가 없어야 한다.

⑤ 검체 및 시약 프로브를 관찰한다. 손상 되었다면 교체한다.

⑥ 자동화분석기의 작동 프로그램에서 포도당 테스트 프로필을 확인한다.

	Parameter (매개변수)	**Setting (설정)**
Analytical Parameters (분석매개변수)	Temperature (온도)	37℃
	Operation Mode	Sample Selective (검체 선택)
	Control Interval (QC 간격)	Each Day (매일)
Output Mode (출력모드)	Status	On
	QC Auto Mode	OFF
Instrument Configuration (기기 구성)	Interface	Installed

b. 검체 준비

① 검체 피펫팅 시스템에서 Probe가 피브리노겐에 막히는 것을 방지하기 위해 분석 전에 검체를 1500 × g(진공튜브 제조사 혹은 병원의 지침에 따름)에서 10분 동안 원심분리한다.

② SST 혹은 sample 컵에 300 μL의 관리물질과 검체가 충분히 담겨있는지 확인하고 장비의 작업 목록의 설정에서 샘플 위치에 따라 샘플 랙에 로드한다.

c. 분석 절차의 운영

① 장비의 칼리브레이터 샘플렉 위치에 3개의 칼리브레이터를 놓고, 두 개의 관리물질을 QC 위치에 배치한다. QC 랙에는 높은농도와 낮은농도를 번갈아 가며 적어도 두 개의 컨트롤을 사용한다.

② 장비의 Routine 메뉴에서 검체 작업 목록을 프로그래밍한다. 분석할 검체의 첫 번째와 마지막 번호를 입력하고 테스트로 Glucose를 선택한다. 작업 목록의 화면을 확인한다.

③ 작업 목록에 대해 식별 번호를 확인한다.

④ 시약은 시약렉의 적절한 위치에 시약을 장착한다.

⑤ Start를 눌러 분석을 시작한다.

⑥ 모니터의 Status 화면에서 Transfer 및 Analyzer 동작 상태가 표시를 확인한다.

⑦ Status 화면의 분석 중 랙 및 세그먼트 처리가 허용되는 적절한 시간을 확인한다.

⑧ 분석이 완료되면 포도당 결과가 프린터 테이프에 자동으로 인쇄된다.

⑨ 폐기통에서 사용한 큐벳 세그먼트, 시약 및 샘플 컵을 적절한 폐기 용기에 버린다.

⑩ 기기를 종료한다.

d. 데이터 기록

① 관리물질 데이터 : QC 데이터의 모든 값과 모든 관련 분석 정보(분석 날짜, 시약 로트 번호, 기술자 ID, 샘플 ID 등)는 네트워크 드라이브에 있는 데이터베이스에 기록된다. 칼리브레이션 값도 기록된다.

② 각 프로그램 실행에 대한 다이어리 시트를 인쇄하고 정보를 확인하고 서명한다.

③ 분석 결과 : 데이터베이스에 포도당 결과를 mg/dL 으로 기록되고 기기 출력 데이터 체크리스트의 해당 번호와 일치하는지 확인한다.

e. 장비의 검출한계(Limit of Detection / LOD)

① 장비에서 포도당 분석 선형의 최대 포도당 농도를 확인한다.
최고 검출한계가 벗어나는 검체의 결과는 검체를 증류수로 2배(1+1) 희석하여 재분석하고 희석을 설명하기 위해 결과값에 2배를 곱하여 결과를 나타낸다.

② 최저 검출한계의 검출은 낮은 포도당 농도의 시료를 연속 희석하여 10회 반복 측정한 검출 한계는 mg/dL를 확인한다.

③ 최저한계와 최고한계의를 설정하고 설정된 포도당 값이 초과되면 비정상으로 간주하고 확인을 위해 분석을 반복해야 한다.

• **임상적 의의**

포도당은 말초 혈액에 존재하는 주요 탄수화물이다. 식사를 통해 공급된 포도당은 산화되어 에너지를 제공하거나 간 및 조직에 저장하기 위해 글리코겐 또는 지방산으로 전환된다.

고혈당증의 가장 흔한 원인은 당뇨병이다. 혈당 상승에 기여하는 다른 요인으로는 췌장염, 뇌하수체 또는 갑상선 기능 장애, 신부전 및 간 질환이 있다. 저혈당증은 인슐린종, 뇌하수체기능저하증, 신생물 또는 인슐린 유도 저혈당증과 같은 상태에서 발견된다.

증가하는 경우(고혈당)		감소하는 경우(저혈당)	
1) 당뇨병		1) 인슐린 과잉투여	
2) 기능적 원인		2) 기능적 원인	
① 식사성	② 발열성 질환	① 식사성(위부분절재)	② 신성당뇨
③ 빈혈	④ 경련	③ 소아 특별성 저혈당	④ 수유
⑤ 조율성	⑥ 정신분열증	⑤ 심한 근육운동	
3) 기질적 원인		3) 기질적 원인	
① 급성 췌장염	② 췌장결석	① 고 Insulin혈증	② 상행성 담관염
③ 췌장암	④ 이하선염	③ 부신피질기능저하	④ 간암
⑤ 만성간염	⑥ 지방간	⑤ 중추신경질환	⑥ 울혈간
⑦ 말단비대증	⑧ 심근경색		
⑨ 비만증	⑩ 갑상선기능항진증		

- **신성당뇨(Renal threshold)**

  혈당치의 상승이 없어도 콩팥의 당배출 역치가 저하되어 나타내는 경우를 말하며, 건강인의 포도당의 신역치는 혈당 160~180 mg/dL이다.

2 Glycosylated hemoglobin (HbA1c)

1) HbA1c

포도당은 섭취하는 음식에서 대사되는 혈액 내 당의 일종이다. 인체의 세포는 포도당을 에너지로 사용한다. 인슐린은 포도당이 세포에 들어가도록 도와주는 호르몬이다. 당뇨환자는 체내에서 충분한 인슐린을 만들지 못하거나 세포가 인슐린을 잘 사용하지 못하는 것이다. 결과적으로 포도당이 세포에 들어갈 수 없으므로 혈당 농도는 증가하게 된다.

당뇨병 진단기준으로 사용하는 glucose는 식사나 운동 등 여러 가지 조건에 의해 변동하기 쉽다. 그러나 생리적 변동이 적고 장기간 당뇨병 조절에 유용한 것은 당화 헤모글로빈(glycated hemoglobin, HbA1c) 또는 당화혈색소이다.

혈액 내 존재하는 포도당은 또한 적혈구의 단백질인 헤모글로빈에 결합한다. 혈당 농도가 증가하면 더 많은 헤모글로빈에 포도당이 결합하게 된다. 당화혈색소 검사는 포도당으로 코팅된 헤모글로빈이 있는 적혈구의 비율을 측정하게 되는 것이다. 적혈구가 살아 있는 한 포도당은 헤모글로빈에 달라붙는다. 적혈구의 수명은 약 3개월이다. 따라서 당화혈색소 검사는 지난 2~3개월 동안의 평균 혈당(포도당) 수치를 보여주는 혈액 검사이다. 높은 수준의 당화혈색소 농도는 당뇨병으로 인한 고혈당의 징후이다.

고혈당을 유지하는 당뇨병환자는 HbA1 또는 HbA1c가 증가하고 그 농도는 채혈시점 이전 고혈당 상태의 장기적인 상황을 추측할 수 있으므로 당뇨병 진단이나 질환의 관리에 이용된다. HbA1c는 당뇨병의 치료와 예후를 평가하기 위한 최적표준(gold standard)으로 간주된다.

적혈구 용혈 검체는 양이온 교환수지 chromatography법으로 용출시키면 HbA1a, HbA1b, HbA1c 및 HbA순으로 분리된다. HbA1a, HbA1b, HbA1c를 합쳐서 표현하며, HbA는 HbA0이라고 한다. 이중 HbA1b, HbA1 가운데 HbA1c가 차지하는 비율이 크고, 다른 성분은 미량 존재하므로 일명 HbA1c라고도 한다. HbA1중에는 a, b, c, d, e 등으로 분류되는데 이중 d, e는 극히 미량이고, a, b, c가 측정대상이 되는데, 이중에서 c가 HbA1의 반이상을 차지하므로 변동의 요인으로 작용한다. HbA1는 혈당과 효소적, 비효소적으로 형성되는데, 1개월 전의 공복시 혈당치 또는 1~2개월 전의 요당치와 상관성이 높아 당뇨병의 진단이나 관리에 이용된다. HbA1c합성과정은 HbA의 β-chain N 말단의 varine과 glucose이 축합반응에 의해 Schiff base인 불안정한 aldimine은 amadori 전위과정을 거쳐 안정한 ketamine을 형성하는데, 이것을 glycosylated Hb(당화 헤모글로빈)이라 한다.

2) HbA1c 측정법

HbA1c 측정은 Hb 분획의 분리에 기초하는 분석법과 다른 하나는 화학 반응에 기초하는 두 가지 주요 분석 개념이 있다. Hb 분획의 분리에 기초하는 분석법은 HbA1c와 비당화 Hb는 화학적 성질이 다르다는 원리에 기초하여 HbA1c를 분획을 분리하여 정량할 수 있다.

이 원리는 이온교환크로마토그래피(ion exchange chromatography, IEC), 친화성 크로마토그래피(affinity chromatography, AC), 모세관 전기영동(capillary electrophoresis, CE)에 적용된다. 이온교환크로마토그래피 HbA1c와 Hb의 pI(등전점)는 0.02 차이가 난다. 이 차이는 HPLC를 통해 당화되지 않은 Hb에서 HbA1c를 분리하기에 충분하다. 이온교환크로마토그래피를 이용하면 태아 Hb(HbF), Hb(HbA1a/b) 및 카르바밀화된 Hb(HbCarb)뿐만 아니라 sickle cell Hb과 같은 유전적 변이도 분석이 가능하다. 친화성 크로마토그래피에서 비당화 Hb은 붕소산(boronic acid) 코팅 입자로 채워진 칼럼(Column)을 자유롭게 통과하는 반면, 당화 Hb 분자는 붕소산에 대한 친화성을 가지며 HbA1c는 컬럼에 유지되는 원리로 작용된다. β-사슬(HbA1c)의 N-말단 발린 외에도 포도당은 Hb에서 약 15개의 다른 라이신 잔기에 결합한다. 전체적으로 이러한 다른 당화 Hb는 검출된 모든 HbA1c 분자의 약 절반을 차지한다. HbA1c에 비례하여 형성되기 때문에 교정을 통해 친화성크로마토그래피 검사 결과를 HbA1c로 표현할 수 있다. 모세관 전기영동 방법은 HbA1c와 다른 Hb 비율 간의 전하 차이를 사용하며, 분리는 고전압 전기장과 전기 삼투 흐름을 통해 이루어진다.

화학적 검사방법은 HbA1c 농도가 β-사슬의 당화 N-말단 발린에 대한 특정 화학 반응에 기초하여 측정된다. 총 Hb 농도는 광학분석으로 병행하여 측정된다. 따라서 HbA1c 농도를 계산하려면 HbA1c 및 총 Hb 테스트라는 두 가지 독립적인 테스트가 필요하다. 이 개념은 면역화학 및 효소분석에 적용되는 원리이다.

면역측정법(Immunoassay, IA)은 과량의 anti-HbA1c 항체가 용혈된 검체에 추가된다. HbA1c에 결합한 후 과잉 항체가 응집된다. 생성된 면역복합체의 혼탁도는 탁도계(turbidimeter) 혹은 네팔로메디(nephelometer)를 사용하여 광학분석으로 측정한다. 동시에 총 Hb 농도는 사전 37℃ 항온(pre-incubation) 단계에서 이중파장 광학분석으로 측정된다. 효소 분석은 단백질분해효소인 프로테아제(protease)가 β-사슬을 절단하여 peptide를 유리시키고 두 개의 아미노산으로 된 dipeptide 프럭토실 펩타이드 옥시다제(fructosyl peptide oxidase)와 반응하고 생성된 과산화수소는 HbA1c를 정량화하는 데 사용되며, 총 Hb 농도는 광학분석으로 측정된다. 이러한 다양한 분석방법 중 2010년 미국당뇨병학회에서는 고성능액체크로마토그래피(High Performance Liquid Chromatography, HPLC)로 표준화된 방법으로 측정한 HbA1c를 도입했다. 따라서 HbA1c 측정방법인 친화성 크로마토그래피, 전기영동, 면역효소 및 면역비탁법을 포함한 다양한 분석 방법 수행은 HPLC 방법 사용하여 실험실에서 측정한 HbA1c 결과의 차이를 비교하여 HPLC 방법으로 얻은 결과에 대한 방법을 표준화하는 것이 매우 중요하다.

(1) 이온교환크로마토그래피(ion exchange chromatography, IEC) 측정실험

용해(산)물을 준비한 후 불안정한 분획이 제거되고, hemoglobin은 양이온 교환수지에 의해 남게 된다. HbA1c는 HbA1a+b를 세척제거 후 특별히 용출된다. 이것을 415 nm에서 비색분석한다.

a. 시약(20 test)

① Reagent I (30 mL): pot. biphthalate 50 mmol/L, Detergent pH 5.0

② Reagent II (50 mL): phosphate buffer 48 mmol/L, pH 6.5, NaN 0.95 g/L

③ Reagent III (450 mL): phospahte buffer 72 mmol/L, pH 6.4, NaN 0.95 g/L

④ Micro column: phospahte buffer와 Resin

b. 검체

EDTA나 heparine blood. 2~8℃에서 10일간 안정

c. 조작법

1. Hemolysated preparation and labile fraction elimination

① column과 reagent을 실온(21~26℃)로 유지시킨다.

② blood 50 uL에 reagent I 200 uL를 혼합한다.

③ 강하게 혼합한 후 실온에서 10~15분간 방치한다.

(이 hemolysated는 5와 10의 과정에서 사용한다)

2. Column준비

④ 위 과정의 cap을 우선 분리한 다음 아래 cap을 분리한다. Pipette의 끝이 둥근 것을 사용하여 압축되지 않도록 조심하여 resin표면에 upper disc를 아래로 누른다. column drain을 완전히 버린다.

3. Separation and reading of HbA1c fraction

⑤ filter 윗부분을 조심히 pipetting한다. 즉 hemolysate 50 uL를 가하고 drain하여 버린다.

⑥ upper disc Pipette 위에 검체 잔유물이 있도록 하기 위하여 reagent II 200 uL를 첨가하고 drain하여 버린다.

⑦ Pipette에 reagent II 2 mL를 첨가하여 column drain하여 버린다.

⑧ 시험관위에 column를 놓고 reagent III 4 mL를 첨가한다.
용출액을 수집한다(HbA1c분획).

⑨ 파장 415 nm에서 증류수를 대조로 하여 흡광도를 측정한다.

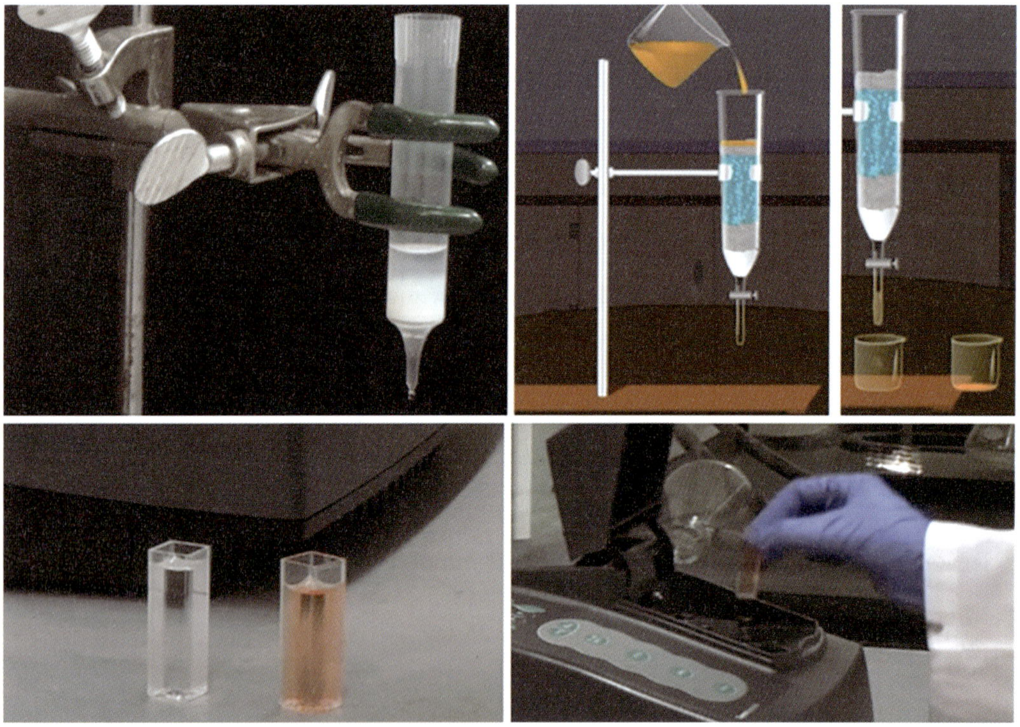

그림 12-5. 이온교환크로마토그래피 측정

4. Total Hb측정

과거 혈색소 측정은 분광광도법(spectrophotometry)을 이용하여 혈색소의 특정파장의 흡광도(absorbance를 측정하고 간섭물질의 특정 파장에서의 흡광도와 함께 대입한 계산법으로 측정하였다. 계산법은 Harboe, Noe, Fairbanks 방법 등이 있다

① hemolysate 50 uL에 reagent III 12 mL을 가하여 파장 415 nm에서 증류수를 대조로 하여 흡수도를 측정한다.

5. 계산

[AHbA1c / 3×AbA1c] ×100 = %HbA1c

온도에 따른 Factor: 18~20℃: 1.15

27~30℃ : 0.90

6. 정상 참고치

5.2 ± 0.45% (4.2~6.2%)

당뇨병환자: 8% 이상

(2) 전기영동법

pH 6.3인 agar 지지체에서 HbA1은 HbA보다 약하게(+)로 대전한다. 이때 HbA는 HbAl1보다 작용도가 크기 때문에 HbA1d의 이동도보다 저지를 받는다. 따라서 HbA1은 HbA에 앞서 음극쪽으로 영동한다.

(3) 이온교환수지법

양이온교환수지를 함유하는 인산완충액(pH 6.9)에 용혈혈액을 가하고 섞으면 HbA는 이온 교환수지와 결합하지 않는다. 결합하지 않은 HbA1를 분리하여 비색정량한다.

(4) HPLC 측정실험

HPLC 방법은 HbA1c 측정에 있어 표준방법으로, 이온교환, 역상, 크기 배제, 분할, 순상 및 친화성 크로마토그래피와 같은 다양한 유형의 HPLC가 있다. 이온 교환 및 친화성 크로마토그래피는 모두 A1c를 측정하는 데 사용된다. 둘 다 HPLC 범주에 속하지만 원리는 서로 다르다. 이온교환-HPLC의 분리는 전하를 기반으로 하는 반면 친화성 크로마토그래피에서는 분리 구조를 기반으로 한다. HPLC 이온교환은 헤모글로빈이 당과 결합하면 헤모글로빈의 표면은 양이온을 잃게 된다. 양이온교환-HPLC 원리는 HbA1c 전용 장비에 전혈검체가 주입되면 적혈구는 용해되어 컬럼에 채워진 음전하 수지를 통과하게 된다. 양전하를 띤 헤모글로빈 분자는 음전하를 띤 수지와 상호작용하므로 음전하를 띤 분자는 더 빠른 속도로 이동하게 된다. 결합된 헤모글로빈은 컬럼에 주입되는 다양한 용매 조건에 의해 방출된다. 조건으로는 완충용액의 pH 농도, 컬럼 온도, 용매의 pH 변경 등을 통해 용매 시스템의 이온 효과가 증가한다.

헤모글로빈은 양이온교환 컬럼을 통과할 때 산성 완충액에 의해 균형을 맞추기 위해 음이온교환수지에 흡수된다. 당화 헤모글로빈과 비당화 헤모글로빈은 서로 전하가 다르므로 흡수력이 다르다. 당화 헤모글로빈의 양이온이 적다는 것은 흡수력이 낮다는 것을 의미하고 당화되지 않은 헤모글로빈은 양이온 수치가 높다. 당화된 헤모글로빈 HbA1a, HbA1b, HbA1c 은 다른 버퍼 용액으로 순서대로 분리된다. 결국 HbA0의 가장 강한 흡수력으로 가장 늦게 분리된다. 분획이 용출될 때 해당 분획을 분리하는 데 걸리는 시간을 머무름 시간(retention time)이라고 한다. 각 부분의 머무름 시간은 성분의 정체를 결정한다. 크로마토그램은 정량화할 수 있는 피크의 형태로 용출된 성분을 나타낸다. 양이온 교환 HPLC 사용의 장점은 A1c 값을 제공할 뿐만 아니라 잠재적으로 A1c 결과를 방해할 수 있는 일반적으로 발생하는 헤모글로빈 변이 특성을 추정적으로 식별할 수 있다는 것이다.

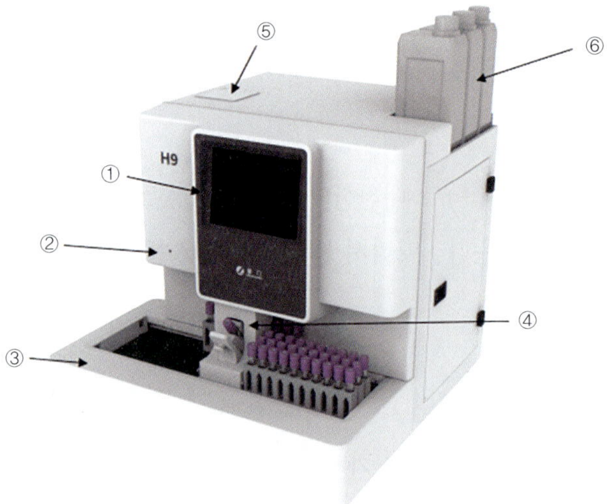

① Display Screen (디스플레이)
② Power Light (전원 상태)
③ Sampling Stand (검체 장착위치)
④ STAT sample position (응급검체 장착)
⑤ Printer (출력부)
⑥ Reagent (시약)

그림 12-6. HbA1c HPLC 장비

a. 시약

① A 용액: 양전하가 덜한 HbA1a, HbA1b 및 HbF 용출에 사용

② B 용액: A1c 및 HbA1c를 용출하는데 사용되는 양전하 용액

③ C 용액: 양전하가 높은 HbA0 용출에 사용

④ L-용혈제: 적혈구를 용해하고 당화된 헤모글로빈을 방출하는 데 사용

⑤ 크로마토그래피 컬럼: 크로마토그래피 컬럼에는 당화된 헤모글로빈을 흡착하기 위한 양이온 교환 수지가 포함되어 있다. 시약용액의 농도가 증가함에 따라 HbA1a, HbA1b, HbF, HbA1c, HbA0가 각각 분리된다.

b. 검체준비

① 전혈로 K2-EDTA 항응고제(1.5~2.2 mg/mL)를 사용하여 정맥혈을 채취한다.

② 정맥혈을 튜브에서 항응고제와 빠르게 완전히 혼합한다.

③ EDTA 튜브를 위에서 아래로 3회 혼합한 후 랙에 튜브를 장착한다.

④ 검체는 EDTA 외로 NaF, Heparin, Citric acid를 함유한 진공채혈관으로 채혈이 가능하며 검체는 분석 전 25℃에서 24시간 또는 4℃에서 14일 동안 보관할 수 있다.

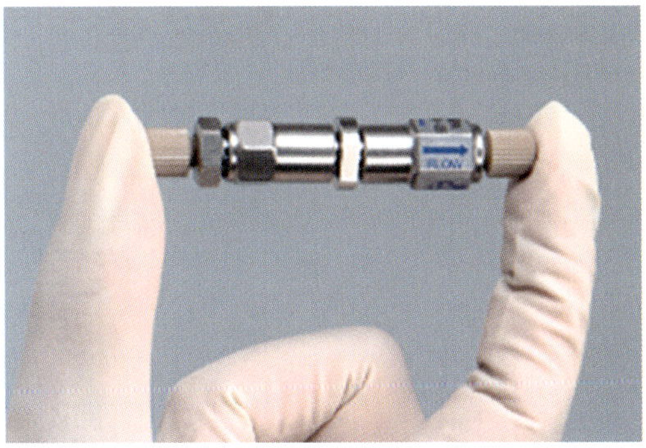

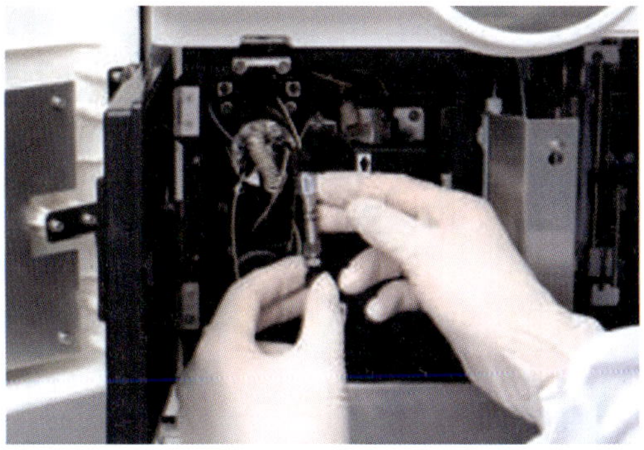

그림 12-7. HbA1c HPLC Column

c. 조작법

① EDTA 검체를 위아래로 3회 위아래로 조심스럽게 혼합한다.

② 다음 샘플 랙에 튜브를 놓고 테스트 동작버튼을 누른다.

③ 정맥 전혈 샘플 로딩은 10 μL 전혈 샘플을 흡인한다.(희석검사 등 장비설명서 참조)

④ 검사결과를 확인하고 보고한다.

⑤ 검사 후 크로마토그래피 컬럼의 Lot 번호, 검사된 번호, 잔여 검사 건수 등을 확인한다.

⑥ 필터가 있다면 잔여사용가능량을 확인한다. 보통 1,000회 가능함

⑦ 시약이 충분히 남아 있는지 확인하고 액체 라인에서 누출이 있는지 확인한다.

⑧ 고압펌프 세척탱크에 기포가 있는지 확인한다.(거품이 있으면 거품제거 기능조작)

⑨ 폐기물 병이 가득 차 있는지 확인하고 폐수처리 기준에 따라 처리한다.

d. 결과확인

당화된 헤모글로빈의 흡수 피크 파장은 415 nm이다. 따라서 415 nm LED 빛이 큐벳을 투과할 때 415 nm 대역 통과 필터를 통과한 후 광전지에 의해 흡수된다. 광도는 변환된 전위에 비례한다.

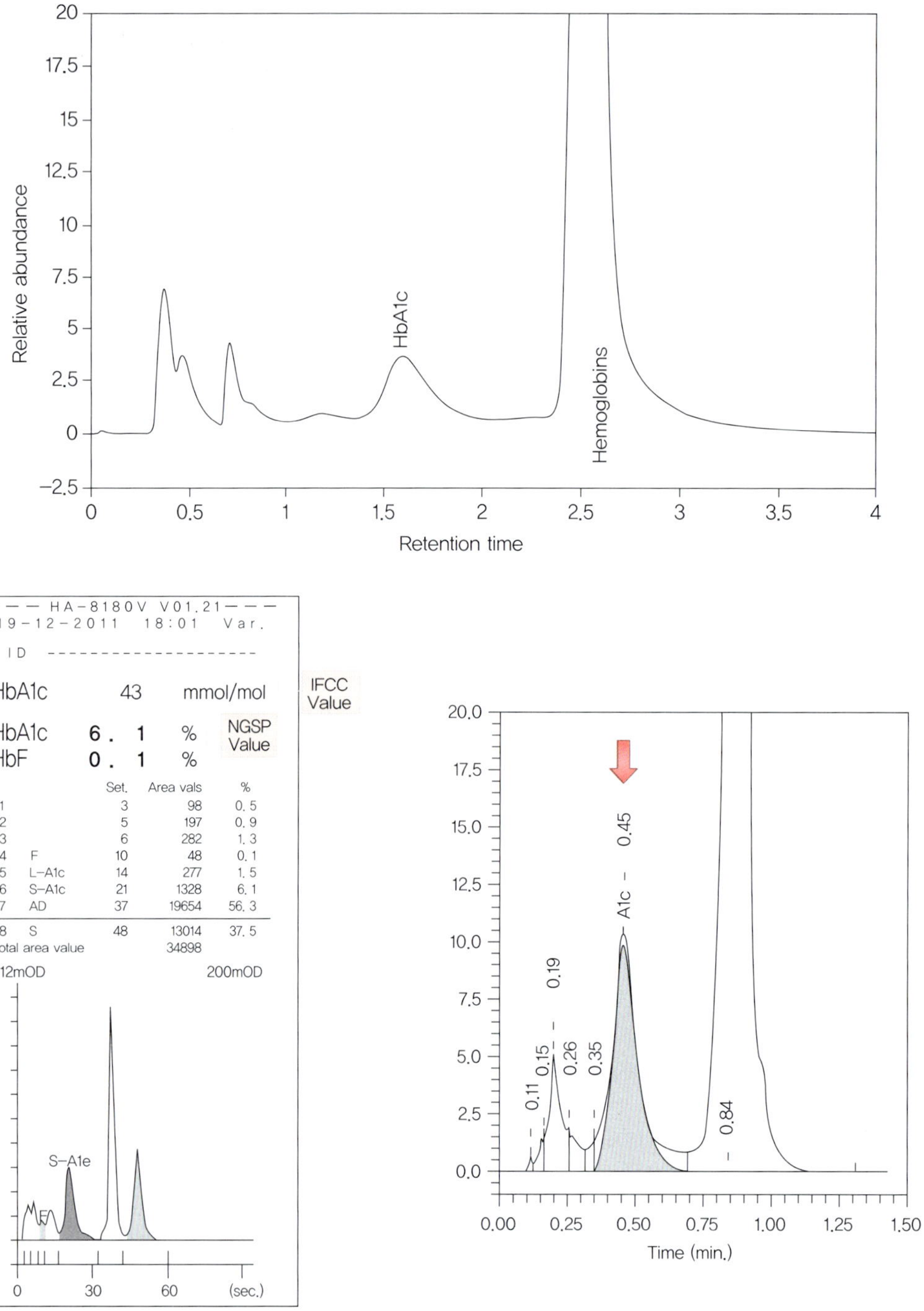

그림 12-8. HbA_{1c} HPLC 결과

HbA1c 피크의 면적과 총 헤모글로빈을 결정하고 총 헤모글로빈의 % HbA1c로 표시한다. 그런 다음 샘플에 칼리브레이션 인자(calibration factor)를 곱한다.

$$\text{calibration factor} = \frac{\text{칼리브레이터 평균값 (\% HbA1c)}}{\text{칼리브레이터 결정값 (\% HbA1c)}}$$

환자 샘플(%HbA1c) = 결정된 값(%HbA1c) × calibration factor

인간 혈액에는 헤모글로빈 A(HbA), 헤모글로빈 A2(HbA2) 및 헤모글로빈 F(HbF)의 세 가지 종류의 헤모글로빈(Hb)이 있다. 성인의 경우 HbA 수치는 총 헤모글로빈의 97%로 구성되며 HbA에는 당화혈색소(HbA1)(6%), 비당화혈색소(HbA0)(94%)의 2가지 하위분획이 포함된다. 당화 헤모글로빈은 헤모글로빈과 탄수화물 사이의 비효소 반응에서 형성되는 화합물이다.

당화혈색소는 HbA1c, 비당화혈색소는 HbA0라고 한다. 다른 탄수화물 화합물과의 조합을 기준으로 당화혈색소는 HbA1a1, HbA1a2, HbA1b 및 HbA1c로 나뉜다. 그 중 HbA1c는 HbA1의 약 80%로, β-사슬 아미노 말단의 1개 또는 2개의 스트립과 글루코스 카르보닐로 형성된 안정한 부가 화합물이다.

(6) 임상적 의의

정상범위는 4.0~6.0 % 이며, 당화혈색소 수치가 6.5% 이상이면 당뇨로 진단할 수 있다.

증가를 일으키는 경우	감소를 일으키는 경우
당뇨병	용혈성 빈혈
신부전증	약물에 의한 용혈
Alcohol중독	
연중독	
aspiring다량 투여	

(7) 주의사항

① 채혈은 항응고제(heparin EDTA, oxalate염, NaF)로 처리한다.

② HbF은 비정상적으로 높은 농도를 나타내고, HbS, Hbc, HbD, HbS HbS, HbC, HbD는 낮은 농도의 감소를 나타낸다.

③ 빈혈, 용혈, 과다출혈이 있는 경우에는 당화혈색소 검사 결과가 낮을 수 있음

④ 철 결핍이거나 최근에 수혈을 받았다면 당화혈색소 수치가 증가할 수 있음

당화혈색소 검사는 급격한 혈당 변화를 감지할 수 없어 환자에게서 관찰되는 큰 폭의 포도당 농도 변화를 확인할 수 없어 다양한 검사를 확인하여 평가한다.

- **당뇨관련검사**

당화혈색소(HbA1c)가 6.5% 이상, 8시간 금식 후 공복혈당(Fasting blood glucose, FBS) 수치가 126 mg/dL 이상, 75 g 경구 당부하검사(oral glucose tolerance test, OGTT)에서 식후 2시간 후 혈당(2-hour post-prandial blood glucose test, 2pps)가 200 mg/dL 이상인 경우, 무작위로 측정한 혈당 수치가 200 mg/dL 이상이면서, 전형적인 고혈당의 증상인 다뇨증, 다음증, 다식증이 나타나는 경우 등 한 가지 이상에 해당하면 당뇨병으로 진단할 수 있다.

최근 1,5-AG(Anhydroglucitol) 물질 검사는 건강인의 혈중에 Glucose에 뒤이어 많이 존재하는 Glucose 유도체의 일종으로 생화학적으로 매우 안정된 물질로 체내에서 대사되지 않고 요 중으로 배설된다. 혈중 1,5-AG값의 일내 변동은 거의 없고 식사의 영향을 받지 않아 혈당 조절 지표로 고혈당의 관찰 및 치료효과의 신속한 파악에 매우 유용하게 사용되고 있다.

인슐린(Insulin)검사는 췌장기능검사로 당뇨병의 상태, 당뇨 원인, 내당능 장애의 원인과 저혈당 원인의 분석, 췌장 β세포의 인슐린 분비 기능 평가 등에 활용된다. 인슐린은 탄수화물 대사, glycogen저장, 지방산 합성, amino산 흡수, 단백합성에 관여하는 등 중요한 역할을 한다. 인슐린은 췌장조직의 약 1%를 이루고 있는 Langerhans 섬의 β-cell 에서 합성 분비 되어 당 대사에 관여하는 가장 중요한 호르몬이다.

간질환에서는 insulin의 비율이 증가하고 신부전에서는 반대로 C-peptide가 증가 한다. 비만, 비만형 NIDDM, 2차성 당뇨병(간질환, 선단거대증, Cushing 증후군갑상선 기능항진증), insulinoma, insulin 자가면역증후군에서는 인슐린이 높게 나타나고 IDDM, NIDDM의 대부분, 2차성 당뇨병(췌장질환, 갈색세포종, 원발성 aldosterone증)에서는 인슐린이 낮게 나타난다. 인슐린 검사는 IRMA (Coated tube method)로 실시한다. C-peptide는 췌장기능검사로 항 insulin 항체나 외인성 insulin의 영향을 받지 않아 췌장의 β세포기능을 평가 할 수있는 유용한 검사이다. C-peptide의 용어는 Insulin의 전구물질인 proinsulin을 연결하는 connecting peptide의 약자로 혈중 췌장 β세포의 인슐린 분비능을 평가한다. 요중 C-Peptide의 변동은 혈중 C-Peptide의 변동과 거의 나란히 증감하며 식이섭취, 당 부하로 증가한는 특징이 있으며, 검사는 IRMA (Coated tube method)로 실시한다.

13 단백질 (Protein)

1 단백질 측정

혈청단백은 여러 가지 기능을 갖고 생체에서 다양한 역할을 하며, 각기 일정한 반감기에 따라서 교체되고 있다. 모든 체액에 존재하는데 혈장, 림프액 및 삼출액에는 고농도로 존재하지만 체액에는 소량 존재한다. 단백질의 기능(생물학적 기능)은 물질과 결합하여 체내 각 부위로 운반(여러가지 양이온, 빌리루빈, 지방산, 스테로이드 호르몬 및 지질)하거나, 영양분의 저장, 교질삼투압, 완충작용 그리고 효소작용, 응고작용, 면역작용(이종단백질, virus, 박테리아에 대한 인체방어), 호르몬작용 등이 있다.

혈청단백의 존재부위는 혈관내, 조직액, 관절액, 뇌척수액, 체강액 등에 존재하며, 혈관 체액과 교환되기도 한다.

단백질의 일반적인 구조는 세포내의 ribosome 상에서 생합성된 peptide가 나선상태로 여러 개가 모여서 이루어진 것이다. 특히, 기본적으로 peptide결합을 갖고 있는데, peptide결합이란 한 amino산의 amino기와 다른 amino산의 carboxyl기 사이에서 물 한 분자가 제거되어 이루어진 결합을 의미한다. 혈청단백질을 분류하면, 단순단백과 복합단백으로 나누는데 단순단백에는 albumin, globulin, 복합단백에는 glycoprotein, nucleoprotein, chromoprotein, lipoprotein, phosphoprotein 등으로 구분한다.

특히, globulin을 세분하면 α_1-globulin, α_2-globulin, β-globulin, γ-globulin 등으로 구분하고, 혈장단백질에는 혈청에 비해 fibrinogen이 더 함유되어 있다.

생리적 변동에서 성별차이는 거의 없고, 유아기는 성인보다 1.5 gm/dL정도 낮고, 학동기에는 성인과 같아지며, 20~30세에 가장 높고, 60세 이상에서는 약간 (0.5 gm/dL) 낮아진다. 일내변동은 저녁에는 높아지고, 수면 중에는 낮아지며, 겨울철이 여름철보다 높은 경향이 있다. 앉아 있는 자세에서의 채혈은 누워있는 자세보다 0.1~1.0 gm/dL정도 높으며, 운동 후에는 약간 높아진다. 측정법에 따라 용혈 혈청은 혈색소 1 g당 혈청 총단백량이 1.9 mg 증가할 수 있다. 또한, dextran, mannitol, glycerine, saccharose 등은 Biuret반응에서 양성반응을 보인다.

혈청 단백은 열, 약품, 방사선 등에 의하여 쉽게 변성이 일어나는데, 변성(denaturation)이란 단백질의 peptide결합이 절단됨이 없이 성질이 물리적, 화학적, 생물학적으로 변화되는 것을 의미하며, 변성의 원인으로는 강산, 강알칼리, 유기용매, 열, 광선, 약품, 중금속, 계면활성제 등이 있다. 4℃에서 1주간, -20℃에서는 1년간 안정하나 실온에서 2시간 이상 방치하면 변성이 일어나므로 가능한 한 빨리 측정해야 한다.

임상적 의의에서 단백질이 증가하는 경우는 주로 면역 globulin의 증가로 인한 것이 대부분이고, albumin이 증가한 경우는 거의 없다. 단, 탈수의 경우에는 혈액이 농축되어 증가하는 것 같아 보인다. 즉, globulin 중 면역 globulin의 단일 clone성 증가로 혈청 총단백농도가 10 gm/dL 이상을 나타내는 다발성골수종, macroglobulin혈증 등을 예측하고, poly-clone성 증가는 간경변증, 만성간염, 교원병, malaria 등에서 볼 수 있다.

단백질이 감소하는 경우는 단백공급부족(저영양, 기아), 단백 합성장애(간염, 간경변증), 분해항진증(갑상선기능항진증, 당뇨병, 악성종양, 발열, 임신) 및 배설이상(신증후군, 출혈, 복수) 등에서 감소현상을 볼 수 있다. 측정법에는 Kjeldahl법에 의한 질소정량법, Biuret반응을 이용한 비색법, 단백질농도가 낮은 검체는 혼탁이나 침전반응을 이용한 Kingsbury clark법(3% Sulfosalicylic acid시약)이나 Bossak Rosenburg Harris법(3% Trichloroacetic acid시약), 그리고 굴절계법(Refracto-meter법, Dry chemistry법) 및 자외부법 등이 있으나, 최근에는 Biuret반응을 이용한 비색법이 널리 이용되고 있다.

1) 측정법

(1) Total protein 측정(Biuret반응)

① 원리

혈청중 단백질은 알칼리성 수용액에서 동(구리)이온과 반응하여 단백질 펩타이드 결합 수 만큼 착염을 형성하여 보라색의 유색물질을 생성하는데, 이것을 파장 540 nm에서 비색 측정한다.

② 시약

5%의 수산화 나트륨용액(또는 수산화 칼륨)과 1%의 황산구리 수용액을 섞어서 만든 뷰렛 용액(푸른색)을 이용하여 단백질을 검출하는 반응이다. 뷰렛반응 시약 속에는 2가의 구리이온(Cu^{2+})이 들어 있기 때문에 푸른색을 띤다. 시약이 단백질과 만나면 보라색으로 색이 변하는 성질을 이용하여 측정한다.

a. Biuret시약
$CuSO_4$
Potassium sodium tartrate (Rochelle salt)
KI
NaOH

b. 표준용액
총단백질 Standard

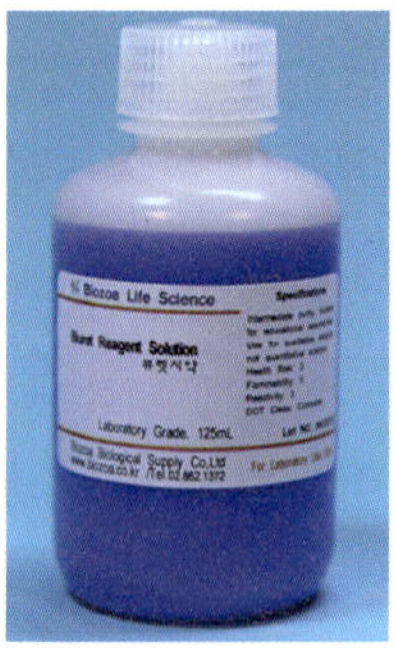

③ 기기 및 기구

a. Spectrophotometer

b. Voltex mixer

c. Lambda pipette or Autopipettor

d. Test tube

④ 측정조작법

a. 맹검용(B), 표준액용(S), 검체용(T)의 시험관을 준비한다.

b. B관에는 증류수 0.05 mL, S관에는 표준액 0.05 mL, T관에는 혈청 0.05 mL를 각각 취한다.

c. 각 시험관에 Biuret 시약을 5.0 mL씩을 가하고 혼합한 후 37℃에서 30분간 방치한다.

d. B관을 대조로 하여 파장 540 nm에서 흡광도를 측정한다.

⑤ 계산

$$\text{Total protein (gm/dL)} = \frac{\text{검체의 흡광도}}{\text{표준액의 흡광도}} \times \text{표준액 농도}$$

⑥ 정상치

총단백: 6.0~8.0 g/dL, A/G비: 1.5~2.5:1

⑦ 주의사항

a. 반응시간을 정확히 지켜야 한다.

b. 알칼리시약을 사용하므로 주의해야 한다.

c. 검체량 및 표준액의 량이 미량이므로 취할 때 정확히 취해야 한다.

d. 온도에 의한 영향이 그다지 크지는 않지만(실온에서의 반응도 가능) 계절적인 차이에 따른 온도 변화에 대한 정도관리를 위하여 37℃에서의 반응을 원칙으로 한다.

⊙ 실험보고서 ⊙

제출일	년 월 일(요일)	지도교수	
성명		학년-반	
학번		실험 조	조

1. 제목

2. 측정원리

3. 시약과 검체 표준액

1)

2)

3) 표준액 농도 :

4. 측정 과정

5. 결과

1) 검량선 작성에 의한 결과

AS		AU	
CS		CU	

Calibration curve (Linearity)

2) 계산에 의한 결과

(1) 베르법칙의 응용계산으로 데이터 산출

(2) Factor를 이용하여 데이터 산출

6. 문제해결

1)

2)

3)

7. 고찰

(2) Reinhold–kingsley법

① 원리

일정량의 혈청에 중성염(sod. sulfate)을 가하면 염석이 생성된다. 그중 일부를 취하여 Biuret 시약을 가하면 청자색이 생성된다(Total protein량). 나머지 염석액에 ethyl ether를 가하고 혼한한 후 원침하여 albumin 과 globulin을 분리한 후 albumin층을 취하여 biuret시약을 가하면 청자색이 형성되는데(Albumin량), 이것을 비색 측정한다.

- **Biuret반응**

  단백질이 Biuret시약과 반응하여 청자색(적자색)을 나타내는 것을 의미한다.

② 시약

a. Sod. sulfate(26.8%)용액

b. Biuret시약

1 L volumetric flask에 증류수 600~700 mL정도 취하고, Rochelle salt 9 g, pot. iodide 1 g, NaOH 8 g을 칭량하여 순서대로 용해시키고, $CuSO_4.5H_2O$ 3 g을 별도의 증류수 60~70 mL에 용해한 후, 두용액을 혼합하여 증류수로 1 L되게 한다.

c. Ethyl ether

③ 기기 및 기구

a. spectrophotometer

b. Chemical balance

c. 37°C water bath

d. Voltex mixer

e. Lambda pipette 또는 Auto pipette

f. Volumetric flask

g. Test tube

④ 측정조작법

a. Total protein측정

1) 맹검용(B), 표준액용(S), 검체용(T)의 시험관을 준비한다.

2) 26.8% sod. sulfate용액을 B관에는 2 mL, S관에는 9.5 mL, T관에는 9.5 mL씩 각각 취한다.

3) S관에 표준액(혹은 control serum) 0.5 mL, T에는 혈청 0.5 mL씩을 넣고, 4~5회 전도 혼합한 후 각각 2 mL씩을 취하여 다른 S관, T관에 넣는다.

4) 3개의 시험관에 Biuret시약을 8 mL씩 가하고 혼합한 후 실온에서 30분간 방치한다.

5) 맹검을 대조로 하여 파장 550 nm에서 흡광도를 측정한다.

b. Albumin측정

1) T관에서 2 mL를 취하고 남은 염석액에 ether 2~3 mL를 가하고, 30~40회 전도 혼합한 후 37℃ water bath에서 5분간 방치하고 2,500~3,000 rpm에서 원침한다.

2) 원침한 후 albumin층을 정확히 2 mL를 취하여 다른 A관에 옮긴다.

3) 맹검(B)은 26.8% sod. sulfate 2 mL 취하고, 이어서 B관, A관에 Biuret시약 8 mL씩 가하고 혼합한 후 실온에서 30분간 방치한다.

4) B관을 대조로 하여 A관의 흡수도를 측정한다.

⑤ 계산

$$\text{Total protein(g/dL)} = \frac{\text{검체(T)의 흡광도}}{\text{표준액(S)의 흡광도}} \times \text{표준액 농도}$$

$$\text{Albumin(g/dL)} = \frac{\text{검체(A)의 흡광도}}{\text{표준액(S)의 흡광도}} \times \text{표준액 농도}$$

⑥ 정상치

Total protein: 6.1~8.2 g/dL

Albumin: 3.5~5.0 g/dL

⑦ 측정시 주의사항

a. 시약제조시 순서에 따라 용해하여 혼합한다.

b. 강 알칼리시약을 취급하므로 주의해야 한다.

c. 실온이 20℃이하로 떨어지면 sod. sulfate가 재결정체가 생성되어 농도변화를 일으키므로 20℃ 이상에서 조작해야 한다.

d. albumin층을 취할 때 globulin층이나 ether층이 혼입되지 않도록 한다.

e. 원심분리시 rpm은 높을수록 양호하다.

f. 표준액이 없을 때는 관리혈청을 대신 사용할 수 있다.

g. amm. sulfate는 globulin을 침전시키거나 ammonium이온이 Buiret반응을 저해하므로 사용이 곤란하다.

(2) Kingsley법

① 원리

혈청중 단백질은 알칼리성 수용액에서 구리이온에 의해 착염을 형성하여 청자색 유색물질을 생성하는데, 이것을 비색 측정한다.

(3) Micro-Kjeldahl법

① 원리

Kjeldahl법으로 측정하여 얻어진 질소량에 6.25를 곱하여 총단백질량으로 환산하는 방법이다.

(4) 자외부법(UV법)

① 원리

단백질을 구성하는 tryptophan, phenylalanine, tryosine과 같은 방향족 아미노산이 파장 280 nm에서 빛을 흡수하는 성질을 이용한 방법이다.

2 Albumin 측정

Albumin은 단일 polypeptide의 긴사슬 구조로 580개의 amino산으로 구성되었으며, 분자량은 69,000이고, 반감기는 대략 2~3주로써 탄수화물 함량은 0.08%(주로 hexose와 acetylhexosamine), 지질함량은 0.2%, 등전점은 pH 4.9의 물리적 성상을 나타낸다. albumin은 인체의 총단백질 중 1/8(약 14 g/day)를 간에서 합성되고, 약 40% 순환계에, 나머지는 조직내 체액, 특히 근육, 피부, 장의 체액에 분포하고 있다. 또한 albumin은 혈장 총단백의 약 60~70%를 차지하고, 주로 간에서 합성한다. albumin의 생리기능 중 운반작용에서 생체의 중요한 유기물(bilirubin, fatty acid, 음이온, hormone, vitamin, 약물, 항생물질, 2가 양이온)을 운반하고, 지질대사에서 free fatty acid을 간에서 말초조직으로 운반한다. 또한, 교질 삼투압 조정기능과 내인성 아미노산 공급원으로 작용한다.

교질삼투압이란 물, 작은 분자, 이온들은 모세혈관을 통하여 양 방향으로 확산할 수 있어 혈관에 단백질이 존재하면 혈관내로 물분자를 끌어 들여 삼투압이 증가하게 된다. 이와 같이 혈장 단백질에 의해 생기는 삼투압을 말한다. 생리적 변동은 남자가 여자보다 약간 높으며, 노년기에는 낮은 농도를 보인다.

임상적 의의는 선천성 저albumin혈증에서 매우 보기 드문 질환으로 혈청내 albumin이 거의 또는 완전히 없는 특징을 보인다. 후천성 저 albumin 혈증에서는 합성저해, 누출, 흡수불량, 간실질장애, 신증후군, 영양불량, 기아에서 나타난다. 또한 albumin 손실에 의한 감소는 위장관출혈, 콩팥질환, 복수 등에서 볼 수 있다.

측정법에는 Biuret반응을 이용한 비색법과 색소결합법 등이 있는데, 색소결합법에 사용하는 색소는 brom cresol purple, brom cresol green, methyl orange, HABA 그리고 phenol red 등이 있으며, 사용되는 완충액은 succinic buffer와 citrate buffer가 있다.

1) 측정법

(1) Brom cresol green법

① 원리

brom cresol green시약은 pH 4.0부근에서 그 색소의 산성색으로 황색을 나타낸다. albumin은 pH 4.2조건 하에서 정색시약인 brom cresol green이 반응하면 녹색을 나타내는데, 이것을 비색 측정한다.

② 시약

a. BCG정색시약

0.1 mole/L의 succinic buffer 3 mL, 0.6 mole/L의 BCG용액, Brij-35 4 mL를 혼합한 후 증류수를 첨가하여 전량이 1 L되게 한다(succinate buffer 대신에 citrate buffer를 사용할 수 있다).

b. 표준액 혹은 관리혈정

③ 기기 및 기구

a. Spectrophotometer

b. Voltex mixer

c. Lambda pipette or Autopipettor

d. Test tube

④ 측정조작법

a. 맹검용(B), 표준액용(S), 검체용(T)의 시험관을 준비한다.

b. B관에는 증류수 0.02 mL, S관에는 표준액 0.02 mL, T관에는 혈청 0.02 mL를 각각 정확히 취한다.

c. 각 시험관에 brom cresol green 시약 5.0 mL씩을 가하고 혼합한 후 실온에서 10분간 방치한다.

d. B관을 대조로 하여 파장 630 nm에서 흡수도를 측정한다.

⑤ 계산

$$\text{Albumin(g/dL)} = \frac{\text{검체의 흡광도}}{\text{표준액의 흡광도}} \times \text{표준액 농도}$$

⑥ 정상치

Albumin: 3.5~5.0 g/dL

(2) B.C.G.법

① 원리

알부민은 pH 4.0 부근에서 BCG와 반응하여 알부민량에 비례하여 녹색을 나타내므로 이것을 파장 630 nm에서 측정하여 알부민량을 구한다.

② **특징**

a. 재현성이 우수하다.

b. 공존물질(빌리루빈, 헤모글로빈, 설파제 등)의 영향이 없다.

c. 측정이 간편하여, 단시간에 할 수 있다.

d. 장기간 보존이 가능하다.

e. 자동분석기에 적용이 가능하다.

• **시약 내용**

정색시액 … 100회용(500 mL × 1)

… 200회용(500 mL × 2)

표 13-1. 측정조작법

	검체(T)	표준(S)	시약 Blank(B)
혈청	0.02 mL	—	—
표준액	—	0.02 mL	—
증류수	—	—	0.02 mL
정색시액	5.0 mL	5.0 mL	5.0 mL

잘 혼합하여 실온에 10분간 방치

30분 이내에 시약블랭크를 대조로 파장 630 nm에서 흡광도 측정

*시약블랭크의 증류수 0.02 mL는 생략해도 결과에 영향이 없음.

• **계산법**

$$\text{혈청중의 알부민량(g/dL)} = \frac{\text{혈청의 흡광도}}{\text{표준액의 흡광도}} \times \text{표준액 농도(g/dL)}$$

• **검량선의 작성**

Graph용지의 횡축에 농도(g/dL)와 종축에 흡광도와의 대응점을 잡아서 검량선에 작성한다.

• **검량선의 예**

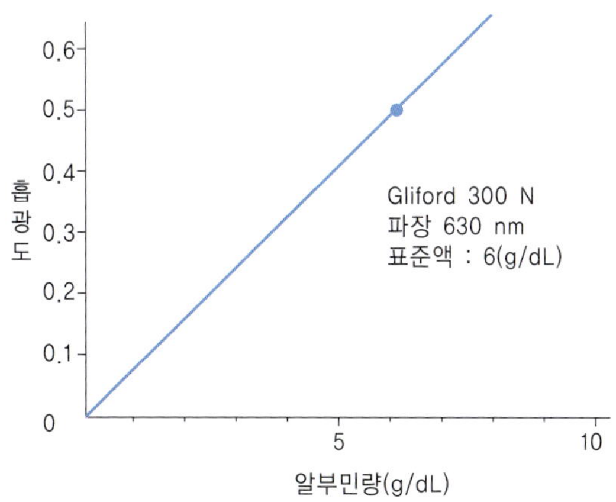

• **측정상의 주의사항**

a. 온도에 의한 영향(20~30℃)은 그다지 없지만, 온도 변화에 커지면 반드시 검량선을 재작성한다.

b. 항응고제 가운데서 EDTA-2Na, 수산염은 통상의 사용농도에서 영향이 없지만, 헤파린은 약간 낮은 값을 나타낸다.

c. 10 g/dL까지 Beer의 법칙이 적용되며 자동분석기에도 사용 가능하다.

• **정상치**

알부민: 3.7~5.2 g/dL

A/G비: 1.1~1.7 : 1

$$A/G비 = \frac{알부민}{총단백·알부민} = \frac{알부민}{글로부린}$$

(3) HABA법

① 원리

혈청중 albumin이 pH 6.2 하에서 HABA(2-4-hydroxyazobenzene benjoic acid) 시약과 반응하면 적색을 형성하는데, 이것을 비색 정량한다.

(4) Brom cresol purple법

① 원리

혈청중의 albumin은 pH 5.2 하에서 brom cresol purple (BCP)색소가 결합하면 청색이 형성되는데, 이것을 비색정량한다.

2) 임상학적 의의

사람의 혈액 중에는 3,500~5,500 mg/dL의 알부민이 들어있으며 그 분자량은 66,000~69,000이다. 알부민은 단백질의 성분이며, 삼투압의 유지, 이온물질의 운반 등의 기능이 있다. 특히, 간질환, 네프로제 염증 등에서 감소하여, 또한 선척적으로 결핍증인 경우도 나타난다.

알부민은 총단백 검사와 병행 실시하여 A/G비에 의한 간질환 검사에 중요한 의의를 가집니다.

혈청단백 및 그 분획의 정상치와 이상치를 나타내는 질환(혈액응고계 호르몬, 면역 글로블린의 제외)

정상치		증가	감소
혈청 총단백	6.5~8.0(g/dL) 100(%)	M단백혈증(특히 10 g/dL 이상) 간경변증 만성염증 림파종	네프로제 증후군 단백누출성위장증 악액질, 중증간장해 급성감염증
Ab	3.7~5.2(g/dL) 61.3~74.1(%)		영양섭취부족 간경변, 화상 무 알부빈 혈증 이성 알부민 혈증
α_1	0.10~0.22(g/dL) 1.3~2.9(%)	간암(α_1-Fetoprotein) 급성만성염증(α_1-antitrypsin) 신부전(α_1-microglobulin) 임신(Transcortin)	범발성급성간장해 간질환 Tangier병(HDL) 간경변(α_1-microglobulim)
α_1/α_2		임신(셀룰로 플라스민)	Wilson 병(셀룰로플라스민) 간질환(Gc 글로부린)
α_2	0.30~0.75(g/dL) 4.1~10.1(%)	염증질환(햅토글로빈 type-1) 임신(pregnancy zone protein) 네프로제, 간질환 및 당뇨병 (α_2-마크로 글로부린)	악성종양(α_2-HS-glycoprotein) 간질환과 용혈성질환(합토글로빈)
α_2/β_2			간장해(혈청콜린에스테라제)
β	0.56~0.80(g/dL) 7.6~10.8(%)	임신(steroid-binding β-globulin) 임신(트란스 페린) 신부전(β_2-microglobulin) 고지혈증(β_2-lipoprotein)	간질환, 용혈성질환(헤모펩신) 네프로제(트란스페린)
α_2		단구성백혈병(리튬)	

3 단백질 전기영동법

1) 서론

단백질분획의 분리는 최초로 침전법을 이용하였고, 그후, Svedberg에 의한 초원심분리법, Heidel berger에 의한 면역화학 분석법, Tiselius에 의한 전기영동법으로 개발되었다. 전기영동법은 기본적 원리에 따른 분류에는 ① 이동계면전기 영동법과 ② Zone 전기영동법이 있으며, 전기장의 차이점에 따른 분류에는 ① 자유전기 영동법과 ② 지지체 전기영동법등으로 나눈다.

전기영동법의 종류는 ① 자유계면 전기영동법, ② Zone전기영동법, ③ 지지체전기영동법 등으로 크게 분류하고, 다시 지지체 전기영동법은 ① paper전기영동법, ② cellulose acetate전기영동법,

③ agar gel전기영동법, ④ Starch전기영동법, ⑤ Agarose전기영동법, ⑥ Polyacrylamide gel전기영동법, ⑦ Block전기영동법, ⑧ 연속전기영동법, ⑨ 등전점 분획법으로 분류한다.

전기영동법의 원리는 pH 8.6에서 단백질은 대부분 음성으로 하전되고, 양극과 음극인 2개의 전극사이에 직류전기를 흐르게 하면 음전기를 띈 단백은 양극쪽으로 이동하면서 하전량과 분자량에 따라 비례하여 각 분획이 분리된다.

혈청을 전기영동 했을 때 albumin은 가장 빠르게 양극쪽으로 이동하고, 이어서 α_1- globulin, α_2-globulin, β-globulin, γ-globulin순으로 영동한다. γ-globulin은 전기삼투로 인해 혈청도포의 위치로부터 양극쪽으로 이동한다. 한편 혈장을 전기영동하면 fibrinogen은 β-globulin과 γ-globulin사이에 나타난다.

전기삼투(electroendosmosis)란 지지체를 완충액에 적시면 고체표면은 음전하, 액체층은 양전하를 띄게 된다. 이때 완충액이나 양이온이 음극쪽으로 이동하는 현상이다.

전기영동에 영향을 주는 인자는 대전도, 분자량, 완충액의 pH, 이온강도, 전압, 열, 함유된 전해질의 성질, 전기삼투현상, 단백질의 모양 등이 있다.

염색의 원리는 단백분자와 결합하는 색소가 1개 또는 수개의 sulfon기를 갖는 산성 색소와 단백분자의 polypeptide chain에 함유되는 염기성 화학기와 결합하므로서 염색이 이루어지는 데, 단백질 염색액은 ponceau S, amido black 10B, brom phenol blue, lissamine green, coomassie brilliant blue G 250, nigrosine, azocarmine, acid fuchsin 등이 있으며, 지질단백의 염색액으로는 oil red O, sudan black B, fat red 7B, nile blue, sudan III, Ozone화 shiff염색 등이 있다.

각 분획에서 α_1-globulin은 전기영동에서 두 번째로 빨리 이동하고, thyroxine binding globulin, α_1-antitryposin, α_1-acid glycoprotein 등을 함유하고 있으며, 간에서 합성되는 반면에 감염, 염증성 질환에서 albumin은 증가하고 α_1-globulin은 감소한다.

α_2-globulin은 전기영동에서 세 번째로 빠르게 이동하고, 이 분획에는 haptoglobin, ceruloplasmin, macroglobulin 등이 함유되어 있으며, reumatoid관절염 및 홍반성 낭창과 같은 염증상태 혹은 심근경색시 증가한다.

β-globulin은 네 번째로 빨리 이동하는 분획으로 hemopexin, transferrin, complement C_3, β-lipoprotein 등이 함유되고, 여러 가지 지혈증에서 상승한다.

γ-globulin은 전기영동에서 가장 느리게 이동하는 분획으로 면역 글로브린(IgA, IgM, IgG 성분이 존재하고 주로 세망내피계에서 합성된다. prealbumin은 간에서 합성되고 분자량이 54,000정도이며, 전기영동시 albumin보다 더 양극쪽으로 더 빨리 이동하는 분획으로서 가시적으로 나타나지 않는다. 이 성분의 기능은 thyroxine과 vitamin A을 수송하는 역할이 있으며, 혈청 중 prealbumin 농도는 약 10~40 mg/dL정도 함유된다.

2) 전기영동의 조작법(Helena제품)

(1) 시약 및 재료

① Cellulose acetate지지체: Titan III plate(Helena제품)

② 완충액(pH 8.6 Ion강도 0.067): Tris-Sod. barbital-Barbital buffer인 한 포장(18 g)을 증류수로 750 mL에 용해시킨다.

③ 염색액(ponceau S): ponceau S 2.5 g과 sulfosalicylic acid 50 g을 칭량하여 증류수로 용해하여 500 mL 되게 한다.

④ 탈색액(5% acetic acid용액)

⑤ 탈수액(absolute methyl alcohol)

⑥ 투명화제(Clear aid): polyethylene glycol 400 4%, methanol 67%, glacial acetic acid 29%의 비율로 혼합하여 사용한다.

(2) 기기 및 기구

① 전기영동 chamber

② Power supply(정전류장치)

③ Sample applicator(검체를 취하는 장치)

④ Sample well plate(검체를 담는 장치)

⑤ Aligning base(검체도포장치)

⑥ IOD incubator(부란기): 37℃ 또는 56℃ 항온기

⑦ Densitometer(농도측정계)

⑧ Stain butt

(3) 조작

① Titan III cellulose acetate membrane plate를 준비하고, 뒷면에 pen으로 기록하고 완충액에 plate 한쪽 끝에서부터 서서히 담가 20분간 방치한다.

② Chamber 양쪽 수조에 완충액 50 mL 씩 붓는다.

③ Sample well plate에 혈청(3 μL) 씩을 채운다,

④ Applicator로 well plate의 혈청을 3~4회 묻힌다.

⑤ 이것을 여과지에 예비 도포한다.

⑥ 담가 두었던 cellulose acetate plate을 꺼내어 여과지 사이에 끼어 눌러서 여분의 완충액을 흡수 제거한다.

⑦ plate를 Aligning base에 놓고 Applicator에 혈청을 충분히 묻히고 곧 plate에 도포한다(누른 상태에서 5초간 기다린다).

⑧ 영동 chamber에서 180 Volt로 15분간 전기영동 한다.

⑨ 영동이 완료되면 ponceau S염색액에 6분간 염색 한다.

⑩ 5% Acetic acid 용액에서 탈색 한다.

⑪ 무수 methanel액에서 plate를 탈수 한다.

⑫ 투명화제에 3분~5분간 담가 둔다.

⑬ 수평면에서 약 1분간 건조하고 IOD incubator(56°C~60°C)에서 건조시키면 투명화 된다.

⑭ 파장 525 nm에서 Densitometer로 정량분석 한다.

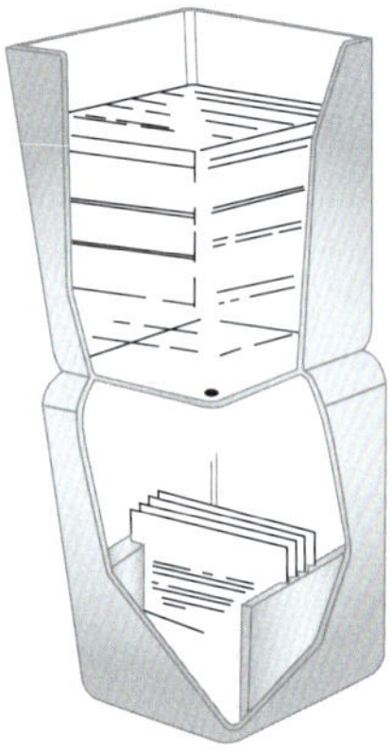

조작(1)

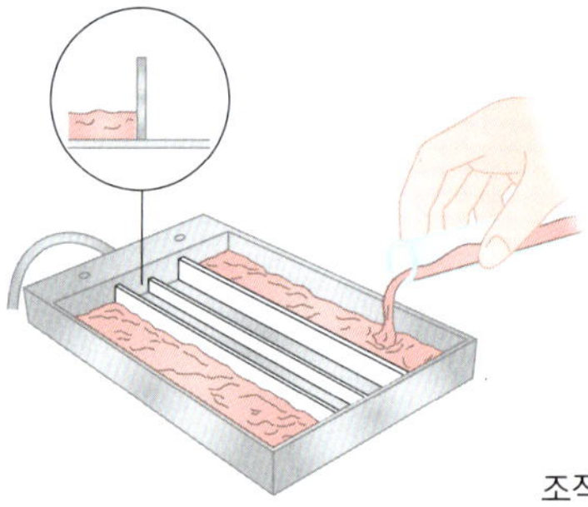

조작(2)

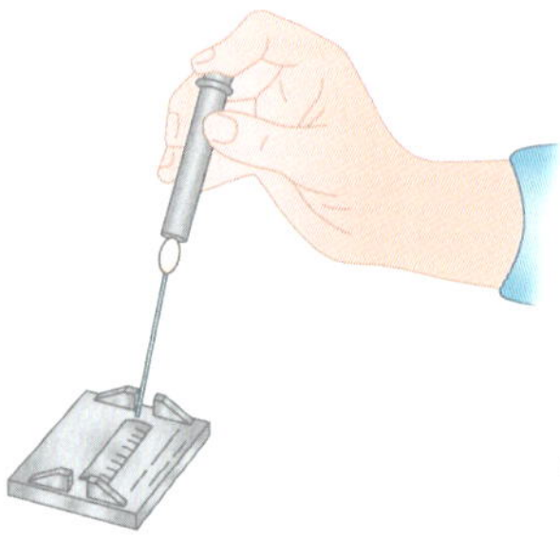

조작(3)

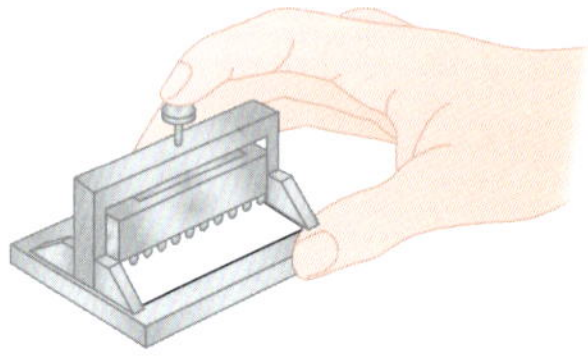

조작(4)

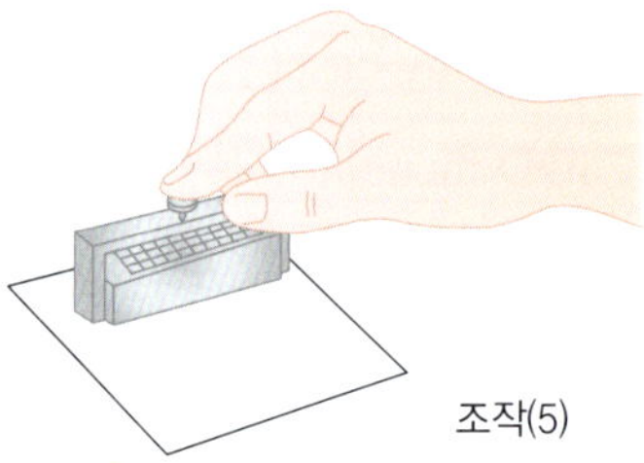

조작(5)

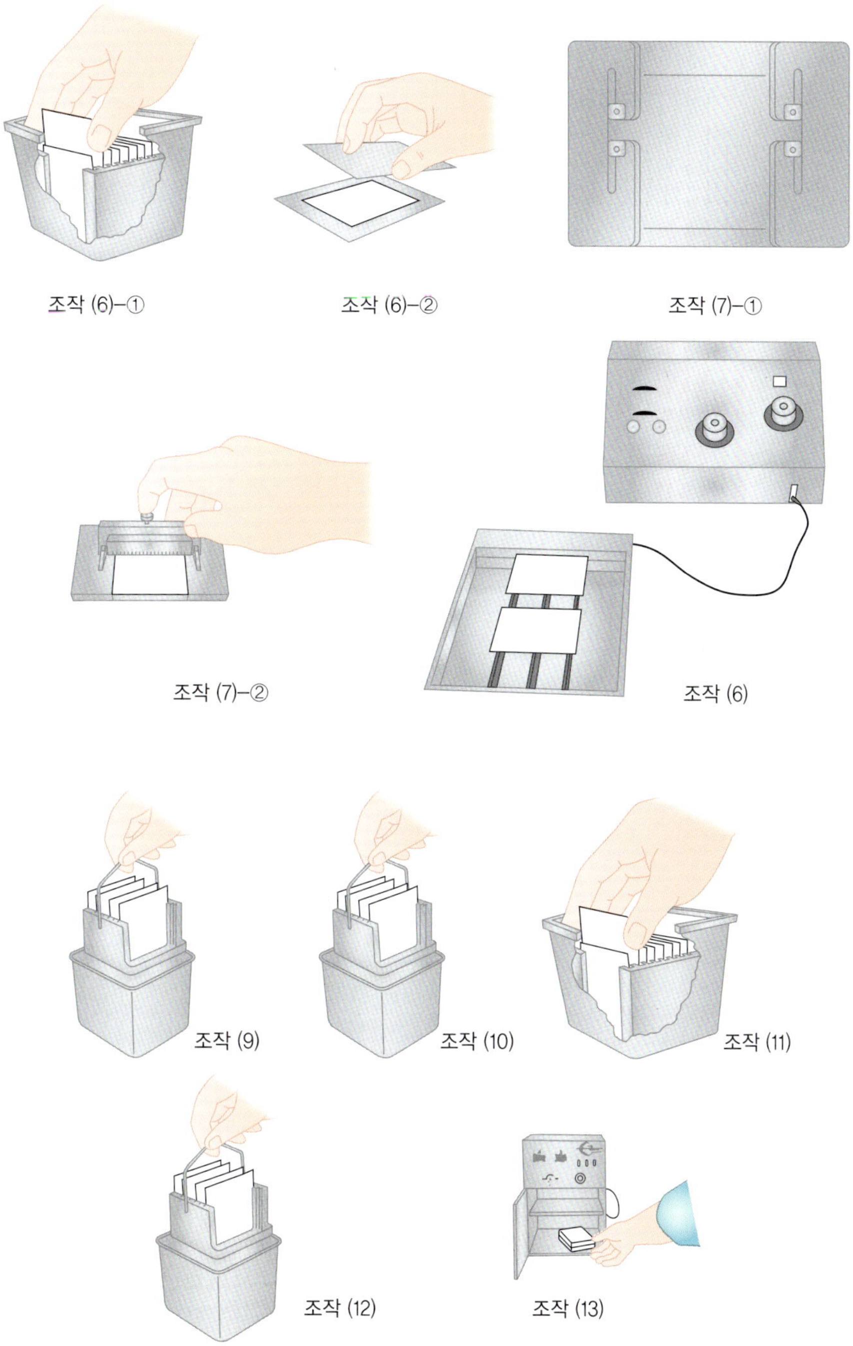

13-1. 단백질 전기영동 순서

(4) 결과의 예

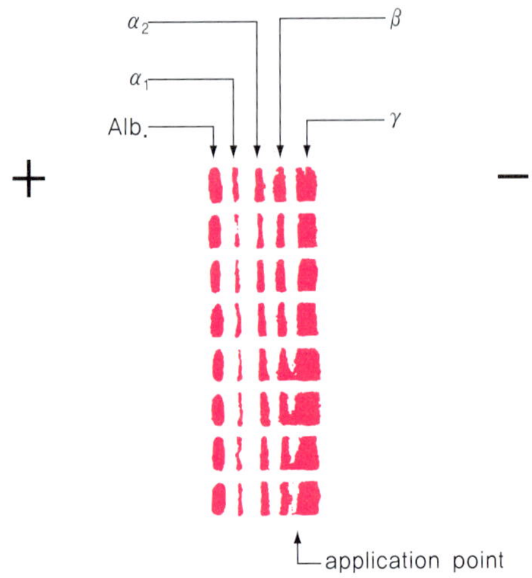

Cellulose acetate 벽에
염색된 분획도

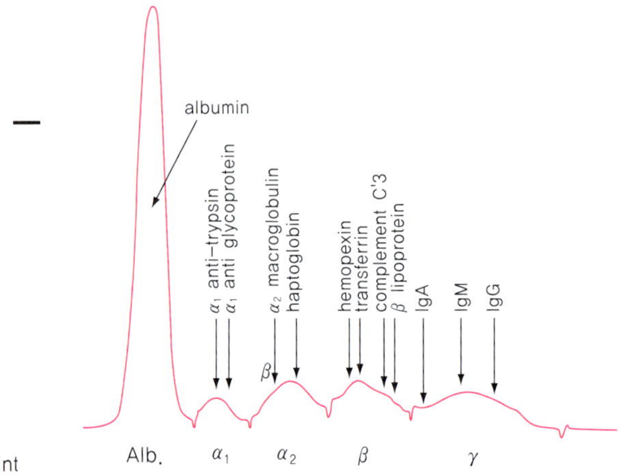

Densitometry 된 serum protein pattern 과
각 분획에 존재하는 혈청성분

(5) 정상치

	Cellulose acetate	paper
Albumin 분획	62~71%	62.5~66.1%
α_1-globulin 분획	2.8~4.1%	3.5~4.3%
α_2-globulin 분획	5.7~9.9%	5.5~6.7%
β-globulin 분획	6.1~10.7%	9.0~10.4%
γ-globulin 분획	9.0~18.3%	14.6~16.8%

⊙ 실험보고서 ⊙

년 월 일

제목		학번		성명	

⊙ 실험보고서 ⊙

년 월 일

제목		학번		성명	

4 Agarose 전기영동법(lipoprotein용)

1) 시약

(1) Veronal buffer (pH 8.6 이온강도 0.05)

Sod. barbital ········ 10.3 g

Barbital ········ 1.84 g

증류수 ········ 1 L

(2) Agarose

(3) oil red O용액

0.4 g oil red O를 칭량하여 80% methanol 500 mL을 가하고 끓여 녹이고 37℃ 부란기에 방치 여과하여 상층액을 사용한다.

(4) 고정액: 75% ethanol에 5% 빙초산이 함유되도록 한다.

2) 조작법

(1) agarose plate제작

0.8 g의 agarose를 100 mL veronal buffer에 넣고 가열 용해하고 식기 전에 slide glass당 2 mL씩 분주하여 수평판에서 굳힌다. plate 중앙부에 1 mm×9 mm 되게 2개의 홈을 간격을 두고 만든다.

(2) plate를 영동장치에 고정, 여과지로 전기적으로 연결하고 혼상 검체 10 uL씩 취하고, 200 volt에서 15분간 영동한다(이때 영동정도를 관찰하기 위하여 BPB를 지시약으로 한 검체 하나를 사용하면 좋다).

(3) 고정액에 담구어 30분 방치한다.

(4) 부란기(50~60℃) 또는 hot plate에서 건조한다.

(5) Oil red O 염색액에 담구어 16시간 염색하고 수세한 다음 건조한다.

3) 주의사항

상기 원법이나 약간의 수정을 가한바

① 영동시간을 단축하기 위하여 plate 제조용(오나)층액을 1 : 3(완충액 : 증류수)로 희석한다.

② 저농도의 alcohol용액에서 lipid의 일부가 용해된다는 설에 따라 보다 고농도인 80% methanol 염색용매를 사용한다.

⊙ 실험보고서 ⊙

년 월 일

제목		학번		성명	

14 비단백 질소 (Non protein nitrogen)

1) 서론

혈액 중 단백질을 제외한 모든 질소화합물 중에 포함되어 있는 질소를 비단백질소(NPN, non protein nitrogen)라고 하며, 그 주성분은 45~50%를 차지하는 urea nitrogen을 비롯하여 uric acid, creatinine, creatine, ammonia 및 amino acid 등으로 구성되어 있으며, 나머지 질소화합물을 잔여질소라 한다.

비단백질소는 단백질이나 요산대사의 중간산물 및 대사종말산물로써 체내에서 생성되나 콩팥에 의해 배설되어 혈중 농도를 일정하게 유지하면서 분포되어 있다.

특히 혈중 질소가 증가하는 경우는 단백질에 의한 이화작용의 항진, 콩팥으로부터 배설능력의 감소에 기인한다. 검체는 질소를 포함하지 않는 항응고제를 사용할 수 있고, 제단백법에 따라 농도 차이가 있으나, 주로 Folin-Wu법을 사용하였으나 근래에는 제단백을 하지 않고 직접 분석한다. 혈청중 NPN의 참고치는 측정법에 따라 차이가 있으나 20~35 mg/dL정도이고, 혈액중에는 25~50 mg/dL로서 전혈의 농도가 혈청농도보다 높다.

총 NPN의 측정법은 Kjeldahl-Nessler법, phenate hypochlorite법 및 Rappaport법 등이 있느나 임상적의의가 낮아 근래에는 거의 분석되지 않는다.

2) 측정법

(1) Kjeldahl–Nessler 법

검체의 제단백 여액에 촉매($CuSO_4$) 존재 하에서 농황산을 가하고 가열하면 ammo-nium ion이 생성되고 알칼리에 의해 생성된 ammonia에 Nessler시약을 가하여 반응시키면 황색~등적색을 형성하는 데, 이것을 비색 정량한다.

(2) Phenate hypochlorite 법

검체의 제단백여액에 촉매($CuSO_4$) 존재 하에서 농황산을 넣고 가열하면 중간생성물인 amm. sulfate가 생성되고, 알칼리에 의해 생성된 ammonia에 hypochlorite와 phenol을 가하여 반응시키면 청색을 얻는데, 이것을 비색 정량한다.

(3) Rappaport 법

제단백 여액을 알칼리 하에서 sod. hypobromite을 작용하면 탈아미노화시키고, 남은 sod. hypobromite에 산성 하에서 pot. iodide을 반응시키면 iodine이 유리된다. 유리된 iodine을 옥도법으로 적정하여 총 NPN량을 측정한다.

1 요소질소(Urea nitrogen)의 측정

1) 서론

요소는 주로 간에서 합성되는데, 음식물 중의 단백질은 각종 단백질효소의 작용으로 amino산으로 분해되어 장관에서 흡수되어 문맥을 통해 간장으로 운반된다. 체조직으로부터 분해된 amino산과 함께 amino acid pool을 형성하고 체내 단백질을 합성하기도 하며 과량의 amino산일 때는 혈중 농도를 일정하게 조절하기 위해 탈아미노화 반응이 일어나 ammonia가 생성된다.

조직에서 생성된 ammonia는 glutamine으로 합성되어 간으로 운반되고 glutaminase의 작용으로 유리되어 간장에서 오르니틴 회로(ornithine cycle, urea cycle)를 거쳐 urea로 합성된다. ammonia는 강한 독성을 나타내는 반면, urea는 인체에 무해한 것으로 체액으로 방출되고 세포내외로 쉽게 확산된다. 요소는 다시 대사에 참여하지 않고 혈류를 거쳐 콩팥을 통해 요로 배설된다. 생리적 변동에서 신생아는 성인에 비해 4~5 mg/dL 정도 높다. 일내변동은 하루 중, 낮에는 높고, 밤에는 낮으나 심한 운동 후, 설사, 구토, 발열 후에는 높은치를 나타내고 단백질 섭취에 따라 증감이 일어난다. 용혈이 있을 경우 적혈구 중의 요소함량은 혈청의 80%정도에 달하므로 용혈에 의한 직접적인 영향은 없다. 특히 urease는 SH효소이기 때문에 2가 금속에 의해 저해를 받는데 Ag^{+} 〉 Hg^{++} 〉 Cu^{++} 〉 Cd^{++} 〉 Co^{++} 〉 Ni^{++} 〉 Mn^{++} 순으로 영향을 받는다.

요소는 체내 단백대사의 최종산물로서 그 70%는 콩팥을 통해 배설되므로 혈청중의 요소질소는 신기능을 잘 반영한다. 요소질소량은 신기능 장애(콩팥의 배설장애, 다량의 단백섭취, 조직단백의 붕괴) 이 외에도 심장질환, 탈수, 출혈이 있을 때 증가하며, 특히 신부전과 요독증에서는 현저히 증가한다. 반면에, 요소질소량, 비단백질소 및 creatinine의 결과치를 종합하여 판정하므로서 콩팥질환의 진단에 도움이 된다.

BUN (Blood urea nitrogen) 은 요소 중의 질소성분으로 실제 측정되는 것은 요소이지만 우리나라에서는 BUN으로 표현하고 있으나 BUN이 아니고 urea라는 이름으로 사용될 가능성이 높다.

임상적 의의는 요독증, 신부전, 요로폐쇄, 당뇨병성 혼수, 소화관 출혈, shock, 조직단백의 이화항진 등에서 증가하는 반면, 감소하는 질환은 간기능부전, 임신, 조직단백의 이화감소 등이다.

임상적 의의

증가하는 질환	감소하는 질환
1) 일과성 질소혈증(20~30 m/dL) ① BUN과잉생산 단백의 다량섭취, 절식, 당뇨병, 중증간질환, 고열, 악성질환 ② 탈수(혈액농축) 2) 지속성 질소혈증(30~60 mg/dL) 핍뇨, 요로 폐쇄, 신기능경도저하, 고혈압, 통풍, 골수종, 항생제투여 3) 지속성 질소혈증(60~100 mg/dL) 신부전증, 간경변증(복수저류) 4) 지속성 질소혈증(100~400 mg/dL) 요독증(신부전)	1) 임신 2) 급성 간부전 3) 요붕증 4) 저단백식사 5) 강제 디뇨증

측정법에는 urease를 이용한 urease-Nessler법, urease-indophenol법 및 자외부법이 있으며, 이들 중 urase-indophenol법은 요소에 대한 특이성, 간편성 및 감도가 양호하여 널리 이용되고 있다. 또한 Fearon반응을 이용한 oxime법, 그리고 urease-GLDH법 및 Dry chemistry법 등이 있다.

- **Nesslerization**

  ammonia에 Nessler시약을 가하여 반응시키면 황색~등적색을 나타내는 반응을 의미한다.

2) 측정법

(1) Urease–GLDH (Kinetic method, 초속도법, 자외부법)

① 원리

현재 임상에서 사용되는 검사법으로 Urea에 urease의 작용으로 암모니아와 탄산을 생성한다. 생성된 암모니아에 glutamate dehydrogenase 촉매작용하에 NAD (P)H와 α-ketoglutaric acid를 반응시키면 glutamate와 NAD (P)가 생성되는데, 이때 파장 340 nm에서 흡광도의 감소율을 측정하여 요소질소량을 계산한다.

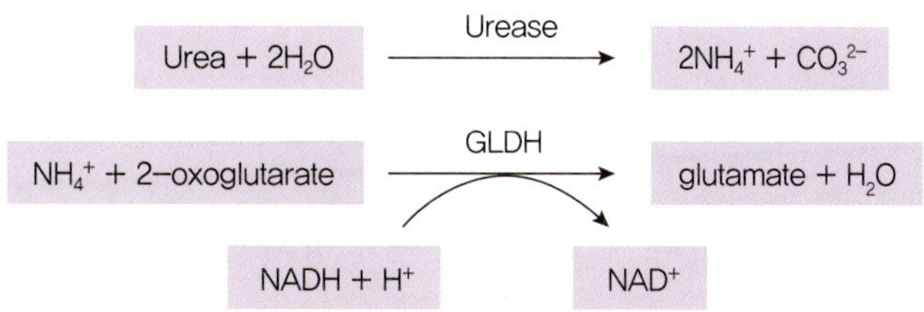

GLDH = glutamate dehydrogenase (EC 1.4.1.3)

② **검사준비**

1) 검체는 혈청, 혈장 및 소변의 검사가 가능하다.
2) 검체 용기는 암모늄 헤파린을 사용을 금지한다.
3) 요소 자체는 안정하여 실온에서 수일 동결 보존하면 6개월은 안정하나 세균오염이 있으면 요소가 분해되기 때문에 주의가 필요하다.

- **소변 검체의 경우**

24시간 동안 수집품은 수집 전에 용기에 박테리아 분해를 방지하기 위해 방부제로 티몰을 추가한다. 소변의 요소는 실온에서 4일 동안 안정적이다.

소변 검체는 분석 전에 물로 1:100(1+99) 희석하여 검사한다.

4) 시약

- R1 Urea standard
- R2 Tris buffer pH 8.5, a-ketoglutarate, GLDH, Urease
- R3 NADH

340 nm manual 검사절차

1) 흡광도 감소율은 340 nm에서 측정되며 검체의 요소 농도에 정비례한다.
2) Standard와 시약을 혼합하여 30초 항온 반응시킨 후 흡광도를 측정한다 : A1
3) 정확히 1분 후 standard의 흡광도를 한 번 더 측정한다 : A2
4) 검체와 시약을 혼합하여 30초 항온 반응시킨 후 흡광도를 측정한다 : A1

흡광도 A1을 읽는다. 정확히 1분 후 표준 또는 표본의 흡광도 A2를 읽는다.

5) 정확히 1분 후 검체의 흡광도를 한 번 더 측정한다 : A2
6) 공식을 사용하여 Standard 및 검체에 대한 흡광도 변화(ΔA)를 계산한다.

$\Delta A = A1 - A2$

7) 검체의 농도계산

$$Urea\ concentration = \frac{Absorbance\ of\ specimen\ \Delta A}{Absorbance\ of\ standard\ \Delta A} \times standard\ value$$

8) 단위환산

mg/dL × 0.166 = mmol/L

BUN = Urea / 2.14

- **자동화 검사절차**

자동 분석기에 대한 절차는 장비의 제조사의 사용자 정의에 따라 설정하여 검사를 진행한다.

⊙ 실험보고서 ⊙

년 월 일

제목		학번		성명	

⊙ 실험보고서 ⊙

				년　월　일	
제목		학번		성명	

(2) Urease–Indophenol 법

① 원리

요소는 urease작용에 의해 특이적으로 분해하여 암모니아와 탄산을 생성한다. 생성된 암모니아는 sod. nitroprusside를 촉매로 하여 salicylic acid와 sod. hypochlorite를 가하면 chloramine으로 되고, 이어서 청색의 indophenol이 생성되는데 이것을 비색 정량한다.

- **Berthelot반응**

  ammonia에 phenol과 sod. hypochlorite 가하고 알칼리하에서 반응하면 청색을 나타내는 반응을 의미한다.

② 시약

a. 효소시약(Urease)

b. 효소용해액(Sod. salicylate, Sod. nitroprusside)

c. 발색시약(Sod. hydroxide, Sod. hypochlorite)

d. 표준액(urea)

- **효소시약의 조제법**

  효소시약 1병을 효소용해액 1병으로 기포가 생기지 않도록 용해한다. 조제한 효소시약은 실온에서 1주일, 냉암소에서는 2개월간 안정하다.

③ 기기 및 기구

a. Spectrophotometer

b. 37°C water bath

c. Voltex mixer

d. Centrifuge

e. Test tube

f. Lambda Pipette 또는 Auto pipette

④ 측정조작법

a. 시험간 3개를 준비하고, 시험관에 B(맹검용), S(표준액용), T(검체용)를 표기한다.

b. B관에는 증류수 0.02 mL, S관에는 표준액 0.02 mL, T관에는 혈청 0.02 mL씩 각각 취하고 효소용액을 2.0 mL씩 가하고 잘 혼합한다.

c. 37°C 항온조에서 5분간(실온에서는 15분간) 가온하고, 정색시약 2.0 mL씩을 각 시험관에 가하고 혼합 후 다시 37°C 항온조에서 10분간 반응시킨다.

d. 시간이 되면 꺼내어 60분 이내에 맹검을 대조로 하여 파장 580 nm에서 각각의 흡수도를 측정한다.

⑤ **계산**

$$\text{혈청요소질소량(mg/dL)} = \frac{\text{검체의 흡광도}}{\text{표준액의 흡광도}} \times \text{표준액 농도}$$

⑥ **주의사항**

a. 용해한 효소시약은 빛의 영향을 받기 쉬우므로 차광 보존해야 한다.

b. 시험관 등의 초자기구는 암모니아의 오염을 방지해야 한다.

c. 효소반응이나 정색반응은 모두 5분 이상 60분 이내이면 지장이 없다.

d. 방해물질인 bilirubin(20 mg/dL), hemoglobin(200 mg/dL)은 측정치에의 영향은 거의 없다.

e. 검체를 장기 보존할 때는 −20℃이하에서 보존해야 한다.

f. 표준액은 알부민 용액이므로 정제수로 희석하여 사용하지 않아야 한다.

⑦ **정상 참고치**

- 혈청: 7.5~20 mg/dL
- 요: 12~20 g/day

(3) Oxime 법

① **원리**

혈청중의 urea는 산성 용액 중에서 diacetylmonoxime과 thiosemicarbazide를 가하고 가열반응하면 적색의 유색물질이 생성되는데, 이것을 비색 측정한다.

- **Fearon반응**

  Urea에 diacetylmonoxime을 가하고 산성 하에서 가열하면 황색을 나타내는 반응을 의미한다.

② **시약**

a. Diacetylmonoxime시약: Diacetylmonoxime 3.0 g과 thiosemicarbazide 0.15 g을 증류수에 녹여서 전량이 500 mL되게 한다.

b. 34% phosdphoric acid용액

농인산 400 mL를 증류수로 희석하여 전량 1 L가 되게 한다.

c. 보존표준액(100 mg/dL)

urea 214 mg을 정확히 칭량하여 증류수 80 mL에 용해시키고, 농황산 0.5 mL을 가하여 혼합한 후 증류수를 가하여 전량 100 mL가 되게 한다.

d. 사용표준액(20 mg/dL)

보존표준액 2.0 mL에 증류수 8 mL를 가하여 희석한다.

③ **기기 및 기구**

a. Spectrophotometer

b. 100°C water bath

c. Voltex mixer

d. Centrifuge

e. lambda Pipette 또는 Auto pipette

f. Test tube

④ **측정조작법**

a. 맹검용(B), 표준액용(S), 검체용(T)의 시험관 3개를 준비한다.

b. B관에는 증류수 0.02 mL, S관에는 표준액 0.02 mL, T관에는 혈청 0.02 mL를 각각 취한다.

c. 각 시험관에 diacetylmonoxime시약 0.5 mL와 34% phosphoric acid 2.5 mL씩을 각각 가하고 혼합한다.

d. 3개의 시험관을 동시에 100°C water bath에서 20분간 가열하고 냉각한다.

e. 맹검을 대조로 하여 파장 540 nm에서 각각의 흡수도를 측정한다.

⑤ **계산**

$$\text{혈청 urea nitrogen량(mg/dL)} = \frac{\text{검체의 흡광도}}{\text{표준액의 흡광도}} \times \text{표준액 농도}$$

⑥ **주의사항**

a. 혈청 량이 미량이므로 정확히 취해야 한다.

b. 100°C에서 가열할 때 3개의 시험관을 동시에 실시해야 한다.

c. 강산을 사용하므로 항상 주의를 해야 한다.

(4) Urease–Nessler법

① **원리**

검체에 urease를 작용시키면 ammonia와 탄산이 생성된다. 생성된 ammonia는 Nessler시약과 반응하여 황적색을 형성하는데, 이것을 비색 측정한다.

2 Creatinine 및 Creatine측정

1) 서론

Creatinine은 creatine phosphate로부터 생성된 creatine의 비효소적 탈수물이며, 생체내에서는 전혀 이용되지 않고 배설된다. 요중 creatinine배설량은 일정하며(총 근육량에 비례), 세뇨관에서 재흡수가 안되고, 식사 등의 외인성의 영향을 받지 않고, 요량에도 좌우되지 않으므로 요소질소보다 더 유용하고 신장질환(사구체여과능, GFR)에 대한 지표가 된다. 크레아티닌 검사법의 다양성은 eGFR 계산값에 영향을 줄 수 있으므로, 크레아티닌 검사의 질 관리 등 매우 중요하다.

생리적 변동에서 남자가 여자보다 10~20%정도 높은 농도를 나타내고, 출생시는 낮은치를 보이다가 서서히 증가한다. 한편 고지혈증과 황달인 혈청은 제단백 여액을 사용하면 영향이 없으며, 용혈 혈청도 큰 영향은 없으나 적혈구내에 Jaffe반응 물질이 혈청내 농도의 약 10배 정도 포함되어 있는데, 그 물질은 단백질, glucose, ascorbic acid, guanidine, acetone, acetoacetic acid, pyruvate 등이 있다.

혈청 creatinine은 경도의 근육 발육이상(근이양증)과 요붕증에서 낮은 치를 나타내며, 급.만성 사구체신염, 신실질 장애, 심부전증, 탈수증, 요로폐쇄성 질환에서 증가한다.

측정법에는 Jaffe반응을 이용한 비색법(Folin Wu변법)은 특이성은 없으나, 임상에 이용되고 있으며, 그밖에 Lloyd시약을 이용한 Owen법과 Creatinine deaminase법 및 효소법 등이 있다. Creatine은 간장, 소장점막 및 췌장에서 arginine과 glycine으로부터 guanidinoacetic acid가 생성되고, 이것이 간에서 methionine의 methyl기를 받아 guanidinoacetic acid가 methyl 화되어 creatine을 합성한다. 생성된 creatine은 근육과 뇌로 운반되어 인산화되어 고에너지 화합물인 creatine-phosphate가 되어 근육 수축시 에너지로 공급된다. 근육의 creatine은 1~2% 정도가 매일 creatinine으로 전환되며, creatine과 creatinine은 사구체로부터 여과되나 세뇨관에서 creatine은 재흡수가 되지만 creatinine은 재흡수가 되지 않는다. 생리적 변동에서 혈청 creatine은 여자가 남자에 비해 20~30% 정도 높으며, 생후 6개월에서 15세까지 높은치를 나타내고 과격한 운동에서도 높게 나타난다. creatine이 증가하는 경우는 근육질환, 갑상선 기능항진증, 영양실조, 열성질환, 종양, 당뇨병 등에서 증가하고, 감소하는 경우는 갑상선 기능저하증, 간질환 등이다.

정상범위에서 남자는 0.17~0.5 mg/dL이고, 여자는 0.35~0.93 mg/dL이며, 측정법은 직접 측정할 수 없고, 산성하에서 가열, 탈수시켜 creatinine을 생성시킨 후 Jaffe 반응을 이용하여 측정한다.

2) Creatine 측정법

① 원리

제단백여액에 산성하에서 가열하면 creatine이 탈수되어 creatinine으로 전환된다.

전환된 creatinine과 기존 creatinine에 알칼리성 picrate를 가하여 반응하면 등적색이 생성되는데, 이것을 비색 측정한다(총 creatinine량). 기존의 creatinine은 알칼리성 picrate와 반응하여 얻어진 등적색을 비색 측정한다(기존creatinine량). 총creatinine량에서 기존creatinine량을 빼면 전환된 creatinine량을 얻는데, 이 결과치에 1.16을 곱하면 creatine량을 얻는다.

3) Creatinine측정법

혈청 크레아티닌을 측정방법은 절대법(definitive method)인 isotope dilution mass spectrometry (IDMS)법과 참고법(reference method)인 high performance liquid chromatography (HPLC)법이 있고 실제 검사실에서 사용되는 방법으로는 Jaffe 반응을 이용한 화학적 방법, creatininase, creatine deaminase 등을 이용하는 효소법이 있다.

(1) Creatinine측정(Jaffe반응)

① 원리

크레아티닌 측정용 시액은 알칼리용액 중에서 picric acid와 크레아티닌이 반응하여 등적색을 형성(Jaffe 반응)하여 생성된 등적색 물질을 520 nm에서 비색 측정한다.

- **Jaffe반응**

creatinine이 alkaline picrate와 반응하여 등적색을 나타내는 반응을 의미한다.

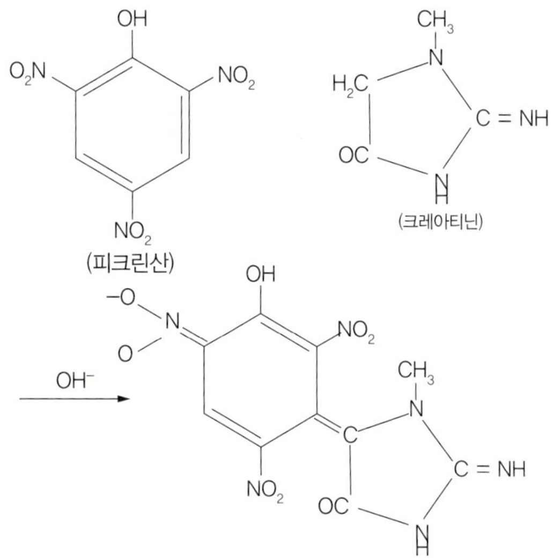

피크린산-크레아티닌

② 특징

① 피크린산에 제단백, 정색의 양기능을 부여하였기 때문에 따로 제단백 시액이 필요 없다.
② Blank용 시액, 표준액은 제단백 조작이 필요 없이 알칼리에서 직접 발색되므로 간단하다.
③ 측정파장을 520 nm로 하여 혈청 중에 함유된 chromogen의 Jappe 반응 간섭도를 최소로 한다.
④ 시약의 안정성, 재현성이 양호하여 장기간 안정된 치를 얻을 수 있다.

③ 시약내용

- picric acid(제단백 정색시약)

- 4.0N 수산화나트륨용액(알카리시약)
- 크레아티닌표준액

측정조작법

	검체	표준	시약 Blank
검체혈청	0.2 mL		
크레아티닌표준액		0.2 mL	
Blank(맹검)			0.2 mL
Picric acid	2.0 mL	2.0 mL	2.0 mL
0.4N NaOH 용액	1.0 mL	1.0 mL	1.0 mL

20분간 실온에 방치후, 시약 Blank를 대조로 하여 파장 520 nm에서 흡광도 측정

- **계산법**

$$\text{혈청 크레아티닌산(mg/dL)} = \frac{\text{검체의 흡광도}}{\text{표준의 흡광도}} \times \text{표준액 농도}$$

- **검량선의 작성**

그래프용지의 X축에 농도(mg/dL)와 Y축에 흡광도와의 대응점을 잡아서 검량선에 작성한다.

- **측정상의 주의사항**

(1) 크레아티닌의 측정은 실온에 의한 영향을 받기 쉬우므로 온도 변화가 심한 곳에서는 원심 분리후의 조작에 항온조를 사용하면 더욱 안정한 Data를 얻을 수 있다.

(2) 4.0 N NaOH는 10배 희석하여 0.4 N NaOH로 한다. GOT, GPT용 0.4 N NaOH와 병행하여 사용하여도 무방하다.

- **참고치**

혈중 크레아티닌 농도의 정상범위는 0.7~1.4 mg/dL 이다. 근육에서 합성되므로 근육량에 비례하여 남자가 여자보다 더 높다. 혈액검사의 정상 범위는 성별, 나이, 임신 여부, 검사를 시행하는 기관, 검사 방법에 따라 차이가 있을 수 있다.

- 남자: 1.05~1.65 mg/dL
- 여자: 0.9~1.0 mg/dL

임상적 의의

증가하는 질환	감소하는 질환
1) 사구체여과량의 저하, 급·만성 사구체 신염, 급·만성신부전, 울혈성 신부전, Shock 2) 근세포 증대, 말단비대증, 거인증 3) 혈액농축, 탈수증, 화상 4) 약물투여, 당뇨병성, acidosis	1) 요중 배설량의 증량, 요붕증, 임신 2) 근Dystrophy, 갑상선 질환, 근위축 3) 생성장해, 간장애

⊙ 실험보고서 ⊙

년 월 일

제목		학번		성명	

⊙ 실험보고서 ⊙

년 월 일

제목		학번		성명	

(2) Creatininase 효소법

① 원리

creatinine은 효소법은 여러 단계의 효소반응을 통해 크레아티닌 농도를 정량하는 방법으로, 효소 반응의 특성상 Jaffe like chromogen에 의한 간섭 영향이 적어 보다 정확한 크레아티닌농도 측정이 가능하나 검사 비용이 Jaffe법에 비하여 높은 단점이 있다. 건식화학측정법으로 사용하는 방법에 응용되기도 한다.

효소 크레아티니나제(EC 3.5.2.10; 크레아티닌 아미디노하이드롤라제)를 사용하여 크레아틴과 암모니아를 생성하며, 크레아티나제는 사르코신과 요소를 생성하고, 사르코신 옥시다제(EC 1.5.3.1; 글리신, 포름알데히드 생성)를 사용하여 추가 효소 매개 단계로 측정한다. 여기서 생성된 과산화수소는 다양한 방법으로 검출할 수 있다.

$$\text{creatinine} + H_2O \xrightarrow{\textit{creatininase}} \text{creatine}$$

$$\text{creatine} + H_2O \xrightarrow{\textit{creatinine}} \text{sarcosine} + \text{urea}$$

$$\text{sarcosine} + O_2 + H_2O \xrightarrow{\textit{sarcosine oxidase}} \text{formaldehyde} + \text{glycine} + H_2O_2$$

$$\text{indicator (reduced)} + H_2O_2 \xrightarrow{\textit{peroxidase}} \text{indicator (oxiized)} + 2H_2O$$

(3) Deaminase 효소법

① 원리

creatinine은 가수분해효소인 creatinine deaminase의 작용으로 1-Methylhydantoin과 ammonia가 생성된다. 생성된 ammonia에 a-glutamic acid와 NADPH을 가하고 GDH의 촉매작용에 의해 L-glutamate와 NADP가 생성되는데, NADPH가 NADP로 산화되면서 흡광도가 감소되는데 흡수도의 감소율을 측정하여 creatinine량을 산출한다.

3 Uric acid측정

1) 서론

요산은 핵산 및 purine염기의 종말 대사산물이다. 즉, purine nucleotide의 이화작용에 의해 생성되는 염기인 adenine, guanine의 대사산물로서 식이중의 purine체, 체조직의 붕괴로 생성되는 purine체에서 유래된다. 요산의 합성은 불분명하나 골수가 중심역할을 하고 간장 및 근육 등에서도 합성되는 것으로 알려져 있는데, 혈중의 대부분은 Sod. urate로 존재하며, 체액으로 유출되어 약 70%가 요로 배출되고 나머지는 소화액, 땀, 타액 및 분변으로 배출된다.

합성과정은 AMP와 GMP에 5-nucleotidase의 작용에 의해 adenosine과 guanosine이 생성되고, adenosine에 adenosine deaminase가 작용하면 inosine이 생성되며 반면, guanosine은 nucleotidase 작용에 의해 guanine 이 생성되고, deaminase에 의해 xanithine이 형성되며, xanithine oxidase에 의해 요산이 합성된다. 요산은 백색, 무취, 무미한 결정체로서 alcohol, ether에 녹지 않고, 물에도 녹지 않으며, 일부 알칼리용액에서 녹는다.

생리적 변동은 성별에 따라 차이가 거의 없으나 남자가 1~2 mg/dL정도 높고, 연령에서는 여자 20~30세에서 약간 남자보다 낮아지나 폐경기 이후에는 증가한다. 일내변동은 하루 중 오전에 높고 오후에는 낮아지며, 계절에는 변화가 없다. 운동에 의해 1~2 mg/dL정도 증가를 보이고, 식이에 의한 영향이 크다. 또한 용혈은 적혈구내에 2.5 mg/dL 정도 존재하므로 직접적인 영향은 없으나, ascor-bic acid나 SH화합물(glutathione 등)에 의해 영향을 받는다. 특히 검체는 potassium염을 함유한 혈액이나 혈장은 phosphotungstate와 결합하여 난용성인 혼탁을 형성하여 측정에 영향을 준다.

생체 내에서의 purine체 대상이상을 일으키는 질환을 파악하는 데 유용한 지표가 된다. 즉, 통풍(정상인의 3~30배까지 증가), 관절류마티스, 백혈병 등을 진단하는데 이용된다.

임상적 의의

증가하는 질환	감소하는 질환
1) 통풍 2) 골수 증식성 질환 : 백혈병, 다혈증, 악성빈혈 3) 만성 신부전, 당뇨병 4) Acidosis : 고지방식, 기아, 비만, 과음 5) 관절류마티스 6) 악성종양, 고혈압증 7) 약물투여	1) 요세관 흡수장애 : Fancoi증후군, 만성 카드늄중독, Multiple myeloma, Alcohol중독증 2) 생합성의 저하 : 간질환, 합성효소 활성저하, 선천성Xanthine oxidase 결손증 3) 임신

측정법에는 요산의 환원력을 기본으로 하는 Henry법, Brown법 등이 있으며, 효소의 특이성을 이용한 uricase-POD법이 최근에 널리 사용되고 있다.

2) 측정법

(1) Uricase-peroxidase법

① 원리

혈청 중의 요산은 uricase에 의해 산화되면 allantoin, H_2O_2와 CO_2를 생성한다. 생성된 H_2O_2는 peroxidase작용에 의해 4-aminoantipyrine과 TOPS를 산화적으로 축합시켜 생성되는 청자색의 quinone형을 비색정량한다.

② 시약

a. 효소시약(uricase, 4-aminoantipyrine, POD, ascorbic oxidase)

b. 완충액(TOPS, Tris buffer)

c. 표준액

• **효소용액의 조제법**

효소시약 1병을 완충액 1병을 완전히 용해한다. 용해한 효소용액은 냉암소 보관하고 3주간 사용이 가능하다.

③ 기기 및 기구

a. Spectrophotometer

b. 37℃ water bath

c. Voltex mixer

d. Lambda Pipette or AutoPipette

e. Test tube

④ 측정조작법

a. 맹검용(B), 표준액용(S), 검체용(T)의 시험관 3개을 준비한다.

b. B관에는 증류수 0.05 mL, S관에는 표준액 0.05 mL, T관에는 혈청 0.05 mL를 각각 정확히 취한다.

c. 각 시험관에 효소용액 3.0 mL씩을 가하고 혼합한 후 37℃ 항온조에서 5분간 가온한다.

d. 60분 이내에 맹검을 대조로 하여 파장 550 nm에서 각각의 흡수도를 측정한다.

⑤ 계산

$$\text{uric acid량(mg/dL)} = \frac{\text{검체의 흡광도}}{\text{표준액의 흡광도}} \times \text{표준액 농도}$$

⑥ 정상 참고치

- 남자: 3.0~7.5 mg/dL
- 여자: 2.6~6.0 mg/dL

⑦ 주의사항

a. hemoglobin은 약간의 정의 오차를 일으킨다.

b. 검체는 오염이 되지 않도록 한다.

c. bilirubin은 약간의 부오차를 일으킨다.

d. ascorbic acid 보통 혈중 농도에는 영향이 없지만, 높은 농도인 경우는 부의 오차를 일으킨다.

e. 검체 및 표준액은 미량이므로 정확히 취하도록 한다.

⊙ 실험보고서 ⊙

년 월 일

제목		학번		성명	

⊙ 실험보고서 ⊙

년 월 일					
제목		학번		성명	

(2) Henry법

① 원리

제단백여액중의 uric acid는 알칼리(sod. carbonate)조건에서 phosphotungstic acid를 환원시켜 청색의 tungsten blue를 형성하는 데, 이것을 비색 측정한다.

② 시약

a. Folin Wu제단백시약

b. 10% sod. carbonate용액

c. phosphotungstic acid용액

sod. tungstate 10 g을 정확히 칭량하고, phosphoric acid 8 mL를 취하여 증류수 42 mL에 용해 희석한 후 2시간 환류시킨 다음 냉각 후 증류수를 가하여 전량이 1 L되게 한다.

d. 보존표준액(1 mg/mL)

청결한 용기에 증류수 50~60 mL를 취하고 uric acid 0.1 gm, $LiCO_3$ 0.06 g을 칭량하여 넣고 용해한 후 1N H_2SO_4용액 2.5 mL를 가한 다음 증류수를 가하여 전량이 100 mL되게 한다.

e. 사용표준액(필요한 농도로 희석하여 사용)

③ 기기 및 기구

a. Spectophotometer

b. Transfer Pipette

c. Magnetic stirrer

d. Voltex mixer

e. Centrifuge

f. Test tube

④ 측정조작법

a. 제단백과정: 혈청 1.0 mL을 시험관에 취하고 증류수 7.0 mL, 그리고 10% sod. tungstate 1.0 mL를 넣고 혼합한 후 2/3 N sulfuric acid 1.0 mL를 서서히 가한 후 충분히 혼합한 후 실온에 5분간 방치 후 2,500 rpm에서 원침한다.

b. 맹검용(B), 검체용(T) 시험관을 준비하고, B관에는 증류수 5 mL, T관에는 제단백여액 5.0 mL를 각각 취한다.

c. 각 시험관에 10% sod. carbonate 1.0 mL씩을 가하고 혼합한 후 phosphotungstic acid용액 1.0 mL씩을 가하고 혼합한 후 실온에서 15분간 방치한다.

d. 맹검을 대조로 하여 파장 700 nm에서 흡수도를 측정한다.

⑤ **표준선작성**

a. 보존용 표준액을 다음과 같이 희석한다.

b. 각 희석액을 5.0 mL씩 취하고 측정조작법과 동일하게 실시하여 흡수도를 측정한다.

보존표준액(mL)	증류수(mL)	해당농도(mg/mL)
0.2	99.8	2
0.5	99.5	5
0.8	99.2	8
1.0	99.0	10

c. 측정된 흡수도로 graph용지에 표준검량선을 작성한다.

⑥ **주의사항**

a. 발색시약 조제할 때 환류시 reflex condenser를 사용하는 것이 좋다.

b. uric acid는 증류수에 잘 녹지 않으므로 lithium을 첨가하여 용해시킨다.

c. 보존표준액을 희석할 때 정확하게 희석해야 한다.

4 Ammonia측정

1) 서론

혈액내의 ammonia는 섭취된 음식 또는 조직중의 단백 대사과정에서 amino acid로부터 탈 amine화 반응과 장내세균 등에 의해 생성되며, 생성된 ammonia는 대부분 독성이 강하여 산.염기 평형과 뇌기능에 영향을 준다.

정상적으로 생성되는 ammonia는 glutamine을 합성하거나 또는 요소를 합성하여 요로 배설된다. 혈중에는 아주 미량이 존재하지만 심한 간실질장애나 선천성 요소회로 효소 결핍시에는 요소로 변환되지 못하여 혈중 농도가 높아진다. 혈중 농도가 2 mg/dL 이상 증가하면 간성혼수(hepatic coma)중독증상이 나타난다.

생리적 변동에서 성별에는 차이가 없으나, 생후 2~일에 최고치를 보이고 점차 감소한다. 신생아기는 성인에 비해 약간 높은치를 나타낸다. 측정치는 남녀 간에 차이가 없으며, 식사에 영향이 없으며, 운동 후에는 약간 높아진다.

검체변화는 채혈 후 1분간에 혈액 1 mL당 0.003 μg의 ammonia가 증가한다. 채혈시에는 EDTA-Na를 사용하며, 수산, 구연산, 분화물은 NH_3을 유발되고, 실온에 방치하면 glutamine이나 hemoglobin이 분해되어 ammonia가 상승한다.

임상적 의의는 간기능부전증(소위 간성혼수), 심부전증, 출혈성 shock 등에서 증가를 나타내고, 선천성 요소 cycle효소 결핍때에도 증가한다.

측정법으로는 미량확산법, Dry chemistry, 직접 비색법, 효소법, ion선택전극법 등이 있다. 결과는 μg/dL 또는 μmol/L 로 나타낸다.

2) 측정법

(1) GLDH 효소법

① 원리

혈액중의 ammonia에 GLDH촉매하에 α-ketoglutarate와 NADH를 반응시키면 NADH가 NAD로 산화되면서 흡광도가 감소된다. 흡광도의 감소율을 측정하여 340 nm에서 흡광도 측정농도를 측정하는 자외부법이다.

Synchron LX system은 이 일어난다.

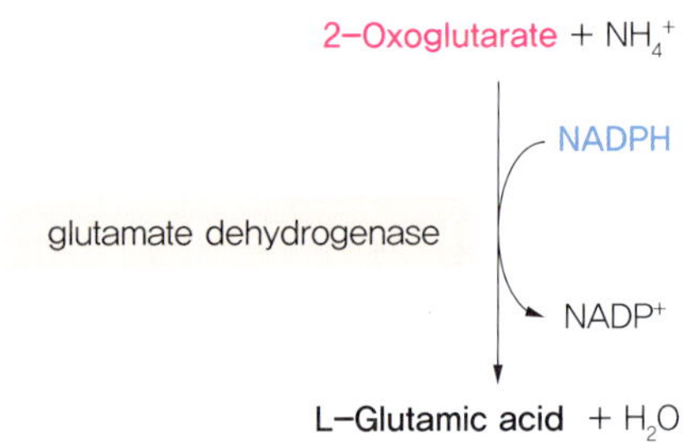

NH3 + α-ketoglutarate + NADH + H^+ → Glutamate + NAD^+ +H_2O

(1) Dry chemistry(반사 굴절율측정)법

① 원리

ammonia측정용 slide나 stix에 혈청을 가하면 완충액에 의해 암모니아가 발생되어 반투막을 통해 색소층으로 이동하여 brom phenol blue와 반응하여 청색을 형성하는데, 이것을 반사굴절계로 측정한다.

(2) Conway diffusion 법(확산법)

① 원리

Conway diffusion cell의 외실에는 검체와 암모니아 유리시약(K_2CO_3, borate buffer)을 넣고 반응시키면 ammonia가 유리되어 내실에 있는 흡수시약(boric acid, dil. H_2SO_4)에 ammonia가 흡수된 ammonia를 적정법이나 발색시약을 가하여 비색정량한다.

(4) Phenate hypochlorite 법

① **원리**

채혈후 전혈을 신속히 Folin Wu 제단백을 실시하고 상층액을 일정량 취하여 Berthelot반응을 이용하여 생성된 청색을 비색측정한다.

(5) 이온선택전극법

암모니아 이온선택전극(ammonia ion-selective electrode)은 은/염화은(Ag/AgCl)을 기준전극으로 pH 측정 원리를 포함한 전위차 측정법이다. 암모니아 이온선택전극은 염화물이온 함유 전해질이 있는 플라스틱 본체 내에 수용되어 있으며, 폴리테트라플루오로에틸렌(PTFE)으로 만든 가스투과성 막(membrane)으로 이루어져 있다. 암모니아는 기체 형태의 암모니아(NH3)와 이온화된 형태의 암모늄(NH4+)의 두 가지 형태로 존재한다. 용액 내 각 형태의 농도는 용액의 pH에 따라 다르며, 암모니아와 암모늄이 평형을 이루는 pKa 는 9.24 이고 pH가 9.24에서는 암모니아와 암모늄의 농도가 동일하다. 이러한 원리로 pH가 감소하여 산성이 되면 암모늄 농도가 증가하고 암모니아가 감소하게 된다. pH가 증가하면 반대 현상이 발생한다. 각 종의 실제 농도는 암모니아의 농도와 시료의 pH를 파악하여 결정할 수 있다.

3) 측정상 주의사항

(1) 채혈시에는 항응고제를 EDTA-Na를 사용하는 것이 가장 좋다.

(2) 채혈하여 실온에 방치할 때는 15분 이내에 측정해야 한다.

⊙ 실험보고서 ⊙

년 월 일

제목		학번		성명	

15 지질 (Lipid)

1 Lipid

1) 서론

지질은 고급지방산과 glycerol의 ester로 구성된 hydrophobic nature를 가진 물질로써 물에는 용해되지 않고 유기용매에 용해되는 성질이 있으며, 이들의 생체 내 분포는 지방 저장조직에 주로 분포되어 있고, 뇌조직, 기타(지방저장조직이 아닌 부위) 등 순으로 분포되어 있으면서 체내에서 지방조직을 구성 및 보충작용을 하며 주로 에너지를 공급한다.

지질을 분류하면 단순지질은 성상에 따라 지방과 기름으로 구분하고, 가장 많은 것은 중성지방(glycerol과 3분자의 지방산과의 ester결합)이며, Wax(고급 alcohol과 고급지방산과의 ester, cholesterol ester 등) 등이 있다.

복합지질은 구조상 phosphatidic acid분자 가운데 인산을 함유한 복합물질인 ① 인지질에는 lecithin (phsophatidic choline), cephalin(phosphatidic ethanolamine), phosphatidyl serine, liposito l(phosphatidyl inositol), cardiolipin, plasmalogen 등이 있으며, ② sphingo-lipoid에 속하는 것은 sphingomyelin(지방산, 인산, choline, sphingosine)과 glycolipid (cerebroside와 ganglioside) 그리고 ③ 지질과 단백의 복합체인 lipoprotein등이 있다. 한편 유도지질에는 vitamin D, hormone, 담즙산 및 각종 sterol 등이 이에 속한다. 총지질의 성분은 지방산이 alcohol과 ester 결합을 한 중성지방, 인지질, cholesterol, 유리지방산으로 구성되어 있다. 임상적 의의에서 증가하는 질환은 식후지혈증, 당뇨병, 췌장염, 지방간, glycogen축적증, 갑상선기능 저하증, 네프로제 때이고, 감소하는 질환은 흡수부전증, cancer의 말기, 간장애 때이다. 측정법으로는 Sulfophosphovanillin법과 Kunkel법이 있다.

2) 측정법

(1) Sulfophosphovanillin법(SPV법)

① 원리

혈청에 농황산을 가하고 가열하면 지질은 산화되어 ketone이 생성된다. 생성된 ketone에 phosphovanillin시약을 가하면 홍색이 형성되는데, 이것을 비색측정한다.

(2) Kunkel법

① **원리**

혈청에 phenol시약(NaCl, phenol)을 가하면 혼탁이 형성되는데, 이것을 파장 660 nm에서 비탁측정하여 그 흡수도를 TTT standard curve에서 결과를 산출하고 다음과 같이 계산한다.

(TTT unit × 16.6) + 267 = mg/dL

2 Cholesterol: CHO

1) 서론

Cholesterol은 6각형 고리 3개와 5각형 고리 1개 탄소 27개로 구성된 cyclopentophenanthren핵을 가진 alcohol로써 phenanthren핵의 C^{-3}에 OH기, 5번과 6번 탄소사이에 이중결합을 포함하고 있으며, 지방산과 ester를 형성한다. 혈청 cholesterol중 내인선은 약 60%이고, 음식물중의 cholesterol를 장관으로 흡수하는 외인성은 40%에 해당한다.

cholesterol의 합성은 간에서 주로 이루어지고, 합성과정은 acetyl-CoA로 부터 β- hydroxy-β-methyl-glutaryl-CoA를 거쳐 mevalonate, squalene를 형성하고, 이어서 choleste-rol이 합성된다. 한편, 음식물에 있는 cholesterol은 장관 내에서 담즙산의 작용을 받아 micelle화되어 esterase작용에 의해 ester은 free형이 된다. 이것은 장관점막세포에 의해 흡수되고, 이 세포내에서 다시 ester화되고, 단백질과 결합하여 chylomicron으로 되어 혈중에 유출된다. 또한 장간순환에 담즙산과 cholesterol의 재흡수가 감소되면 더욱더 cholesterol은 담즙산과 유리 cholesterol의 형태로 배설된다. 생리적 변동에서 연령 및 성별은 신생아혈청은 약 70 mg/dL, 생후1년에서 사춘기까지는 100~150 mg/dL, 20~40대 남성에서는 여성보다 20 mg/dL정도 높게 나타나고, 50대 이후에서는 점차 감소한다. 한편, 여성은 30대 이후 증가율이 커지고, 50대 전후에는 남성보다 높지만 60대까지 유지하다가 점차 감소한다. 음식물 섭취 후 혈청 cholesterol농도는 거의 변동이 없으며, 부신피질호르몬, 경구 피임약, alcohol 등에 의해 증가되고, ascorbic acid는 감소를 유발하고, 높은 bilirubin은 정오차를 일으킨다. 특히, 채혈 후 실온에 방치하면 cholesterol ester가 증가한다.

임상적 의의

증가하는 질환	감소하는 질환
관상동맥질환(죽상경화증 또는 심근경색)	간경변
동맥경화증, 폐쇄성황달	활동성 만성간염
갑상선기능저하증	교원병
신증후군	빈혈
원발성 고지혈증, 당뇨병	백혈병

측정법으로는 Lieberman-Burchard반응을 이용한 비색법(Bloor법, Zurkowski법, Ferro Ham법, Sperry web법, Schon heimer sperry법), Kiliani반응을 이용한 비색법(Zak법, Zak-Henly법)과 o-phthalaldehyde법 그리고 효소법(COD-POD), 자외부법 등이 있다.

- **Lieberman-Burchard반응**

  cholesterol은 황산존재 하에서 빙초산과 무수초산이 반응하여 청록색을 형성하는 것을 의미한다.

- **Kiliani반응**

  cholesterol은 황산존재 하에서 빙초산과 염화철이 반응하여 적색을 형성하는 의미한다.

- **추출액**

  - Bloor추출액(Ethanol: Ether = 3 : 1)
  - Folch추출액(Chloroform: Methanol = 2 : 1)
  - Sperry web추출액(Acetone: Alcohol = 1 : 1)

2) 측정법

(1) 효소법

① 원리

a. Total cholesterol: 혈청 중의 cholesterol ester에 cholesterol esterase가 작용하여 free cholesterol과 지방산으로 분해된다. 원래 존재하는 free형과 생성된 free형 cholesterol에 cholesterol oxidase의 산화작용으로 choles-4-en-3-one과 H_2O_2가 생성된다. 생성된 H_2O_2는 peroxidase의 존재 하에 phenol과 4-aminoantipyrine이 축합반응이 형성되어 적색의 quinone이 생성된다. 이것을 비색측정한다.

b. Free cholesterol: 혈청 중에 있는 Free cholesterol을 cholesterol oxidase로 산화시켜 cholest-4-en-3-on과 과산화수소를 생성시킨다. 이때 생성된 과산화수소가 peroxidase의 존재 하에서 4-aminoantipyrine과 phenol을 산화 축합시켜 생성되는 적색의 quinone색소를 비색측정한다.

② 시약

a. 효소시약(cholesterol esterase, cholesterol oxidase, peroxidase, 4-AAP)

b. 완충액(인산완충액, HDAOS or 인산완충액, phenol)

c. 효소시약

d. 완충액

e. 표준액(표시치)

- **효소시약의 조제(Total cholesterol용)**

효소시약 1병을 완충액 1병으로 기포가 생기지 않도록 용해시켜 사용한다(조제 후 냉장고에서 1주간 안정하다).

- **효소시약의 조제(Free cholesterol용)**

  효소시약 1병을 완충액 1병으로 용해한다(냉암소 보관시 1개월 안정).
- **HDAOS = (Sod. N-2-hydroxy-3-sulfopropyl-3,5-dimethoxyaniline)**

③ 기기 및 기구

a. Spectrophotometer

b. 37℃ water bath

c. Voltex mixer

d. Lambda Pipette or Autopipettor

e. Serological Pipette

f. Test tube

④ 측정조작법

a. Total cholesterol

1) 3개의 시험관을 준비하고, B. S. T라고 표기한다.
2) B관에는 증류수 0.02 mL, S관에는 표준액 0.02 mL, T관에는 혈청 0.02 mL씩 취한다.
3) 각 시험관에 조제한 효소시약 3.0 mL씩 가하고 혼합한다.
4) 각 시험관을 37℃ 항온조에서 정확히 5분간 항온한다.
5) 60분이내에 맹검을 대조로 하여 파장 500 nm에서 흡수도를 측정한다.

b. Free cholesterol

1) 3개의 시험관을 준비하고, B. S. T라고 표기한다.
2) B관에는 증류수 0.02 ML, S관에는 표준액 0.1 mL, T관에는 혈청 0.1 mL를 각각 취한다.
3) 각 시험관(B. S. T)에 조제한 효소시약을 3.0 mL씩 가하고 혼합한 후 37℃ 항온조에서 5분간 항온한다.
4) 60분 이내에 맹검을 대조로 하여 파장 500 nm에서 각각의 흡수도를 측정한다.

⑤ 계산법

$$\text{총 cholesterol량(mg/dL)} = \frac{\text{검체의 흡광도}}{\text{표준액의 흡광도}} \times \text{표준액 농도}$$

$$\text{Free cholesterol치(mg/dL)} = \frac{\text{검체의 흡광도}}{\text{표준액의 흡광도}} \times \text{표준액 농도}$$

⑥ 정상 참고치

Total cholesterol: 130~250 mg/dL

Free cholesterol: 60~80 mg/dL

Ester cholesterol: Total cholesterol의 60~80%

⑦ 주의사항

a. 시료는 미량이므로 정확히 취해야 한다.

b. 조제한 효소시약은 냉암소에서 보관한다.

c. Hb, 빌리루빈, ascorbic acid 등은 정상의 혈중량에서는 영향이 없다.

(2) Ferro Ham법

① 원리

혈청 중의 total cholesterol은 황산 하에서 빙초산과 무수초산을 가하여 반응시키면 청록색을 형성하는데, 이것을 비색측정한다.

② 시약

a. 발색시약(황산, 빙초산, 무수초산)

b. 표준액(cholesterol)

③ 기기 및 기구

a. Spectrophotometer

b. water bath

c. Voltex mixer

d. Lambda Pipette or Autopipettor

e. Serological Pipette

f. Test tube

④ 측정조작법

a. 3개의 시험관을 준비하고, B. S. T라고 표기한다.

b. B관에는 빙초산 0.1 mL, S관에는 표준액 0.1 mL, T관에는 혈청 0.1 mL씩 각각 취한다.

c. 각 시험관에 발색시약 5.0 mL씩 각각 가하고 혼합한다.

d. 37℃ 항온조에서 15분간 항온한다.

e. 맹검을 대조로 하여 파장 630 nm에서 각각의 흡광도를 측정한다.

⑤ 계산법

$$\text{Total cholesterol치(mg/dL)} = \frac{\text{검체의 흡광도}}{\text{표준액의 흡광도}} \times \text{표준액 농도}$$

⑥ 정상치

Total cholesterol치: 150~250 mg/dL

⑦ 주의사항

a. 강산을 사용하므로 화상에 주의해야 한다.

b. 강산이므로 피복에 주의해야 한다.

c. 검체 및 표준액을 정확히 취해야 한다.

d. 수분이 혼입되지 않도록 한다.

(3) Zak법

① 원리

a. Total cholesterol: 혈청을 acetone alcohol로 제단백과 동시에 추출을 하고, 추출액을 일정량 취하여 증발 건조 시키고, 빙초산과 염화철을 황산 하에서 반응하여 생성된 적색을 비색측정한다.

b. Free cholesterol: 추출액의 일정량을 취하여 일부 증발건조 시킨 후 digitonine을 가하면 Free cholesterol과 반응하여 불용성인 digitonide cholesterol로 침전되어 분리된다. 이 침전물에 황산 존재 하에서 빙초산과 염화철을 반응시켜 얻어진 적색을 비색측정한다.

② 시약

a. 추출액(acetone alcohol)

b. digitonine(1%)

c. conc sulfuric acid

d. 발색시약(ferric chloride, glacial acetic acid)

e. 표준액

③ 기기 및 기구

a. Spectrophotometer

b. Dry oven or Boiling water bath

c. Voltex mixer

d. pipette filler

e. Serological Pipette

f. Test tube

g. Centrifuge

④ 측정조작법

a. 시험관에 추출액 9.8 mL에 혈청 0.2 mL를 가하고, 강하게 혼합한 다음 3,000 rpm에서 5~10분간 원침한다.

b. 다시 2개의 시험관을 준비하고, T, F라고 표기한다.

c. T, F 시험관에 추출액 4.0 mL씩 각각 취하고 수욕조에서 증발 건조시킨다.

d. T관은 완전 건조시키고, F관은 0.2~0.5 mL가 남도록 건조시킨다.

e. F관에 1% digitonine을 0.5 mL를 가하고, 실온에서 5분간 방치하고 원침한다.

f. 상층액을 완전제거하고 Acetone 3~4 mL을 가하여 세척하고 다시 3,000 rpm에서 10분간 원침한 후 상층액을 완전제거 한다.

g. 2개의 시험관을 준비하고, B, S라고 표기하고 S관에 표준액 0.1 mL를 가한다.

h. 4개의 시험관에 발색시약 3.0 mL씩 각각 가하고, 농황산 2.0 mL씩를 넣고, 혼합한 후 실온에서 15분간 방치한다.

i. 맹검을 대조로 하여 파장 560 nm에서 각각의 흡수도를 측정한다.

⑤ 계산법

$$\text{Total cholesterol치(mg/dL)} = \frac{\text{검체의 흡광도}}{\text{표준액의 흡광도}} \times \text{표준액 농도}$$

$$\text{Free cholesterol치(mg/dL)} = \frac{\text{검체(F)의 흡광도}}{\text{표준액의 흡광도}} \times \text{표준액 농도}$$

Ester cholesterol(mg/dL) = Total cholesterol-Free cholesterol

⑥ 정상 참고치

Total cholesterol: 130~250 mg/dL

Ester cholesterol: 60~80 %

⑦ 주의사항

a. 강산을 사용하므로 화상에 주의해야 한다.

b. 유기용매를 사용하므로 화재에 주의해야 한다.

c. 반응시 수분이 오염되지 않도록 해야 한다.

d. 추출과정에서 충분히 혼합을 해야 한다.

e. 발색시약을 가하면 열이 많이 생기므로 주의해야 한다.

3 HDL-cholesterol: HDL-C

1) 서론

혈장 HDL중에 포함되어 있는 cholesterol를 HDL-cholesterol이라고 한다. LDL이나 VLDL로 운반되어 혈관벽등 말초조직에 축적된 free형 cholesterol를 HDL이 특이적으로 빼앗아 HDL-cholesterol형태로 된다. 다시 LCAT의 작용에 의해 ester형 cholesterol로 전환하여 HDL-cholesterol로 간에 운반한다.

HDL은 LDL이 세포내로 들어가는 것을 막으며, cholesterol의 침착이나 축적을 억제하고 항동맥경화작용을 한다.

임상적 의의

증가를 일으키는 경우	감소를 일으키는 경우
운동 적당한 알코올 estrogen투여	관상동맥성 심질환 비만, 당뇨병 담석증, 고지혈증 특히, 담배 및 coffee는 감소를 일으킨다

정상 참고치는 측정법에 따라 차이가 있으나, 남성은 32~72 mg/dL, 여성은 34~81 mg/dL이다. 측정법에는 침강법(Heparin-$MnCl_2$법, Dextran $MgCl_2$법, phosphotungstic acid- $MgCl_2$법)과 polyethylene glycol 법 등이 있는데. 항응고제 heparin을 사용한 혈장은 검체는 부적합하다.

2) 측정법

(1) phosphotungstic acid–$MgCl_2$법

① 원리

혈청에 sod. phosphotungstate와 염화마그네슘으로 된 침전시약을 가하면, VLDL 및 chylomicron 그리고 LDL과 결합하여 침전되고, 2가의 금속이온에 의해 ascorbic acid는 산화되어 영향을 주지 않는다. 상층 액중 존재하는 HDL-cholesterol에 cholesterol esterase를 가하면 free cholesterol과 지방산이 생성된다. 생성된 free cholesterol에 cholesterol oxidase를 반응시키면 cholest-4-en-3-one과 과산화수소가 생성된다. 생성된 과산화수소에 4-aminoantipyrine과 EMST를 POD존재 하에서 반응하면 청자색의 quinone색소가 형성되는데 이것을 비색 측정한다.

* EMST = N-ethyl-N-(β-methylsulphonamidethyl)-m-toluidine

② **시약**

a. 침전시약(sod. phosphotungstate, $MgCl_2$)

b. 효소시약(cholesterol esterase, cholesterol oxidase, peroxidase, 4-AAP)

c. 발색시약(EMST)

d. 표준액

• **시약의 조제법**

효소시약 1병을 발색약 1병에 완전 용해한다.(냉장상태에서 1개월 안정)

③ **기기 및 기구**

a. Spectrophotometer

b. 37℃ water bath

c. Voltex mixer

d. Lambda Pipette or Autopipettor

e. Serological pipette

f. Test tube

④ **측정조작법**

a. 3개의 시험관을 준비하고 B, S, T라고 표기한다.

b. T관에 혈청 0.3 mL를 취하고 침전시약 0.3 mL를 가하고 혼합한 후 실온에서 10분이상 방치한 후 3,000 rpm에서 10분간 원침한다.

c. B관에는 증류수 0.05 mL, S관에는 표준액 0.05 mL, 새로 준비한 T관에는 상층액 0.05 mL씩 각각 취한다.

d. 각 시험관에 조제한 효소시약을 3.0 mL씩 가하고 혼합한 후 37℃ 항온조에서 5분간 가온한다.

e. 맹검을 대조로 하여 파장 555 nm에서 각각의 흡광도를 측정한다.

⑤ **계산법**

$$\text{HDL-cholesterol치(mg/dL)} = \frac{\text{검체의 흡광도}}{\text{표준액의 흡광도}} \times \text{표준액 농도}$$

⑥ **정상 참고치**

- 성인남자: 37~50 mg/dL
- 성인여자: 44~66 mg/dL

⑦ **주의사항**

a. 침전시약은 측정시 온도가 낮을 경우 상층액의 분리가 불충분하다.

b. heparin으로 처리한 혈장은 사용하지 못한다.

⊙ 실험보고서 ⊙

년 월 일

제목		학번		성명	

⊙ 실험보고서 ⊙

년 월 일					
제목		학번		성명	

4 Triglyceride: T.G.(Triacyl glycerol)

1) 서론

Triglyceride는 1분자의 3가 alcohol의 glycerol 과 3분자의 fatty acid의 ester결합으로 이루어진 물질로써 인체 지방산이 대부분의 주성분으로 존재하며, 지방으로써 지방조직에 저장된다. 즉 저장형 triglyceride는 지방조직이나 간에 저장되고, 동원형 triglyceride는 분해되어 지방산으로 조직에서 이용된다. 외인성 triglyceride합성은 음식물중의 중성지방은 췌장 lipase작용으로 monotriglyceride와 유리지방산으로 분해되고, 담즙산과 결합하여 micelle을 형성하여 십이지장 및 공장(장점막세포)에서 지방산으로부터 triglyceride를 재합성하여 chylomicron에 결합되어 림프관을 통해 혈관으로 유출된다.

내인성 triglyceride는 지방조직의 지방산은 glucose의 이화작용에 의해 생성된 glycerol-3-phosphate를 ester화하여 triglyceride로 간에서 합성되어 VLDL의 성분으로 혈중에 방출한다. 생리적 변동에서 연령 및 성별은 남녀 모두 연령에 따라 점차 증가하다가 60세 이후는 감소하는 경향이 있으며, 남녀 차이는 남성이 높으나 큰 차이는 없다.

음식물 섭취와 alcohol 섭취는 크게 영향을 받는다. 따라서 채혈은 조조공복시가 가장 좋으며, 12~16시간 절식 후 채혈하는 것이 좋다. 혈중의 triglyceride농도를 증가를 일으키는 인자는 ACTH, steroid hormone, thiazide제, alcohol 등이 있다.

임상적 의의

증가하는 질환	감소하는 질환
가족성 고지혈증	간경변증
동맥경화증	심부전
점액수종, 당뇨병	Basedow병
급성 알코올지방간	Addison병
폐쇄성 황달	암의 말기

정상 참고치는 남성 50~155 mg/dL, 여성은 40~115 mg/dL이다. 측정법은 Hantzsch반응을 이용한 acetylacetone법, chromotrophic acid를 발색제로 이용한 Van Handel법 및 효소법 중 자외부법과 formazan dye의 비색법과 GPO법 등이 있다.

2) 측정법

(1) 효소법(GPO법)

① 원리

혈청중의 중성지방을 lipoprotein lipase로 가수분해하여 생성되는 지방산과 glycerol이 생성되는데, 생성된 glycerol을 ATP존재서 glycerol kinase에 의해 L-α-glycerolphosphate와 ADP가 생성된다. 생성된 L-α-glycerol-phosphate을 L-α-glycerolphosphate oxidase (GPO)로 산화시키면 과산화수소와 dihdyroxyacetone이 생성된다. 생성된 과산화수소를 peroxidase존재하에서 4-aminoantipyrine과 TOPS로 산화 축합시켜 생성되는 적색의 quinone형 색소를 얻는데, 이것을 비색측정한다.

② 시약

a. 효소시약

b. 완충액

c. 표준액

- **효소용액의 조제법**

  효소시약 1병을 완충액 1병으로 용해한다(조제한 후 냉암소에서 2주간, 실온에서 48시간 안정)

③ 기기 및 기구

a. Spectrophotometer

b. Voltex mixer

c. 37°C water bath

d. Lambda Pipette or Autopipettor

e. Serological Pipette

f. Test tube

④ 측정조작법

a. 3개의 시험관을 준비하고, B. S. T라고 표기한다.

b. S관에는 표준액 0.02 mL, T관에는 혈청 0.02 mL씩 취하고, 조제한 효소시약을 3.0 mL씩 각 시험관에 가한다.

c. 잘 혼합한 후 37°C water bath에서 10분간 정확히 항온한다.

d. 5분간 실온 방치 후 60분 이내에 맹검을 대조로 하여 파장 550 nm에서 각각의 흡수도를 측정한다.

⑤ **계산법**

$$\text{Triglyceride(mg/dL)} = \frac{\text{검체의 흡광도}}{\text{표준액의 흡광도}} \times \text{표준액 농도}$$

⑥ **정상 참고치**

- 남자: 50~155 mg/dL
- 여자: 40~115 mg/dL

⑦ **주의사항**

a. 검체는 공복시 혈청을 사용해야 한다.

b. 혈청분리 후 신속히 측정해야 한다.

c. 고지혈증일 때 혈청이 우윳빛일 경우는 잘 혼합하여 측정한다.

⊙ 실험보고서 ⊙

년 월 일

제목		학번		성명	

⊙ 실험보고서 ⊙

년 월 일

제목		학번		성명	

(2) Acetylacetone법

① 원리

혈청에 isopropyl alcohol과 흡착제를 가하여 추출과 동시에 간섭물질을 제거한 후 KOH로 검화시키면 glycerol과 지방산이 형성된다. 형성된 glycerol을 Pot. periodate로 산화시키면 formaldehyde와 formic acid가 생성된다. 생성된 formaldehyde를 암모니아 하에서 acetylacetone를 가하여 반응시키면 황색물질인 3,5-diacetyl-1,4-dihydrolutidine이 생성되는데, 이것을 비색 정량한다.

- **Hantsch반응**

  formaldehyde가 암모니아 하에서 acetylacetone이 반응하면 황색이 형성되는 것을 의미한다.

(3) Van handel법

① 원리

중성지방을 KOH로 검화시키면 glycerol과 지방산이 생성되는데, 이중 glycerol에 pot. periodate를 가하여 산화시키면 formaldehyde가 생성된다. 이 생성물에 chromotropic acid를 가하면 적자색을 얻는데, 이것을 비색정량한다.

(4) 자외부법(Glycerokinase법)

① 원리

중성지방에 lipoprotein lipase를 작용시키면 glycerol과 지방산이 생성된다. 생성된 glycerol에 ATP를 가하고 glycerokinase를 작용시키면 glycerol-3-phosphate와 ADP가 생성되고, 생성된 ADP에 phosphoenol-pyruvate를 가하고 pyruvatekinase를 반응시키면 pyruvate와 ATP가 생성된다. 생성된 pyruvate에 NADH를 가하고 LDH를 작용시키면 NAD가 생성되면서 흡수도가 감소된다. 이때 파장 340 nm에서 흡수도의 감소율을 측정한다.

⊙ 실험보고서 ⊙

년 월 일

제목		학번		성명	

⊙ 실험보고서 ⊙

년 월 일					
제목		학번		성명	

5 Phospholipid

1) 서론

인지질은 glycerol과 지방산의 인산을 가지며, 그분자 가운데 인산을 함유한 복합지질로써 구조상 phosphatidic acid를 갖는 각종지질에는 lecithine (phosphatidyl choline), cephalin (phosphatidyl ethanolamine), phosphatidyl serine, phosphatidyl inositol, cardiolipin 등이 있으며, 이들은 인산과 ester결합을 하고 있다.

lecithin중 choline은 양전하를 띄고 지방산은 비극성이고, 물에 쉽게 유화되고, 지방이 물에서 안정된 콜로이드현탁액을 형성하고 세포막의 필수 성분이 되며, cholesterol의 ester화에 필요한 지방산을 공급하기도 한다. 특히 cephalin은 혈액응고과정에 필요한 성분이다. sphingolipid는 amino기에 지방산과 amide결합을 하고 있으며, sphingomyelin은 인산을 함유하므로 인지질로 분류하고, 세포막(적혈구막과 신경수초)의 필수적인 성분이다.

세라미드의 hydroxy기에 glucose나 galactose가 glycosidic결합을 하면 cerobroside라고 하고, hydroxy기에 3개의 hexose가 결합한 것을 hexamine, acetyl화된 amino당이 결합한 것을 ganglioside로 분류한다. 인지질의 생리작용은 세포막의 골격형성과 세포막 투과에 관여하고, 혈액응고, 지질의 운반, 체액의 계면활성제, 단백합성, 세포분열, 막결합효소의 활성억제 등이 있다.

생체내의 분포는 뇌·신경조직에 많고, 간, 세포외액, 신장, 난소, 근육 등에 분포되어 있으며, 혈청 인지질조성은 lecithin 67%, sphingomyelin 19%, lysolecithin 7.1%, cephalin 3.7%, inositol 2.5% 순으로 구성되어 있다.

생리적 변동에서 연령은 신생아 140~150 mg/dL, 그후 계속 증가하다가 70세 이후에 감소한다. 성별은 30세 이하에서는 여성이 높고, 30~40대에서는 남성이 높으나, 50대 이후에서는 다시 여성이 높아지지만 전체적으로는 큰 차이가 없다. 검체는 실온에 방치하면 무기인의 ester가 형성하여 유기인의 증가를 보이므로 빠른 시간 내에 혈청분리해야 한다.

임상적 의의는 주로 간에서 합성되고 대사가 이루어지고 LCAT가 간에서 합성되기 때문에 간실질장애나 폐쇄성황달 등에서 현저히 증가한다. 증가하는 질환은 간질환, 동맥경화증, 지방간, 담즙성 간경변, 갑상성기능저하증 등인 경우이고, 감소하는 질환은 급성간염 격화기, 갑상선기능항진증, 다발성골수종 등이다.

정상 참고치는 16~230 mg/dL이고, 여성이 남성보다 약간 높은 값을 나타낸다. 측정법에는 Fiske subbarow법을 이용한 비색법과 효소법이 있는데, 최근에는 효소법을 많이 이용하고 있다.

2) 측정법

(1) 효소법

① 원리

혈청중의 인지질(lecithin)은 phospholipase D에 의해 choline과 phosphatidic acid로 분해된다. 생성된 choline에 choline oxidase를 반응시키면 과산화수소와 betain이 생성되는데, 이중 과산화수소에 peroxidase존재하에서 phenol과 4-AAP를 작용시키면 적색의 quinone형 색소가 생성되는데, 이것을 비색 측정한다.

② 시약

a. 효소시약(phospholiase D, choline oxidase, peroxidase, 4-AAP)

b. 용해액(phenol, tris buffer)

c. 표준액(choline chloride)

• **효소시약의 조제법**

효소시약 1병을 용해액 1병에 완전히 용해한다.

③ 기기 및 기구

a. Spectrophotometer

b. Voltex mixer

c. 37°C water bath

d. Lambda Pipette or Autopipettor

e. Serological Pipette

f. Test tube

④ 측정조작법

a. 3개의 시험관을 준비하고, B. S. T라고 표기한다.

b. B관에는 증류수 0.02 mL, S관에는 표준액 0.02 mL, T관에는 혈청 0.02 mL씩을 각각 취한다.

c. 각 시험관에 조제한 효소시약을 3.0 mL씩 가하고 혼합한 후 37°C 항온조에서 정확히 20분간 항온한다.

d. 5분간 실온에 방치한 후 맹검을 대조로 하여 파장 500 nm에서 각각의 흡수도를 측정한다.

⑤ 계산법

$$\text{Phospholipid (mg/dL)} = \frac{\text{검체의 흡광도}}{\text{표준액의 흡광도}} \times \text{표준액 농도}$$

⑥ **정상 참고치**

150~250 mg/dL

⑦ **주의사항**

a. 조제한 효소시약은 냉장 보존을 유지해야 한다.

b. 검체량이나 표준액의 량이 미량이므로 정확히 취해야 한다.

c. 반응시간과 온도가 정확해야 한다.

(2) 비색법(Fiske subbarow법을 이용)

① **원리**

유기용매에 추출된 지질은 황산을 가하여 산화시키면 phosphate가 유리된다. 생성된 phosphate를 amm. molybdate로 처리하면 amm. molybdo-phosphate를 형성한다. 여기에 aminonaphthol sulfonic acid를 반응시켜 청색의 물질이 형성되는데, 이것을 비색 측정한다(phosphate량). phosphate량을 구하여 25배하면 phospholipid량으로 환산한다.

② **시약**

a. 추출액(alcohol: ether = 3 : 1)

b. 5N H_2SO_4(농황산 14 mL를 증류수로 희석하여 1 L되게 한다)

c. amm. molybdate(12.5%): amm. molybdate 12.5 g을 증류수로 녹이고, 10N H_2SO_4 150 mL를 가하여 혼합한 후 증류수로 총량이 500 mL되게 한다.

d. aminonaphthol sulfonic acid: ANSA시약 0.25 g, Sod. bisulfite 15 g, Sod. sulfite 0.5 g을 증류수로 녹여 총량이 100 mL되게 한다.

e. hydrogen peroxide(27~30%)

f. 5% urea

g. Stock standard(0.08 mg/dL): KH_2PO_4 0.351 g를 정확히 칭량하여 재증류수로 용해하고 10 N H_2SO_4 용액 20 mL를 가하여 혼합한 후 총량이 1 L되게 한다.

③ **기기 및 기구**

a. Spectrophotometer

b. 100℃ boiling water bath

c. Voltex mixer

d. Centrifuge

e. Serological Pipette

f. Test tube

④ **측정조작법**

a. 10 mL 눈금이 있는 시험관에 추출액 9 mL를 넣고, 혈청 0.5 mL를 흔들면서 서서히 가한 다음 끓는 물에서 끓인 후 냉각시키고 추출액을 가해 10 mL되게 한다.

b. 2,500 rpm에서 10분간 원침하여 여과액을 얻는다.

c. 3개의 시험관을 준비하고, B. S. T라고 표기한 다음, B관에는 추출액 8 mL, S관에는 추출액 7.5 mL와 표준액 0.5 mL, T관에는 여액 8 mL를 각각 취한다.

d. 각 시험관에 5 N 황산를 2.5 mL씩 가하고, 유리구슬 2개씩 넣고, 100℃ 온욕조에서 추출액을 증발시킨다.

e. 계속 가열 산화시키면 검은색이 되며, 시험관내에 SO_3가스가 찬 후 2분간 계속 가열하고, H_2O_2을 1방울씩 넣고 무색이 되도록 가열한다.

f. 냉각 후 H_2O_2 1방울과 5% urea용액 2방울씩 넣고 1분간 끓이고, 증류수 7 mL씩 각각 가한다.

g. 각 시험관에 amm. molybdate 1.3 mL씩 넣고 혼합한 후 aminonaphthol sulfonic acid 0.5 mL씩 각각 가하고 증류수로 10 mL되게 한다.

h. 실온에서 15분간 방치한 후 맹검을 대조로 하여 파장 660 nm에서 각각의 흡수도를 측정한다.

⑤ **계산법**

$$\text{Phosphate량(mg/dL)} = \frac{\text{검체의 흡광도}}{\text{표준액의 흡광도}} \times \text{표준액 흡광도}$$

Phospholipid량(mg/dL) = Phosphate량 × 25

⑥ **정상 참고치**

150~250 mg/dL

⑦ **주의사항**

a. 유기용매를 넣고 가열하므로 화재 우려가 높다.

b. 가열할 때 하얀 가스가 유출되지 않도록 한다.

c. 강산을 사용하므로 화상에 주의한다.

d. 원침시 rpm은 높을수록 양호하다.

(3) 효소법(phospholipase C를 이용한 방법)

① **원리**

lecithin(phosphatidic choline)에 phospholipase C를 가하여 가수분해 시키면 phosphoryl choline과 diglyceride가 생성된다. 생성된 phosphoryl choline을 알칼리성 phosphatase을 반응시키면 choline과 phosphate가 생성되는데, 무기인을 Fiske subbarow법을 이용하여 비색측정한다.

⊙ 실험보고서 ⊙

년 월 일

제목		학번		성명	

⊙ 실험보고서 ⊙

년 월 일

제목		학번		성명	

6 Free fatty acid: 유리지방산: FFA

1) 서론

유리지방산은 대개 C_{10} 이상의 것을 대상으로 에스터화 되지 않은 상태를 비에스터화 지방산이라고 한다. 혈액내에서는 거의 albumin과 결합하고, 일부는 지단백과 결합하여 존재하는데 한분자의 albumin에 지방산 20개까지 결합이 가능하다.

일반적으로 혈장에서 지질은 globulin과 결합하고 있지만 유리지방산은 albumin과 결합하고 있다. 혈장 중 유리지방산은 Oleic acid(26.9%), Palmitic acid(25.7%), Stearic acid(13.5%), Linoleic acid(19.8%), Palmitoleic acid(8.5%) 및 Arachidonic acid(3.3%) 등으로 구성되어 있으며, 심근, 골격근, 신장 등의 주요 에너지원이 된다.

지방조직에서 유리지방산의 방출을 일으키는 호르몬(혈중 증가인자)은 adrenalin, TSH, noradrenalin, ACTH, glucagon, growth hormone, FSH, glucocorticoid, LH 등이 있으며, 지방조직에서 방출을 억제시키는 것은 insulin, glucose, nicotinic acid, prostaglondin 등이 있다. 특히 한냉, 공포, shock, 외상, 흡연, 운동, 정신적 stress 등은 adrenalin의 분비를 촉진하므로 지방산이 크게 변동한다.

유리지방산은 copper, cobalt, nickel 등과 chelate결합이 쉽게 일어난다. 생리적 변동에서 성별차는 없지만 연령에 따라 증가하는 경향이 있으며, 절식하면 유리지방산은 증가하고, 음식물을 섭취하면 감소한다. 따라서 공복시 채혈하여 검사한다(운동에서는 공복시와 운동시작 후 10~15분에는 감소하고, 그 후에 증가한다).

일내변동은 낮에는 감소하고, 밤부터 증가하여 조조공복시에 최고치에 달하며, 동결용해를 반복하면 검사치가 증가를 보인다. 특히 혈청을 장기간 보존하면 증가하며, 흡연시에도 증가한다.

임상적 의의

증가하는 질환	감소하는 질환
당뇨병, 중증간장애, 비만증, 갑상선기능항진증, 말단비대증, 갈색세포종, Cushing증후군, 급성심근경색증, 관상동맥부전, 급성췌장염	Insulinoma, 갑상선기능저하증, 뇌하수체기능저하증, Addison병

정상 참고치는 0.2~0.6 mmol/L(200~600 μeq/L)이다. 측정법에는 적정법(Dole법)과 추출, 착염생성, 발색과정을 이용한 copper complex법 및 cobalt complex법 그리고 효소법 등이 있다.

2) 측정법

(1) 효소법

① 원리

혈청중의 지방산에 ATP와 CoA-SH를 가하고 acyl-CoA synthetase를 작용하면 acyl-CoA가 생성되는데, 여기에 acyl-CoA oxidase를 반응시키면 과산화수소가 생성된다. 생성된 과산화수소에 phenol과 4-AAP를 가하고 peroxidase를 촉매반응 시키면 적색의 quinone색소가 형성되는데, 이것을 비색측정한다.

(2) 비색법

① 원리

혈청을 인산완충액과 chloroform를 가하고 추출한다. 추출된 유리지방산에 copper를 가하면 착염반응에 의해 지방산동이 생성된다, 생성된 지방산동을 발색시약인 bathocuproin을 반응시키면 적갈색을 얻는데, 이것을 비색측정한다.

7 Lipoprotein: 지단백

1) 서론

혈청내 지질의 대부분은 단백질과 결합한 상태인 지단백으로 존재하는데, 중심부에는 주로 triglyceride, cholesterol ester가 구성하고 있고, 외층막에는 인지질, 유리콜레스테롤, apoprotein 등으로 구성되어 있다. 혈청의 지단백 분류는 초원심법에서 chylomicron, VLDL, LDL, HDL의 4종류 또는 IDL을 넣어 5종류로 나누고, 전기영동법에서는 chylomicron, pre-β-lipoprotein, β-lipoprotein, α-lipoprotein의 4종류로 분류한다.

각 분획의 특징에서 chylomicron은 입자가 가장 크고, 밀도가 가장 작으며, 장점막세포에서 형성되고, apo-A(12%), apo-C(65%), apo-B(23%)가 존재하며, 직경은 800~1000Å이고 중성지방을 조직 및 근육세포에 운반하는 역할을 한다. 특히 정상인에는 없으며, 비정상으로 존재할 때 전기영동시 혈청위치에 나타난다.

VLDL은 간에서 합성하고, apo-B(37%), apo-C(50%), apo-E(13%)가 존재하고, 중성지방을 지방근육세포에 전달한 후 혈장 중에 남아 있는 VLDL의 일시적 잔유물이며. apo-B를 제외한 모든 apo지단백을 HDL에 전달한다.

lDL은 IDL로부터 혈장에서 만들어지고, 주로 apo-B(95%)로 구성되고, apo-C, apo-E가 약간 존재하며, 담즙산의 형성, 세포막의 형성, steroid hormone의 생성을 위해 조직에서 cholesterol을 운반(75%)한다.

HDL은 간장과 장점막세포에서 만들어지고, 이것은 apolipoprotein과 복합체를 형성한다. 주로 apo-A(90%)로 구성되고, apo-C(8%), apo-E을 포함한다. apo-AI은 LCAT를 활성화, apo-CII는 LDL를 활성화하고, apo-CIII는 LPL활성을 억제한다. 지단백대사에서 말초조직에서 간으로 cholesterol를 운반하고, apo-C의 chylomicron, 중성지방 등을 조절한다. 기타 자세한 내용은 아래 표와 같다.

초원심법	전기영동법	비중	인지질	단백질	중성지방	cholesterol
chylomicron	Chylomicron	0.96 이하	7.1%	0.5~2.5%	81.3%	6.1%
VLDL	pre-β-lipo protein	0.96~1.006	17.5%	7.0~10%	51.8%	16.2%
LDL	β-lipoprotein	1.006~1.063	23.6%	21.0%	5.1%	42.3%
HDL	α-lipoprotein	1.063~1.20	26.9%	50.0%	4.6%	18.5%

고지혈증 표현법에서 Type I은 혈청상층에 cream층이 생기고, chylomicron이 높게 나타나고, 성분 중 triglyceride가 높게 분포 되었으며, Type-IIa는 혈청은 맑으나, LDL이 높게 나타나며, cholesterol이 높게 증가하나 triglyceride는 약간 증가한다.

Type-IIb는 혈청이 약간 혼탁하고 LDL과 VLDL이 증가하고, cholesterol과 triglyceride가 동시에 증가한다.

Type-III는 혈청이 혼탁하고, LDL이 증가하며, cholesterol과 triglyceride가 동시에 증가하며, Type-IV는 혈청이 혼탁하거나 우유빛이고, VLDL이 증가하고 triglyceride가 주로 증가한다.

Type-V는 혈청이 cream층에 혼탁하고, chylomicron과 VLDL이 증가하고, cholesterol에 비해 triglyceride가 높게 증가한다.

측정법에는 초원심법, 전기영동법 및 chromatography법 등이 있다.

8 Lipoprotein 전기영동법(Helena)

혈액과 기타 체액 내에 있는 지질의 대부분은 유리상태로 존재하지 않고, 단백질과 결합하여 lipoprotein으로 존재하므로 지지체 전기영동법에 의하여 분리한 후 지질염색을 함으로써 분획을 나눌 수 있다.

지지체로는 여과지, cellulose acetate membrane, agar, agarose, polyacrylamide 등을 사용하며, 지질염색법에는 oil red O, Sudan black B, Fat Red 7B, 그리고 Ozone화 Schiff 염색법 등이 있다.

Oil Red O 염색법

1) 시약 재료 및 기구

(1) cellulose acetate 지지체: Titan III Lipo, Helena

(2) 완충액(pH 8.6~9.0): Tris-barbital-Sod. barbital buffer(18 gm)을 증류수 650 mL에 용해한다(Helena 시판용을 사용하면 편리히디).

(3) 염색액: Oil Red O(1.4 gm을 methanol 1 L에 용해시킨다)

(4) 사용염색액: Oil Red O 용액 3 volume과 1.0N NaOH 용액 1 volume을 사용 직전에 혼합한다.

(5) Absolute methanol

(6) 1.0N NaOH 용액

(7) 영동조(Zip Zone Chamber)

(8) 정전류장치(Titan power supply)

(9) Sample applicator

(10) Sample well plate

(11) Aligning base

(12) Densitometer

(13) Stain Butt

2) 조작법

(1) cellulose acetate 막 plate의 뒷면에 pen으로 환자의 성명을 기입한 후 완충액에 plate 한쪽 끝에서부터 서서히 담가 20분간 방치한다.

(2) Chamber 양쪽에 완충액을 100 mL 씩 붓는다.

(3) well plate에 혈청(10 uL)을 채운다.

(4) Applicator로 3~4회 혈청을 묻힌다.

(5) 여과지에 예비로 Applicator에 묻은 혈청을 도포한다.

(6) 완충액에 담가둔 plate을 꺼내 여분의 완충액을 흡수지 사이에 넣어 흡수제거 한다.

(7) 혈청을 묻힌 Applicator로 plate에 혈청을 도포한다.

(8) 혈청을 묻힌 면의 plate가 아래로 향하게 뒤집어 Chamber에 올려놓고 180 Volt에서 25분간 전기영동 한다.

(9) 영동이 완료되면 염색에서 30~45분간 염색한다.

(10) 염색이 끝나면 흐르는 물에 여분의 염색액을 깨끗이 제거한다.

(11) plate을 유리판 사이에 끼워놓고 기포가 없도록 한 후 파장 525 nm에서 Densitometer로 정량한다.

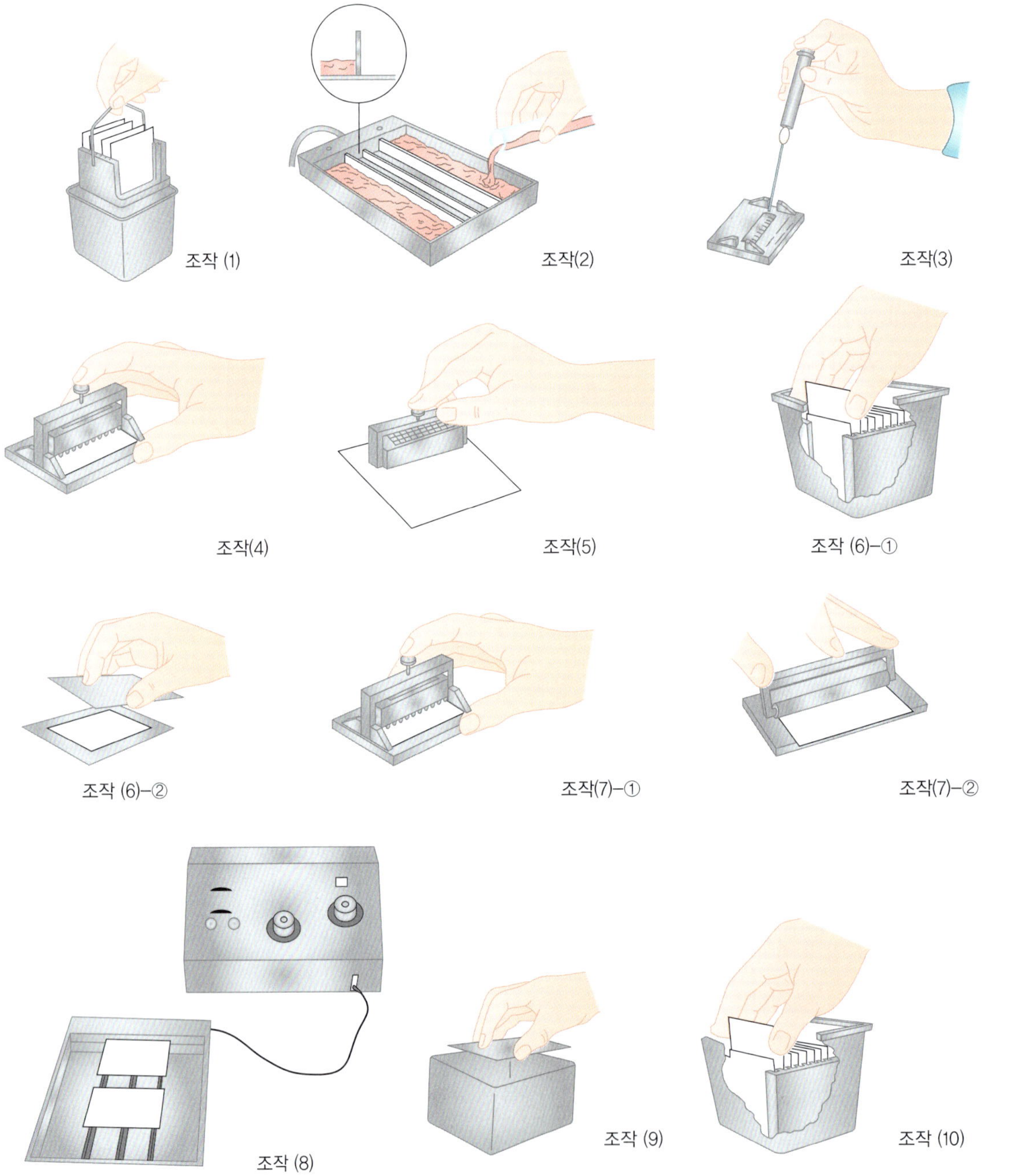

그림 15-1. 조작순서의 그림

3) 결과의 예

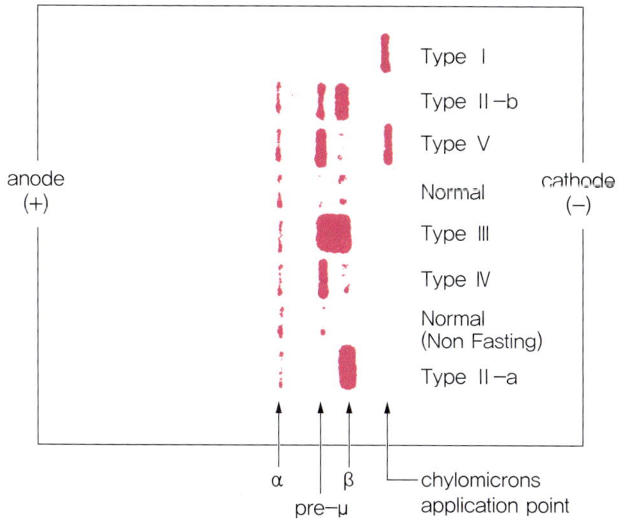

Lipoprotein 전기영동 분획도

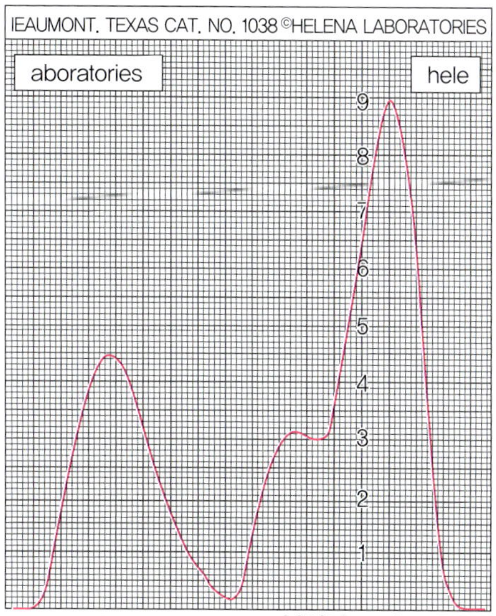

Densitometer로 분석된 그래프

4) 정상치

	비율	함량(mg/dL)
α-lipoprotein	20~38%	80~310
pre-β-lipoprotein	0~22%	20~180
β-lipoprotein	40~50%	160~400
post-β-lipoprotein	0~19%	0~50
chylomicron	0%	0

⊙ 실험보고서 ⊙

년 월 일					
제목		학번		성명	

16 전해질
(Electrolyte)

무기질은 전해질의 형태로 체내에서 ion으로 존재하며, 전해질이란 수분에 녹아 전하를 띠는 물질을 일컬으며, 체액에 존재하는 모든 이온(ion)이 포함한다. 전해질은 수분과 전해질이 균형을 유지하고, 삼투압과 pH 유지에 가장 큰 역할을 하여 산·염기평형에도 중요한 생리적 작용을 한다. 양이온을 띠는 주된 전해질로는 나트륨(sodium, Na^+), 칼륨(potassium, K^+), 칼슘(calcium, Ca^{2+})과 마그네슘(magnesium, Mg^{2+})이 있고, 음이온을 띠는 주된 전해질로는 염소(chloride, Cl^-), 중탄산염(bicarbonate, HCO_3^-), 인(HPO_4^{2-}, H_2PO^{4-}), 황(SO_4^{2-}), 유기 이온(lactate, protein)이 있다. 따라서 혈장중의 Na^+, CI^-농도는 생체조절에 의해 거의 일정하게 유지되어 이들 성분의 변화는 세포활동에 큰 영향을 준다. Na^+는 세포외액 중 주된 양이온 성분(약 92%)이고, K^+는 세포내액 중 주된 양이온 성분(약 77%)으로서 Mg^{2+}과 함께 세포활동, 신경근의 흥분성 유발에 중요한 역할을 한다. 전해질 균형에 대한 이상 여부를 알고자 할 때 측정하는 것은 혈청 중의 Na^+, K^+, Cl^-, HCO_3^- 등의 4가지를 주로 측정한다.

전해질 측정방법은 비색법, 효소법, 이온선택전극(Ion Selective Electrode, ISE)을 사용한 혈액가스분석(Blood gas analysis)과 생화학자동분석기를 이용한 이온선택전극법을 활용하고 있다. 혈액가스분석기는 직접이온선택전극법(Direct ISE)이며, 생화학자동분석기는 검체 희석을 하여 측정하는 간접이온선택전극법(Indirect ISE)이다. 이온선택전극은 pH 유리전극의 개발로 시작되어 다양한 고체막 전극으로 발전되고 있다. 이온선택전극은 K^+, Na^+, Ca^{2+} 및 Cl^- 이온 측정 등 이온의 정량분석에 활용되고 있다. IFCC (International Federation of Clinical Chemistry and Laboratory Medicine)에서는 이온 전극의 정의 측정법, 혈청, 혈장 및 혈액 중의 Na^+ 와 K^+ 또는 이온화 Ca^{2+}의 표준화된 정량 측정 방법을 제시하고 있다.

1 Na, K 측정

인체의 Na^+총량은 세포외액에 약 55%, 뼈에 43%, 나머지 2%가 세포내에 존재하며, 인체의 K^+ 총량은 체중의 0.2%를 점유하고, 세포내에 95%가 존재한다. 또한 근육 중에 함유량이 가장 높고, 적혈구내 농도가 가장 커서 혈장 중의 농도에 비해 약 30배정도 존재한다. 혈장농도는 신장의 수분, 염류의 배설에 의해 조절되고, 수분배설은 항이뇨호르몬(ADH)에 의해 삼투압조절이 이루어지며, 염류배설은 aldosterone에 의해 조절된다. 즉, aldosterone은 원위세뇨관의 세포막에 작용하여 Na^+의 흡수와 K^+의 배설을 촉진한다.

생리적 변동에서 성별 및 연령에 따른 변동은 거의 없으며, 용혈인 경우 Na^+, Cl^-은 용혈의 영향은 무시할 정도이지만, K^+은 현저한 증가를 보일 수 있다. 전혈로 사용할 때는 항응고제의 영향을 고려해야 하고, 장기 보관시에는 K^+이 혈장내로 유출되어 약간 높은 치를 나타낼 수 있다.

임상적 의의(Sodium)

고 sodium혈증의 원인	저 sodium혈증의 원인
세포외액량의 감소 (설사, 과도한 발한, 다뇨성 질환), 세포외액량의 증가 (과잉의 aldosterone증, Cushing증후군) 정상외액량 (신성 또는 신성외 질환에서 수분의 상실)	이뇨제 Addison병 저 aldosterone증 화상, 구토, 설사, 신부전증, 간경변, 심부전

임상적 의의(Potassium)

고 potassium혈증의 원인	저 potssium혈증의 원인
세포외액량 감소, 세포에서의 K^+이동 (acidosis, catabolism, insulin결핍증), 신장에서의 K^+배설장애(급성신부전증, 만성신부전, Addison병, aldosterone 결핍) K^+의 과잉투여	세포내로 K^+이동(alkalosis, barium중독, Insulin투여), 소화관에서 K^+상실(구토, 설사, 흡수불량증후군), 신장으로의 K^+상실(이뇨제투여, Cushing증후군, 악성 고혈압)

2) 측정법

(1) 이온선택전극법(Ion Selective Electrode, ISE)

양이온에 대한 선택성이 높아 이온의 전위를 측정하는 방법으로 Na^+은 Al_2O_3(산화알루미늄)이나 B_2O_5(보존트리옥사이드) 등을 첨가하여 만든 유리막전극(glass membrane)을 사용하고 crown ether (크라운에터, 크라운 에테르)를 첨가한 전극을 이용하여 측정한다, K^+는 valinomycin, monactin, crown ether 등을 첨가한 액막전극(액체 이온교환 선택막)을 사용한다. Crown ether ($[C_2H_4O]n$)는 유기 화합물이며, 산화 에틸렌의 고리형 올리고머로 칼륨과 나트륨을 측정하는 성분의 분자구조가 다르다.

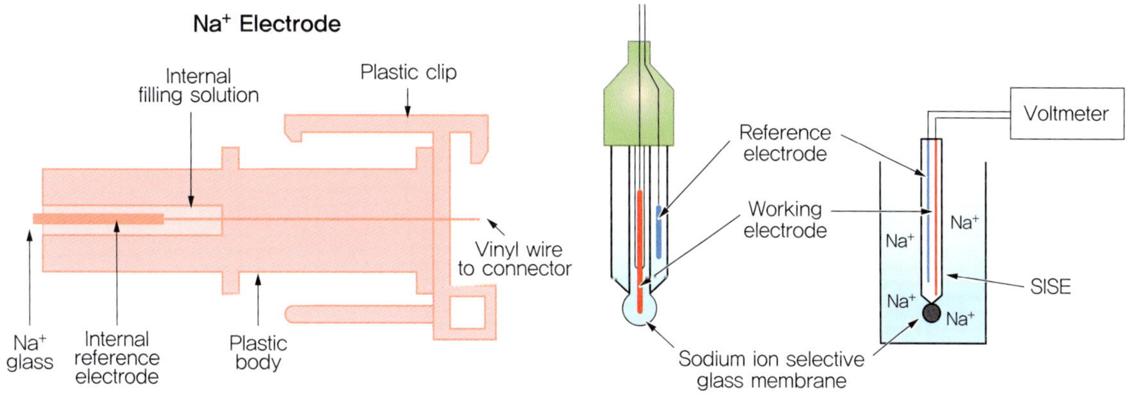

그림 16-1. 전위차분석 원리의 나트륨 선택성 유리막전극(glass membrane)

나트륨과 칼륨을 측정하는 이온선택전극법의 원리는 전위차분석법(potentiometry)으로 특정이온만을 선택적으로 투과시키는 막으로 코팅된 전극이 자극을 받으면 기준전극과 전위차가 발생하고 이 전위차가 검체 내의 측정하려는 이온의 농도와 비례하는 원리를 이용한다.

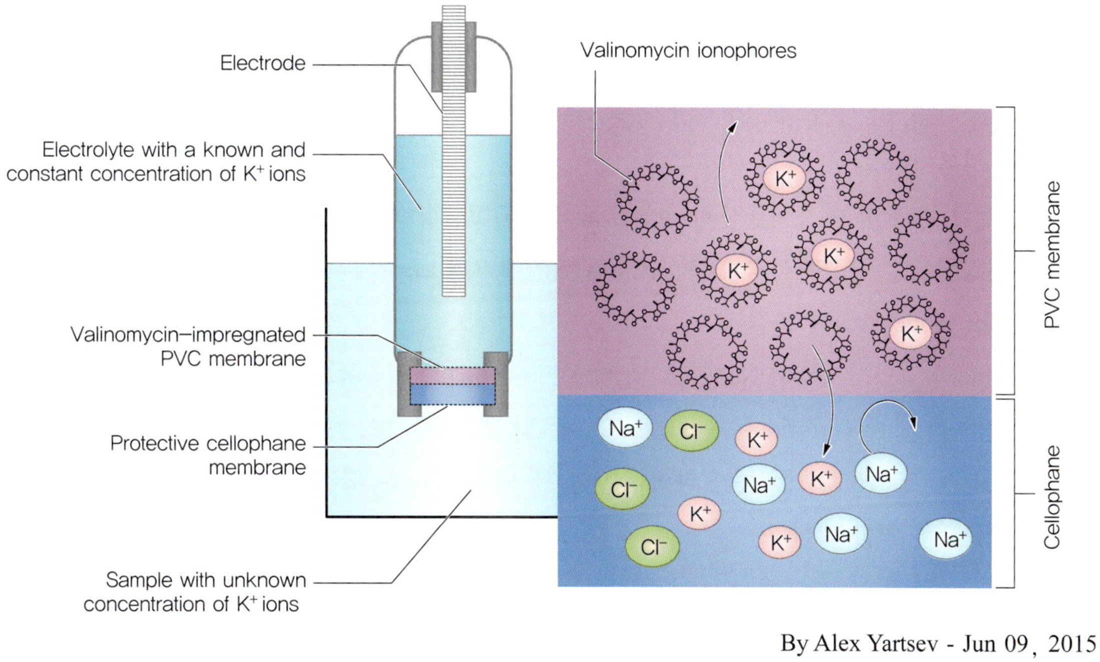

그림 16-2. 전위차분석 원리의 칼륨 선택성 발리노마이신 전극

K^+는 생체 및 수질 측정에 중요한 이온으로 이러한 K^+ 이온에 선택적으로 감응하는 대표적인이온선택성 전극물질인 발리노마이신(valinomycin)은 가격이 매우 비싸고 독성 물질로 분류되어있어서 이를 대체할만한 이온선택성 전극물질을 찾기 위한 연구를 통해 크라운에터 계통의 화합물을 이

용하게 되었다. 크라운 에터는 결합수-crown-이종 원자수로 명명된다. K^+ 이온선택성 크라운에터는 18-crown-6을 사용한다. 나트륨을 측정하는 크라운 에터는 15-crown-5를 사용한다.

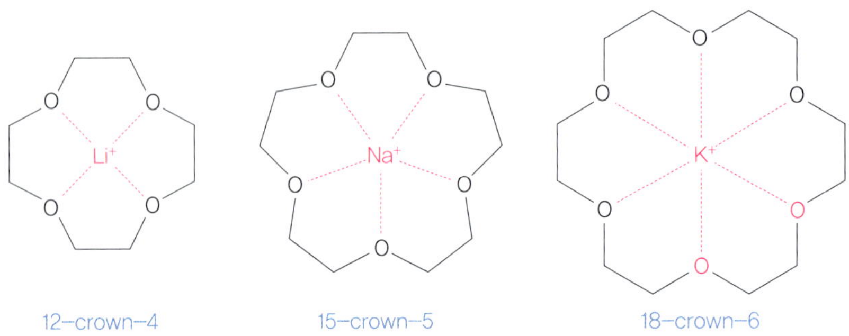

그림 16-3. 나트륨과 칼륨 선택성 크라운에터

2 Chloride측정

1) 서론

Chloride는 세포외액의 음이온의주성분으로 전체 총이온중 약 67~70%를 차지하고, 기능은 Na^+과 함께 삼투압의 유지, 산·염기평형유지 및 수화작용 등에 중요한 역할을 하며 생리적 변동이 비교적 적은 성분이다.

Cl^-이온은 Na^+과 함께 음식물중의 식염으로 섭취되고, 장에서 흡수되며, 대부분은 요중으로 배설된다. 혈장농도는 신장에서의 수분, 염류의 배설에 의해 조절되지만, 염류배설은 전해질대사 호르몬인 aldosterone에 의해 조절된다.

aldosterone의 과잉상태에서 Na^+, Cl^-의 배설이 억제되고 혈중농도는 증가한다.

대사성 산중독일 때 Chloride는 높고 HCO_3^-는 낮게 나타나며, 대사성 알칼리중독일 때는 반대로 chloride는 낮고, HCO_3^-는 높게 나타나면서 Cl^-와 HCO_3^-는 항상 역으로 변하고 삼투압 및 pH의 유지에 중요한 역할을 한다.

임상적 의의

증가하는 경우	감소하는 경우
대사성 산중독	대사성 알칼리중독
호흡성 알칼리중독	호흡성 산중독
수분상실(결핍)	수분과잉
설사	Na결핍
소화관 상실	구토
	이뇨제 고잉투여

측정법으로는 과거 적정법인 Schales and Schales법 및 White Horn법과 chloridometery법 그리고 현재는 이온선택 전극법으로 사용되고 있다.

2) 측정법

(1) Schales and Schales법

① 원리

검체를 희석하거나 제단백여액의 일정량에 지시약 diphenylcarbazone을 가하고 적정액 mercuric nitrate로 적정하여 자색이 형성될 때를 적정점으로 한다. 즉 검체중 chloride는 diphenylcarbazone 존재 하에서 Hg^{2+}과 반응하여 비해리성인 $HgCl_2$가 형성되고, 과잉의 Hg^{2+} 이온이 지시약과 반응하여 엷은 보라색을 나타날 때 종말점으로 하고 소비된 $Hg(NO_3)_2$ mL 수를 산정한다.

(2) White Horn법

① 원리

검체중 chloride는 ferric alum 존재 하에서 silver nitrate를 가하면 비해리성 AgCl로 침전되고, 과잉의 Ag이온은 thiocyanate로 제거하고, 과잉의 SCN은 ferric alum과 반응하여 적갈색을 형성하는데, 이때를 종말점으로 한다.

(3) Chloridometer법

① 원리

Ag(은) 전극에 일정한 전류를 흐르게 하면 Anode에서의 은선이 녹아 Ag^+가 유출된다. 유출된 Ag^+은 검체중 Cl^-와 반응하여 불용성인 염화은(AgCl)으로 침전된다. chloride가 모두 소비되면 유출된 Ag^+이 용액 중에 있는 지시전극에 전위가 급증되어 count가 정지된다. 이때 소요된 전해전류의 총량 즉, 전류의 시간적 분치를 종말점 감지 증폭장치를 통해 전기량을 측정한다. 시간을 표준액과 비교하여 Cl 농도를 계산한다.

(4) 이온선택전극법

① 원리

염화이온 선택 전극은 혈청, 소변 등 검체의 Cl^- 이온 농도 변화를 측정한다. 염화이온 선택성 전극은 황화은/염화은(Ag_2S/AgCl) 막 결정질 고체 전극이다.

3) 전해질 측정 실험

(1) 건식생화학장비 Direct ISE 전해질 측정 실험

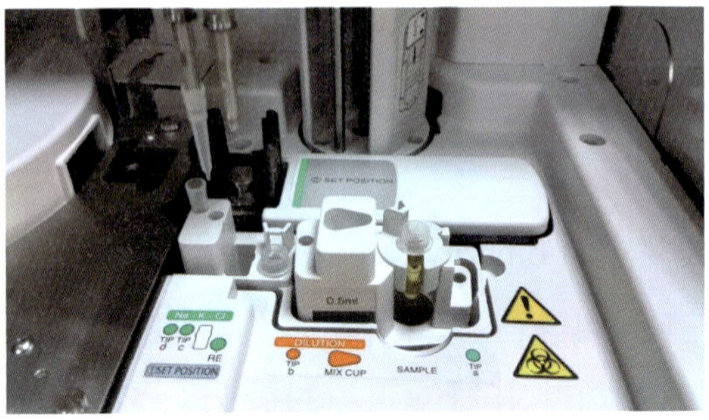

QC CARD에 의한 칼리브레이션 한다.
1단계 - 검사할 환자검체박스 장착
2단계 - 검사할 시약 장착
3단계 - START 키 누름
검체 흡입 및 분주에서 폐기 자동화 진행

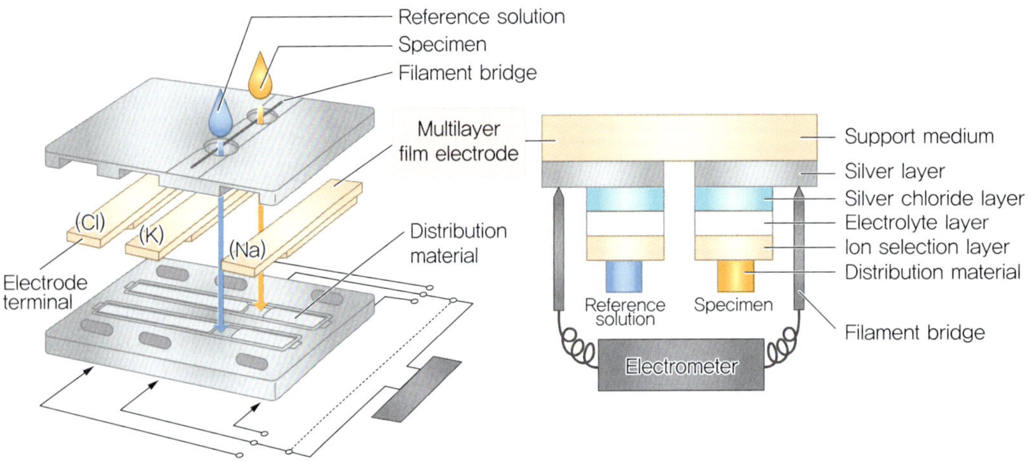

그림 16-4. 나트륨, 칼륨, 염화물 측정 건식 측정 원리

(2) 생화학자동분석기 Indirect ISE 전해질 측정

생화학자동분석기는 이온 선택적 전해질 분석(ISE)을 모듈로 추가 장착하여 대량의 검사가 가능하다. 나트륨과 칼륨 그리고 염화물은 최대 1:46 희석으로 장동 희석되며 측정된다.

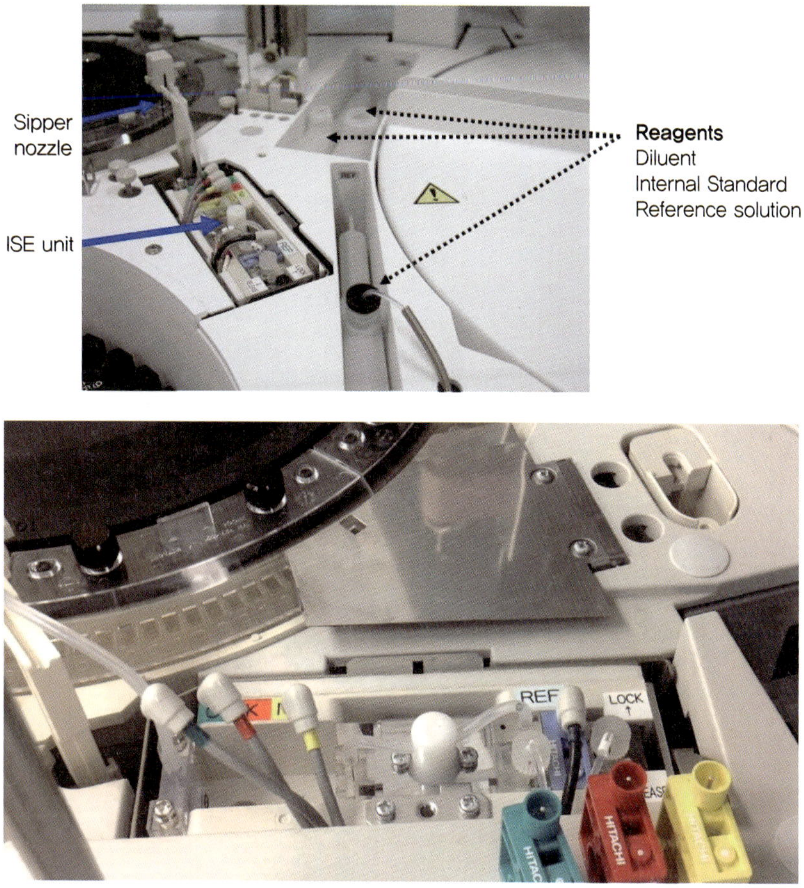

그림 16-5. 생화학자동분석기 Indirect ISE

⊙ 실험보고서 ⊙

년 월 일

제목		학번		성명	

⊙ 실험보고서 ⊙

년 월 일

제목		학번		성명	

3 Calcium

1) 서론

생체내 중 존재하는 양이온으로 대부분(99%)이 뼈조직에 존재하며, 1%는 세포외액과 세포내액에 존재한다. 혈장중의 칼슘농도는 9~11 mg/dL인데, 이중 비확산형(단백결합형: 주로 albumin)은 43~47%이고, 확산형(유리형)은 48~52%, 기타 인산, 유기산과 결합한 비확산형이 5%정도로 분포되어 있다.

생리적 작용은 세포조직기능, 신경근조직, 내분비기능 등의 생물학적 활성을 가지고 있으며, 이온화 칼슘(Ca^{++})으로서 효소의 활성화, 혈액응고, 근수축, 신경 자극전도계와 hormone분비등에 관여한다.

특히 혈청내 항상성 조절에 관여하는 것은 이온화 칼슘은 주로 부갑상선 호르몬(PTH)에 의하여 지배를 받고, vitamin D, C세포에서 생성되는 calcitonin (CT)에 의해 조절된다. 반면 칼슘의 이온화는 체액의 pH에 좌우되어 alkali에서는 ion화가 감소, acid에서 ion화 경향이 크다.

장에서의 흡수는 vitamin D, 부갑상선 호르몬, 성장호르몬에 의해 촉진되고, 반대로 calcitonin, T_4, 부신피질호르몬은 흡수를 억제한다.

세뇨관에서의 재흡수는 부갑상선 호르몬, calcitonin, T_4에 의해 촉진되고, 반대로 성장호르몬, 부신피질 호르몬은 억제한다.

혈청 칼슘농도의 생리적 변동은 연령, 성별에 따른 변동은 거의 없고, 소아에서는 약간 높은 치를 나타낸다. 혈중 칼슘측정시에는 EDTA, Oxalate염, citrate염 등의 항응고제를 사용해서는 안되며, 채혈 후 혈장을 장시간 방치하면 부의 오차를 일으킨다.

임상적 의의

증가하는 경우	감소하는 경우
vitamin D 중독	영양실조
골수종, 종양, 악성임파종	췌장질환
부갑상선 기능항진증	vitamin결핍증
갑상선 기능항진증	골연화증, 만성신염
Addison질환	간경변, 구루병

측정법으로는 적정법인 Clark-collip법과 EDTA법, 비색법인 Chloranilic acid법과 OCPC법이 있으며, Flame photometer법과 원자흡광광도계 그리고 이온선택전극법이 있는데 최근에는 이온선택전극법이 많이 사용되고 있다.

2) 측정법

(1) OCPC (Ortho cresolphthalein complexone)법

① 원리

alkali 토금속의 지시약인 OCPC는 pH 6 이하에서 무색이나 pH 11 이상에서는 심홍색을 나타낸다. pH 9 이상에서 Ca-OCPC와 반응하여 chelate화합물을 생성하며 575 nm에서 흡수극대를 갖는 적자색을 나타내는 데, 이것을 비색측정 한다.

이때, magnesium에 의한 영향을 제거하기 위해 8-hydroxyquinoline (oxime)을 가하여 제거한다.

② 시약

a. 완충액(Monoethanolamine)

b. 발색시약(OCPC)

c. 표준액

③ 기기 및 기구

a. Spectrophotometer

b. Voltex mixer

c. Lambda pipette or Autopipettor

d. Test tube

④ 측정조작법

a. 시험관 3개를 준비하고, B, S, T라고 표기한다.

b. B관에는 증류수 0.05 mL, T관에는 혈청 0.05 mL를, S관에는 표준액 0.05 mL를 각각 정확히 취한다.

c. 각 시험관에 발색시약 0.5 mL를 첨가하고, 완충액을 3.0 mL씩을 가하여 잘 혼합한다.

d. 실온에 10분 방치한 후 90분 이내에 파장 575 nm에서 흡수도를 측정한다.

⑤ 계산

$$\frac{\text{검체의 흡광도}}{\text{표준액의 흡광도}} \times \text{표준액 농도} = \text{mg/dL}$$

⑥ 정상 참고치

8.4~10.2 mg/dL (4.2~5.1 meq/L)

⑦ 주의사항

a. 발색은 온도에 의한 영향이 크므로 20~30°C의 실온에서 조작하고 표준 검량선을 사용할 때는 표준 검량선은 검사시마다 작성한다.

b. EDTA, oxlate염은 위음성을 일으킨다.

c. 측정에 사용하는 초자기구는 5%염산으로 1시간 이상 담근 후에 정제수로 세척한 후 건조시켜 사용한다.

d. 완충액은 강알칼리이므로 피부손상에 주의해야 한다.

(2) Clark–collip법

① 원리

혈청칼슘에 amm. oxalate을 가하여 반응하면 불용성인 calcium oxalate가 생성된다. 이침전물에 황산을 가하면 용해되어 oxalic acid가 생성되는데, 이것을 70~80℃ 조건하에서 pot. permanganate로 적정하여 pink색이 1분간 지속될 때를 종말점으로 한다.

(3) Chloranilic acid법

① 원리

혈청 중 calcium은 포화된 sod. chloranilate용액을 첨가하면, calcium chloranilate로 침전된다. 이것을 EDTA로 처리하면 Ca-EDTA와 chloranilic acid를 형성하는데, 유리된 chloranilic acid가 자색을 나타낸다. 이것을 비색정량한다.

4 Magnesium측정

1) 서론

생체내에서 Mg은 Ca, Na, K 다음으로 많은 양이온 물질로서 뼈에 약 53%, 근육에 46%, 적혈구에 0.5%, 혈청에는 0.3%가 분포되어 있다. 생리적 작용은 인산전달반응과 ATP가 관여하는 효소계에 필요한 이온으로서 해당계효소, 요소회로효소, 인산효소, CPK 등에서 활성제로 작용한다. 반면에 Ca의존성 전달물질의 방출을 길항하는 작용을 한다.

혈액중에는 이온화형 Mg이 약 62%, 비이온화형 Mg이 33%, 나머지 5%는 구연산염 및 인산염형태로 존재한다. Mg의 생체내 조절작용은 주로 장관에서의 흡수와 신장에서의 배설에 작용하는데, 흡수에 영향을 인자는 vitamin D, 부갑상선 hormone, 식이중의 지방 섭취량이 관여한다. 그리고 요중 배설을 증가시키는 경우는 세포외액량의 증가, 이뇨제, Na의 과잉섭취, 성장호르몬, 갑성선호르몬 등이 있다. 생리적 변동에서 연령과 성별은 여자가 남자보다 약간 낮으며, 나이가 들면서 약간 높아지는 경향이 있다. 일내변동이 약간 있는데 정오에는 최고치를, 밤에는 최저치를 나타낸다. 적혈구에는 혈청에 비해 약 3배정도 높아 용혈된 혈청은 측정시에 높은 결과를 유발할 수 있으며, aldosterone과 thyroxine은 배설촉진한다.

임상적 의의

고 Mg혈증인 경우	저 Mg혈증인 경우
급성 만성 신부전증 Addison병 갑상선기능항진증	원발성 기능항진증 만성 alcohol중독 당뇨병, 간경변 다발성골수종 급성 췌장염, porphyrin혈증

측정법으로는 인산염을 첨가하여 $Mg(NH_4)PO_4$로 침전된 무게를 측정하는 중량법, ethanol용액 중에 8-hydroxyquinoline과 반응하여 형광을 발하는 것을 측정하는 형광법, Titan yellow법, Xylidyl blue법 및 원자흡광 광도계법이 있다.

2) 측정법

(1) Xylidyl blue법

① 원리

혈청중 Magnesium은 시약중의 xylidyl blue와 결합하여 Mg-xylidyl blue complex를 형성하여 적자색을 생성하는데 이것을 비색측정 한다.

② 시약

a. 발색시약—xylidyl blue : 4 mg/dL, EGTA:2.85 mg/dL, triethanolamine 149 mg/dL

b. 표준액—황산 마그네슘 : 50.70 mg/dL, 염화 벤잘코늄:15 mg/dL

③ 기기 및 기구

a. Spectrophotometer

b. Serological Pipette

c. Lambda Pipette or Autopipettetor

d. Test tube

④ 측정 조작법

a. 시험관 3개를 준비하고, B, S, T라고 표기한다.

b. B관에는 증류수 0.02 mL, S관에는 표준액 0.02 mL, T관에는 혈청 0.02 mL를 각각 취한다.

c. 각 시험관에 발색시약을 3.0 mL씩을 가한 다음 혼합한 후 실온에서 10분간 방치한다.

d. 60분 이내에 맹검을 대조로 하여 파장 515 nm에서 각각 흡수도를 측정한다.

⑤ 계산

$$\text{Magnesium (mg/dL)} = \frac{\text{검체의 흡광도}}{\text{표준액의 흡광도}} \times \text{표준액 농도 (5.0 mg/dL)}$$

⑥ 정상 참고치

- 혈청: 0.7~1.2 mmol/L, 1.4~2.3 meq/L(1.7~2.8 mg/dL)
- 뇌척수액: 2.4~3.0 meq/L

⑦ 주의사항

a. 시약조제나 측정시에 필히 재증류수(이온제거수)를 사용해야 한다.

b. 초자기구는 6 N 염산용액에 6시간 방치한 후 세척하고 탈철처리하여 멸균, 건조한 것을 사용한다.

c. 미량측정이므로 정확히 pipetting해야 한다.

d. 시약은 오염되지 않도록 사용 후 밀봉하여 보관한다.

e. 용혈이나 혈구의 혼입은 정의 오차를 유발한다.

f. 마그네슘 농도가 50 mg/dL를 넘는 경우에는 검체 0.01 mL에 발색시약 3.0 mL를 가하거나 검체 0.02 mL에 발색시약 6.0 mL를 가해 잘 혼합하고 10분간 실온에 방치한 후 측정치는 그 특정치에 1.99를 곱하여 준다.

⑧ 특징

a. one stop method 이다.

b. 발색의 안정성이 있어 재현성이 양호하다.

c. 칼슘, 철, 구리, 단백질 등의 영향을 받지 않는다.

d. 원자흡광법과의 상관이 양호하다.

e. 자동분석기에의 응용이 가능하다.

f. 시약맹검으로 사용할 발색시약의 색깔이 강하므로 측정 기종에 따라서 투과율 100%의 scale이 벗어나는 경우도 있다. 이때는 발색시약을 2배로 희석한 것을 대조로 하고 검체와 표준액의 흡광도에 맹검의 흡광도를 감해준다.

⑨ 요중 마그네슘의 측정법

a. 24시간 뇨에 진한 염산 1~2방울을 첨가해 잘 혼합하여 pH가 3~4가 되게 하므로써 마그네슘을 흡착하기 쉬운 침전물을 용해시킨다.

b. 요검체 일부를 시험관에 넣고 증류수로 5배 희석한 것을 시료로 사용한다.

c. 5배 희석한 뇨 0.02 mL을 T시험관에 넣고, S에 표준액 0.02 mL, 맹검에 증류수 0.02 mL를 취한 후 혈청 마그네슘 측정 조작법에 따른다.

- **24시간 요중 마그네슘치(g/day)**

$$= \frac{\text{5배 희석뇨의 A 흡광도}}{\text{표준액의 A 흡광도}} \times \frac{5}{1000} \times \text{요량(L)} \times 5 \times \text{요량(L)} \times 0.25/\text{day}$$

(2) Titan yellow법

① 원리

혈청의 제단백여액을 알칼리하에서 titan yellow시약을 가하여 반응하면 붉은색(Red lake)을 형성하는데, 이것을 비색정량한다. 이 적색물질은 침전이 잘 되므로 안정화를 위해 polyvinyl alcohol를 첨가한다.

5 Inorganic phosphate(무기인)

1) 서론

혈청 인은 무기인과 유기인산인 ester형 인산, 인지질 등의 형태로 존재하며, 무기인의 작용은 세포내에서 고 energy인산염의 energy대사, 핵산대사, 산·염기 평형의 완충작용 등을 한다. 분포는 뼈나 치아에 80~90%가 불용성 Ca염으로 존재하고, 나머지는 연골조직, 세포외액에 단백질, 인지질, 핵산, 고에너지 인산화합물 등 유기인산 ester로서 당질과 결합하여 체내에 분포되고 있다.

무기인의 흡수영향은 vitamin D, 장내의 pH, 음식물에 존재하는 Ca, Mg의 량에 의해 조절되고, 세뇨관에서 재흡수의 영향은 PTH, calcitonin, 성장hormone, vitamin D, 갑상선 hormone, glucagon 등에 의한다. 존재형태는 주로 HPO_4^{-2}와 H_2PO^{4-}으로 존재하고, PO_4^{-3}은 극히 적은 량이다. 존재비율은 pH 7.4에서 [HPO_4^{-2}]대 [H_2PO^{4-}]는 4 : 1로 존재하고, 산성 쪽으로 기울면 [H_2PO^{4-}]이 증가하고, alkali쪽에 기울면 [HPO_4^{-2}]가 증가한다.

생리적 변동은 연령에 따라 다르며, 소아는 성인보다 농도가 높고, 소아에서는 여아가 남아보다 약간 높다. 또한 일내 변동은 야간에 높은 치를 보이고, 저녁에는 낮은 치를 보인다. 용혈시에는 혈구내 인지질, ester형 인, pyrophosphate, 무기인이 50%함유되어 인산 ester가 분해되고 무기인이 유출되어 높아지고, 혈청에서도 높아질 수 있다.

임상적 의의

증가하는 경우	감소하는 경우
신부전, 부갑상선 기능저하증	부갑상선 기능항진증
vitamin D중독증	vitamin D결핍증
갑상선 기능항진증	Fanconi증후군
악성 종양 골전이	요세관 acidosis
말단거대증	

2) 측정법

(1) Fiske subbarow법

① 원리

T.C.A 제단백여액에 amm. molybdate를 가하면 phosphomolybdate를 만들고, 여기에 aminonaphthol sulfonic acid를 가하면 phosphomolybdate는 환원되어 청색의 phosphomolybdous complex를 형성하는데, 이것을 비색측정한다.

② 시약

a. Trichloroacetic acid(5%)

b. Ammonium molybdate시약

c. Aminonaphthol sulfonic acid시약

d. 표준액

③ 기구

a. Spectrophotometer

b. Centrifuge

c. Serological Pipette

d. Test tube

④ 측정조작법

a. 원심관에 혈청 0.5 mL를 취하고, 5% TCA시약을 9.5 mL를 넣고 혼합한 후 실온에 5분간 방치한 후 원침한다.

b. 3개의 시험관을 준비하고, B, S, T라고 표기한다.

c. B관에는 5% TCA 5 mL, S관에는 표준액 5 mL, T관에는 제단백여액 5 mL을 각각 취한다.

d. 각 시험관에 amm. molybdate시약 1 mL씩 가하여 혼합한다.

e. 이어서 각 시험관에 aminonaphthol sulfonic acid시약 0.4 mL씩 가하고 혼합한다.

f. 각 시험관에 증류수 3.6 mL씩 가하고 혼합한 후 실온에서 10분간 방치한다.

g. 맹검을 대조로 하여 파장 660 nm에서 각각의 흡수도를 측정한다.

⑤ 계산

$$\text{무기인(mg/dL)} = \frac{\text{검체의 흡광도}}{\text{표준액의 흡광도}} \times \text{표준액 농도}$$

⑥ 정상 참고치

- Adult: 3.0~4.5 mg/dL
- Children: 4.5~6.5 mg/dL

⑦ **주의사항**

a. 강산을 사용하므로 피복 및 피부화상에 주의해야 한다.

b. aminonaphthol sulfonic acid (ANSA)시약은 냉장상태에서 보관하므로 재결정체가 생겨서 발색과정에 혼탁을 유발하므로 주의해야 한다.

c. ANSA시약은 냉장상태에서 3주간 안정하다.

d. 용혈시에는 약간 증가경향이 있다.

e. 세제에는 인신염을 함유하고 있으므로 세척을 잘 해야 한다.

(2) 몰리브덴 색소법

① **원리**

혈청중의 무기인은 시약중의 몰리브덴산과 결합하여 인몰리브덴을 생성하고, 색소인 말라카이트그린은 인몰리브덴산의 존재 하에서 녹색의 복합체를 생성하는 성질을 이용하여 파장 650 nm에서 비색 정량한다.

② **특징**

1. 1 step, 종반응법으로 간단하다.
2. 제단백 조작이 불필요한 직접법이다.
3. 정색의 안정성이 매우 양호하다.
4. 뇨중의 무기인량도 정량 측정 가능하다.

③ **시약내용**

60회용

1. 정색시약(Malachite green, Sod. molybdate) ········ 500 mL × 1 병
2. 표준액(2.5 mg/dL) ········ 5 mL × 1 병
3. 표준액 II(10.0 mg/dL) ········ 5 mL × 1 병

③ **용법 및 용량**

1. 측정방법

	맹검	표준 I	표준 II	검체
시료(mL)	-	표준액 I 0.02	표준액 II 0.02	혈청 0.02
정색시약(mL)	8.0	8.0	8.0	8.0

잘 혼합하여 실온에서 30분간 방치한 후 파장 650 nm에서 시약맹검을 대조로 하여 흡광도 측정

2. 표준 검량선 작성법

그래프용지의 횡축에 표준액 I (2.5 mg/dL)과 표준액 II (10 mg/dL)의 농도와 종축에 흡광도와의 대응점을 잡아 두점을 지나는 직선을 연결하여 표준 검량선을 작성한다.

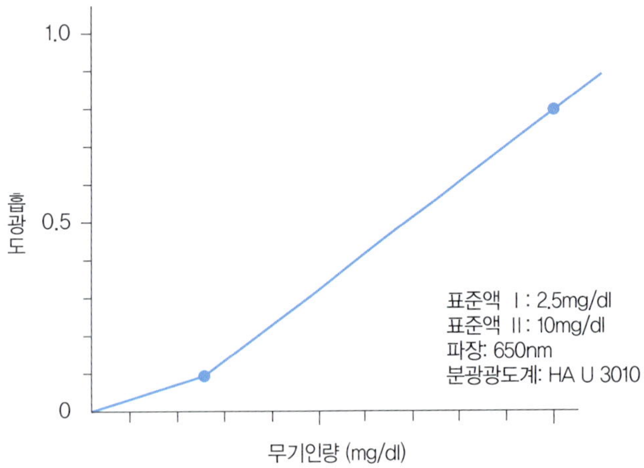

3. 계산법

미리 작성한 검량선으로부터 검체의 흡광도와 검량선과의 만나는 점에서 대응하는 무기인량을 구한다.

요 중 무기인량 검사법

요를 증류수로 10배 희석하여 혈청 측정법과 동일하게 시험한 후 결과치에 희석배수인 10을 곱하여 요 중의 무기인량을 구한다.

① 사용상의 주의사항

1. 검사에 사용되는 모든 유리기구(시험관·피펫 등)는 5% 염산에서 1시간 이상 침적처리 후 증류수 또는 이온교환수로 잘 세척하여 말려서 사용한다.
2. 항응고제중 헤파린, 구연산, 불화나트륨, EDTA-2Na는 무기인치에 영향이 없다.
3. 정색시약의 색소는 피부와 의류에 묻으면 잘 지워지지 않으므로 주의한다.
4. 실온이 15℃ 이하인 경우는 25℃ 항온조를 이용한다.
5. 임상검사용 이외의 사용을 금한다.

② 정상참고치

– 성인: 2.5~4.5 mg/dL

– 소아: 4.0~6.0 mg/dL

임상적 의의

증가하는 경우	감소하는 경우
- 신부전 - 수술 후 특발성, 위성 부갑상선 기능 저하증 - Tumoral Calcinosis - 악성 종양 골전이 - 갑상선기능 항진증 - 비타민D 중독증 - 급성불용성 골 위축 - 말단 거대증	- 원발성 부갑상선 기능 항진증 - 이소성 부갑상선 호르몬 산생 종양 - 흡수부전 증후군 - 비타민D 의존증 - 비타민D 결핍증 - 요세관성 아시도시스 - Fanconi 증후군 - 가족성 저인혈증 - 특발성 고칼슘 노증 - 장관 흡수 촉진형 III 형

• **저장방법 및 유효기간**

기밀용기, 냉장(2~10℃) 보관

사용기간: 1년 6개월

(3) Malachite green법

① 원리

혈청 중 무기인은 산성하에서 malachite green molybdate와 반응하면 molybdenic acid와 malachite green이 생성되는데, malachite green이 녹색을 나타낸다. 이것을 비색측정한다.

(4) 효소법

① 원리

– 무기인에 inosine을 가하고 purine nucleoside phosphorylase를 작용시키면 hypoxanthine과 ribose-1-phosphate가 생성된다. 이중 hypoxanthine에 산소존재하에서 xanthine oxidase를 작용시키면 Uric acid와 과산화수소가 생성된다.

– 과산화수소에 peroxidase 존재하에서 4-aminoantipyrine 과 N-ethyl-N-(3-methyl-phenyl)-N-acetyl-ethylenediamine을 반응시키면 quinone형의 적색이 형성되는데, 이것을 비색측정한다.

6 혈청 철(Fe) 및 TIBC

1) 서론

체내에서의 철은 hemoglobin, myoglobin, cytochrome, catalase, peroxidase 등으로 구성되며, 그 밖에의 철은 단백질과 결합하여 철의 저장, 운송역할을 하며 세포호흡에 관련된다. 철대사는 음식물중의 철은 위 및 소장에서 2가철로 환원되어 주로 십이지장에서 흡수되어 3가철로 산화된다. 3가철은 apoferritin과 결합하여 ferritin이 되고 다시 분리된 apoferritin은 β-globulin분획에 속하는 transferrin과 결합하여 혈장중으로 이동한다.

생체 내에 분포하는 철의 총량은 3~5 g정도인데, 그중 활성철로써 hemoglobin (60 ~70%)에 결합하여 적혈구에 분포되고, myoglobin (3~5%), enzyme (0.2%), transferrin (0.1%), catalase, cytochrome 등이 있으며, 저장철로는 ferritin (13%)과 Hemosiderin (16%)으로 간, 비장, 근육, 골수 등에 저장된다. 특히 ferritin은 소장점막 세포내에 존재하는 apoferritin과 Fe^{+3}이 결합하여 세포내에 저장된다. 혈청 중에는 철과 결합하지 않는 transferrin은 불포화철결합능이라고 하고, 전체 transferrin량을 총철결합능이라 한다.

생리적 변동은 신생아의 혈청 철농도는 출생 직후는 높지만, 2년 정도 되면 성인치와 같아진다. 한편 TIBC는 남녀차이는 거의 없으나 UIBC는 여성이 남성보다 높은 농도를 나타낸다.

특히 측정상 방해물질은 EDTA와 Dextran이 있다.

임상적 의의

증가하는 원인	감소하는 원인
빈번한 수혈 이용저하, 저장철 방출이 심할 때 (용혈성 빈혈, 혈색소증, 악성빈혈, 재생불량성 빈혈, 적아구증, 급성백혈병)	철의 상실 이용증대, 저장철을 이용할수 없을 때(철결핍성 빈혈, 감염증, 악성종양, 신증후군, 간경변)

발색시약은 bathophenanthrolin sulfonic acid, α,α'-dipyridyl, bathophenanthroline, TPTZ, o-phenanthroline, ferrozine 등이 있으며, 환원제는 Ascorbic acid, thioglycolic acid, hydroxylamine, hydroquinone, hydrazine sulfate 등이 있다.

측정법은 Bathophenanthroline sulfonic acid를 이용한 Peter법, α, α'-dipyridyl를 이용한Ramsay법, ICSH추천법 그리고 Nitroso R salt법(1-nitroso-2-naphthol-3,6-disulfonic acid법)등이 있다.

2) 측정법

(1) 올쏘-페난트로린(ortho-phenanthroline) 비색법

① 분석원리

Ortho-phenanthroline($C_{12}H_8N_2$)은 일정 범위의 pH하에서 검체용액 중에 있는 Fe 2+1원자와 O-phenanthroline 3분자가 정량적으로 반응하여 적색의 착화합물 [($C_{12}H_8N_2$)3·Fe^{2+}]을 생성한다. 이 적색의 농도는 Fe 100~200 γ, pH 2.9~9.0 사이에서 Fe의 농도와 비례하므로 비색정량에 의해 검체 중의 Fe 함량을 구할 수 있다.

② 시약 및 시액

가) 페난트로린용액 : 올쏘 페난트로린 염산염($C_{12}H_8N_2$·HCl·H_2O) 0.5 g을 물을 가하여 200 mL로 하여 냉소에 보존한다.

나) 하이드로퀴논(hydroquinone) 용액 : 하이드로퀴논($C_2H_6O_2$)을 물에 녹여 쓰며 사용할 때마다 새로 만들어야 한다(희석배수 1%).

다) 구연산나트륨용액 : 특급 구연산나트륨($Na_3C_6H_5O_7$·H_2O) 50 g을 물을 가하여 200 mL로 한다. 필요하면 여과하여 냉소에 보존한다.

라) 브롬페놀블루시액 : 브롬페놀블루 0.1 g을 0.05 N 수산화나트륨액 3 mL로 녹이고 물을 가하여 250 mL로 한다.

마) 철표준액 : 특급 황산제1철 암모늄[Fe(NH_4)2(SO_4)2·6H_2O] 0.7021 g을 약 1%의 염산에 용해하여 1 L로 한다. 이 액 1 L중에는 철 0.1 mg을 함유한다.

③ 시험방법

시험용액의 조제에서 얻은 시험용액중의 10 mL를 피펫으로 25 mL의 메스플라스크에 취하고 같은 10 mL를 시험관(혹은 작은 삼각플라스크)에 취한다.

후자는 pH조절용 대조액으로 쓴다. 시험관쪽에는 브롬페놀블루시액 4방울을 가하고 25 mL 메스플라스크 쪽에는 하이드로퀴논(hydroquinone) 용액 1 mL와 또 페난트로린용액 2 mL를 피펫으로 가한다. 구연산나트륨용액을 뷰렛 또는 5 mL메스피펫으로 취하여 시험관의 액 중에 적가하고 액의 pH가 3.5가 되면 지시액을 가한 액의 색이 황색에서 황록색으로 변하는 점에서 적가를 그치고 이때까지 소요된 구연산나트륨용액의 mL수를 기록한다.

이와 같은 용량의 구연산나트륨용액을 메스플라스크 쪽에 가하여 물로 25 mL의 표선까지 희석하여 20℃이상의 온도에서 1시간이상 방치한다. 하룻밤 방치해도 무방하다. 일단, 완전히 발색된 액은 적어도 48시간은 퇴색하지 않는다.

가) 기기 측정조건

이를 분광광도계(Spectrophotometer)에서는 510 nm의 파장에서, 광전비색계에서는 녹색필터를 이용해서 발색액의 흡광도를 측정하여 비흡광계수를 구한다. 이것을 미리 작성하여 놓은 검량선과 대조하여 철의 양을 구한다.

나) 검량선 작성

검량선은 다음과 같이 하여 만든다. 즉, 철 표준액을 물로 정확히 10배로 희석한다. 1, 2, 5, 10, 15 및 20 mL를 각각 1조씩 25 mL의 메스플라스크와 시험관 또는 작은 삼각플라스크에 취한다. 10 mL가 안되는 것은 물을 추가하여 거의 10 mL로 만든다. 상기 발색조작과 동일하게 pH 3.5에서 각 메스플라스크에서 발색시켜 흡광도를 측정하며, 농도 흡광곡선을 작성하고 검사시료중의 철 함량은 다음 식에 따라 산출한다.

④ 계산방법

철(mg/100 g) $= A \times V \times 100$

A : 흡광곡선에서 구한 철의 양(mg)

S : 검체채취량(g)

V : 시험용액의 희석배수

⊙ 실험보고서 ⊙

년 월 일					
제목		학번		성명	

⊙ 실험보고서 ⊙

년 월 일

제목		학번		성명	

(2) Nitroso–PSAP법

① 원리

혈청중의 transferrin에 결합되어 있는 3가철을 산성하에서 유리시켜 이 3가철은 환원제에 의해 2가철로 환원된다. 2가철은 nitroso-PSAP와 chelate산화물을 형성하여 약산성~약 알칼리에서 황록색을 나타내는데, 이것을 비색정량 한다.

* Nitroso-PSAP = 2-nitroso-5 (N-propyl-N-sulfopropylamino)phenol

(3) ICSH법

① 원리

- 철 정량: 혈청을 염산으로 처리하여 transferrin-iron결합이 분해되고, TCA로 제단백한다. 여액 중의 철을 thioglycolic acid로 처리하면 2가철로 환원된다. 2가철에 발색시약 bathophenanthroline sulfonate염을 가하면 반응하여 적자색을 형성하는데, 이것을 비색측정한다.
- TIBC측정: 혈청에 과잉의 ferric chloride나 ferric amm. citrate를 가하여 포화시키고, 잉여철은 magnesium carbonate나 Amberite resin으로 흡수제거 시키고, 철정량법과 동일하게 조작한다.

(4) Ramsay법

① 원리

혈청에 sod. sulfite을 가하여 3가철을 2가철로 환원시킨 후 발색시약 α,α'-dipyridyl를 가하고 끓이면 단백은 침전되고 pink색이 형성되는데, 이것을 원침한 다음 상층액을 비색정량한다.

(5) 원자흡광광도법

시험용액의 조제에 따라 처리한 검체를 1N 염산용액을 사용하여 철 농도 1~4 μg/mL가 되도록 조정하여 원자흡광광도법(Atomic Absorption Spectrometry, AAS)에 따라 측정한다.

(6) 유도결합플라즈마법(inductively coupled plasma, ICP)

시험용액의 조제에 따라 처리한 검체를 철 농도가 1~4 ug/mL되게 조정하여 유도결합플라즈마-발광광도법(Inductively Coupled Plasma Optical Emission Spectrometry, ICP-OES)에 따라 측정한다.

3) 기타 금속화합물

(1) Transferrin

혈청 단백의 β-분획에 포함되고, β-분획의 50%를 점유하며, 분자량은 7~9만(89,000)정도로써 2분자의 Fe^{++}와 이온결합된 당단백으로 18종의 유전형이 존재하는데 가장 기본적인 것은 C형이고, 이동도가 가장 빠른 것은 B group이고, 느린 것은 D group이다.

적아구나 reticulocyte는 transferrin에 결합된 철이 hemoglobin을 합성한다. 생물학적 작용은 철의 운반, 철에 대한 완충작용, 철의 누출방지작용, 항균작용, 항 virus작용, 세포증식 및 생체방어작용 등을 한다.

임상적 의의에서 증가인 경우는 저장철이 감소하는데 transferrin은 증가하며, 임신, 만성 철결핍성 빈혈, 급성 간염초기에 볼 수 있으며, 감소를 나타내는 경우는 각종 악성질환, 염증, 혈액질환, 간경변증, 영양실조, 단백누출성 장질환, 신질환 등이다. 정상치는 230~430 mg/dL이며, 측정법으로는 면역확산법이나 Radioimmunoassay(^{125}I표식)법, 면역 비탁법 등이 있다.

(2) Haptoglobin

혈청 단백의 α_2분획에 포함되고, 유전자에 의한 6개의 표현형이 있는데, 전기영동상에서 성상에 따라 Hp 1-1형(백혈병, alcohol성 간경변), Hp 2-1형(난소암, 급성심근경색), Hp 2-2형(본태성 고혈압 고 cholesterol혈증)으로 나누며, 각각의 분자량은 85,000, 20만, 40만정도이다.

감소원인은 이화항진, 생산저하, 간에서 albumin-응고인지등과 생산이 감소할 때이며, 질환은 선천성 무 혈색소혈증과 후천성은 용혈성 빈혈, 급성간염, 중증간장애 등에서 감소하고, 증가원인은 감염, 염증, 조직붕괴일 때이며, 질환은 염증성 질환(감염증, 교원병), 급성 심근경색, 악성종양, 정신분열증에서 증가한다.

특히 성인 남성은 남성 hormone의 영향으로 높아지고, 여성은 estrogn의 증가에 따라 감소하고 월경기에는 증가한다. 정상치는 30~200 mg/dL이며, 측정법에는 면역비탁법과 산란법이 있다.

(3) Hemopexin

혈청 단백의 β-분획에 포함되고, 분자량은 약 60,000정도인 당단백이며, 생물학적 작용은 heme과 결합하는 성질이 있어 hemopexin 1분자에 15~20분자의 heme이 결합한다.

증가인 경우는 염증에서 급성상 반응단백의 성질로 증가하고, 악성종양에서 종양세포에 의한 생산, 조직분괴 등으로 증가하며, 용혈성 질환에서도 다량의 혈색소의 일부가 hemopexin과 결합하지 않고 albumin-hemopexin과 결합하여 증가한다.

증가하는 질환은 악성종양(악성흑색종), 급성 및 만성의 각종 감염증, 외상일 때이다. 감소인 경우는 heme-hemopexin과 결합하여 혈중에서 빨리 제거되기 때문에 감소한다.

감소질환은 용혈성빈혈, 악성빈혈, 유전성 구상적혈구증, 중증 급성간염, 간경변, 활동성 만성 간염, 신증후군 등이 있다. 정상치는 63~109 mg/dL이며, 측정법에는 SRID법과 TIA법이 있다.

(4) 기타

① Ceruloplasmin

혈장 α_2-globulin분획에 포함되는 동단백이며, 그 한분자에 8개의 동분자를 함유하고 0.34%의 동과 8%의 당을 함유하는 단백질이다.

간의 microsome에서 동이온과 apoceruloplasmin으로부터 합성된다.

생리적 변동에서 성인인 경우에는 연령의 차이가 거의 없으나 신생아는 4~5 mg/dL정도가 낮으며, 일내변동은 오전 중에 높고 오후(저녁)에는 낮아진다.

여성 hormone인 estrogen은 apoceruloplasmin합성을 증가시키므로 ceruloplasmin이 증가하고 운동이나 stress는 일시적으로 증가시킨다. 검체는 냉동보존하면 비교적 안정하나 장시간 보존하면 냉동 하에서 동이 유리되어 oxidase작용이 감소한다.

임상적 의의에서 증가하는 경우는 세담관성 간염, 답즙성 간염, 폐쇄성황달, 악성종양, 급성 심근경색증, 감염증 등이며, 감소하는 경우는 Wilson병(간내 metal-thionein과 동이 결합하고 apoceruloplasmin이 결합하지 않아 ceruloplasmin이 감소), Menkes증후군(소장점막세포의 이상 때문에 혈중으로 이행장애를 받는 경우), 문맥성 간경변, 단백누출성 위장증, 신증후군, 육식을 기피하여 단백질 섭취가 적은 경우 등이 있으며, 정상치는 20~55 mg/dL이다.

측정법에는 비색법인 Ravin변법, Ferrocene산화법과 면역학적 측정법(SRID)등이 있다.

② Ferritin

ferritin의 분자량은 약 45만이며, 내부에는 2,500개의 철을 수용하며, 간, 비장, 심장에 많이 분포되고 장기조직, 체액 중에 존재하는 저장철 단백으로서 철의 함유량은 약 23%(hemosiderin은 34%)이며, 내열성(80°C)이 있다.

저장철량이 적은 경우는 주로 ferritin으로 저장되고, 철량이 많으면 상대적으로 hemosiderin으로 저장된다. 혈청에서 ferritin의 소실은 매우 빠르며 세포파괴로 유출된 것이 대부분이고 세포에서 분비된 것도 있다. 검체보존은 혈청분리 후 -20°C이하에서 안정하다.

증가요인은 약물, 수술, 방사선, 염증, 악성종양 등에 의한 세포파괴, ferritin방출, 철결핍이외 빈혈, hemosiderosis, hemochromatosis에 의한 저장철증가, 감염에 의한 혈청 ferritin제거능 감소 등이 있으며, 감소요인은 성장, 임신, 조혈항진, 철흡수 감소에 의한 저장철 감소 및 결핍, ascorbic acid결핍에 의한 hemosiderin증가 등이 있다. 임상적으로 증가하는 질환은 급성백혈병, 만성골수성 백혈병의 급성 전환, 악성림프종, 다발성골수종, 세포막육종, 원발성 간암, 췌장암, 폐암, 유암, 간염, 심근경색 등일 때이고, 감소하는 질환은 철결핍성 빈혈, 잠재성 철결핍일 때이다.

특히 악성종양이나 간장애, 심근경색, 감염증 등에서는 저장철량과는 무관하게 증가한다. 정상치는 남자 32~126 ng/mL, 여자 13~58 ng/mL이다.

측정법은 RIA법, EIA법 등이 있다.

17 효소
(Enzyme)

효소(Enzyme)는 생물학적 촉매 역할을 하는 단백질이다. 촉매반응에서 효소는 변화되지 않고 회학 반응 속도를 조절한다. Enzyme의 어원은 1871년 독일의 퀴네(Kuhne)가 효모 속(in yeast)에 무엇인가 들어 있다는 뜻으로 en(안에), zyme(효모) 그리스어에서 유래했다. 이후 1835년 베르젤리우스(Berzelius)에 의해 유기체에 촉매의 존재가 있다는 것을 처음 밝혔다. 프랑스의 파스퇴르(Pasteur)는 발효과정으로 탄산가스와 알코올이 되는 과정을 보고하였다. 1900년 초 스테드버그(Svedberg)는 효소가 단백질로 이루어져 있음을 발견하였다. 많은 효소는 그 기질의 명칭 또는 효소의 활성을 나타내는 명칭에 "아제(-ase)" 접미사를 붙여 명명되고 있다. 모든 살아있는 유기체 내에서 발생하는 생물학적 과정은 화학 반응이며 대부분 효소에 의해 조절된다. 효소가 없다면 이러한 반응 중 많은 부분이 속도가 매우 느려 일어나지 않을 것이다. 효소는 세포 대사의 모든 부분을 촉매작용 한다. 여기에는 큰 영양소 분자(예: 단백질, 탄수화물 및 지방)가 더 작은 분자로 분해되는 음식의 소화가 포함된다. 효소는 촉매하는 반응형식에 따라 국제 생화학연합 효소위원회(International Commission on Enzyme)에서 6군으로 대분류하였고 EC 표시와 함께 4개의 번호를 순서대로 부여하였다. 효소번호(E. C. number)에서 첫 번째 숫자(first digit)는 효소반응의 종류에 따라 대분류로 6개로 분류하고 두 번째 숫자(second figure)는 중분류(sub-class), 세 번째 숫자(third figure)는 소분류(sub-sub-class)이며, 마지막 숫자는 세분류(sub-sub-class number)로 소분류에서의 효소 일련 번호를 나타낸다. 젖산 탈수소효소(lactate dehydrogenase, LDH)의 효소번호는 EC 1.1.1.28 이다. 대분류의 첫 번째 숫자(first digit)는 효소가 촉매하는 화학반응의 형식을 나타낸다. 대분류를 기억해야 하며 분류하고 대분류에 따른 효소의 종류를 나열할 수 있어야 한다.

1) EC 1. 산화환원효소 (Oxidoreductase) : LDH, MDH, Uricase, ICD, GOD, POD
2) EC 2. 전이효소 (Transferase) : AST, ALT, r-GPT(GGT), CK, Hexokinase, OCT
3) EC 3. 가수분해효소 (Hydrolases) : ACP, ALP, AMY(Amylase), LPS(Lipase), Cholinesterase, Urease, Pepsin, Tripsin
4) EC 4. 분해부가효소 (Lyase) : ALD(Aldolase), Pyruvate decarboxylase
5) EC 5. 이성질화효소 (Isomerase) : Phosphohexose
6) EC 6. 연결효소 (Lygase) : Acetyl-CoA-synthetase

1 Amylase: AMS

Amylase는 전분, glycogen 등의 다당류를 가수분해하는 효소로써 α-amylase, β-amylase, γ-amylase 및 glucoamylase 등의 종류가 있는데 그중 임상검사에 대상이 되는 것은 α-amylase이다.

amylase의 분포는 타액선과 췌장에 다량 분포되고, 폐, 간, 소장, 난소 등에 적은 량이 분포되어 있으며, amylase isoenzyme중 췌장형 p-amylase는 분자량이 54,000으로 당-chain을 함유하지 않으며, 타액선형 s-amylase는 분자량이 62,000인 family A(당-chain을 함유)와 분자량이 56,000인 family B(당-chain을 함유하지 않음)로 분류한다.

생리적 변동에서 성별은 여자가 남자보다 높고, 연령은 신생아에서 아주 낮지만, 생후 2~3개월부터 급격히 증가하여 1세까지 높은 활성치를 나타낸다. S-amylase는 출생직 후 성인의 10%에 머물다가 출생 후 1~3개월에 급격히 증가하고 1~2세에 성인치에 도달한 반면 p-amylase는 거의 활성이 없다가 1세 때 성인의 25%정도 보인 후 증가하여 8~11세에 성인치를 나타낸다. 용혈은 적혈구에 활성이 없어 용혈 영향은 거의 없으며, 검체는 Heparin을 제외한 항응고제는 낮은 활성을 보인다. 약물영향중 pancreozymin, secretin, steroid 등은 주로 p-amylase를, 마약은 s-amylase를 증가시킨다.

임상적 의의는 혈청 amylase의 증가는 췌장이나 타액선의 염증이나 종양, 결석으로 생기는 폐쇄에 의한 혈중 유출, 장에서 유출, 신장에서 배설장애 등일 때 일어나며, 증가하는 질환은 췌장질환(급·만성췌장염), 이하선염, 위장질환, 폐질환, 당뇨병, 간·담도질환 등이 있으며, 감소하는 질환은 췌장이나 타액선의 적출 후 또는 췌장암으로 인한 췌장실질의 폐쇄로 일어난다.

amylase측정법은 요도전분반응을 이용한 Amyloclastic법, 생성된 환원당을 측정하는 Saccharogenic법 및 색소유리되는 양을 측정하는 chromogenic법으로 분류하는데, Amy-loclastic법에는 Wohlgemuth, Winslow, Smith Roe, Caraway법 등이 있으며, Saccharogenic법에는 Somogyi법, 그리고 Chromogenic법에는 Dyamyl법, Blue starch법 등이 있다. 근래에는 Caraway법이나 Blue starch법 및 효소법이 많이 이용되고 있다.

2) 측정법

(1) Winslow법

① 원리

혈청을 NaCl용액으로 계열희석하여 기지농도의 전분을 일정량씩 각각 가하여 혼합한 후 37℃ 항온조에서 일정시간 반응 후 iodine용액을 가하므로서 전분이 없어진 부분과 남아있는 부분이 구별되어 종말점을 얻는다.

(2) Caraway법

① 원리

전분인산완충액(pH 7.0)에 혈청을 가한 것과 혈청을 가하지 않은 것을 37℃ 항온조에서 일정 시간 반응시킨 후 발색시약(Iodine액)을 가하여 생성된 갈색(청색)을 비색 측정하여 분해된 전분량을 산출하여 amylase 활성치를 구한다.

② 시약

a. 전분인산완충액(pH 7.0)

b. 0.01 N iodine용액

③ 기기 및 기구

a. Spectrophotometer

b. 37℃ 항온조

c. Voltex mixer

d. Lambda Pipette or Autopipette

e. Serological Pipette

f. Test tube

④ 측정조작법

a. 2개의 시험관을 준비하고, B, T라고 표기한다.

b. 각 시험관에 전분인산완충액 1 mL씩을 가하고 37℃ 항온조에서 5분간 가온한다.

c. T관에 혈청 0.02 mL를 가하고, B에는 증류수 0.02 mL 가한 후 37℃ 항온조에서 정확히 7분 30초 동안 반응시킨다.

d. 각 시험관에 발색시약 iodine용액을 1 mL씩 가하고 혼합한 후, 증류수 5 mL씩 가하여 혼합한다.

e. 증류수를 대조로 하여 파장 660 nm에서 흡수도를 측정한다.

⑤ 계산

$$\text{Amylase활성치(unit/dL)} = \frac{\text{C관의 흡광도 - T관의 흡광도}}{\text{C관의 흡광도}} \times 800$$

⑥ 정상치

60~160 unit/dL

- **Caraway unit의 정의**

  혈청 100 mL가 37℃에서 전분과 30분 동안 반응하여 전분 10 mg을 가수분해하는 활성을 Caraway 1 unit라고 한다.

※ Carawayqus법에서는 전분함량 0.04 g/dL인 기질 완충액 1 mL를 사용하므로 시험관당 starch 함량은 0.4 mg이며 가수분해된 starch량은

$$0.4\ \text{mg} \times \frac{\text{시약블랭크 흡광도 - 검체 흡광도}}{\text{시약블랭크 흡광도.}}$$ 가 된다.

또한 검체량 0.02 mL, 반응시간은 7.5분이므로 검체 100 mL, 반응시간 30분에 해당하는 단위로 환산하면

$$\frac{0.4(\text{mg})}{10(\text{mg})} \times \frac{30(\text{분})}{7.5(\text{분})} \times \frac{100(\text{mL})}{0.02(\text{mL})} = 800$$

※ 요 일 경우

아밀라제 단위/1시간(Amylase unit/hour)

$$\frac{\text{시약블랭크 흡광도 - 검체 흡광도}}{\text{시약블랭크 흡광도}} \times 800 \times \frac{\text{2시간뇨량(mL)}}{100 \times 2}$$

요 중 아밀라제 단위는 1시간에 배설되는 전체 요 중에 함유한 아밀라제 활성도로 표시한다.

※ 기타 담즙, 췌장, 십이지장분비액 등의 액체도 혈청과 동일한 방법으로 측정이 가능하다. 특히, 십이지장분비액은 1,000배 희석하여 측정해야 한다.

임상학적 의의

증가하는 경우	감소하는 경우
• 급성췌장염, 만상췌장염의 급성 재발 • 췌장암, 난소종양, 폐암 • 이하선염, 복막염, 장폐염 • 위십이지장궤양 • 천공 • 신장질환 • 약물중동 • 자궁외임신 • 거대 아밀라제 혈증	• 췌장암의 말기 • 진행된 만성췌장염 • 급성췌장염의 회복기

⑦ 측정상 주의사항

a. 타액이 들어가지 않도록 주의해야 한다.

b. 시약을 취하고 남은 용액을 불어서 넣지 않도록 한다.

c. Iodine시약은 증발되지 않도록 마개를 밀폐시킨다.

d. 높은 Amylase치가 예상되는 검체는 생리식염수로 적절히 희석한 후 검사한다.

(3) Somogyi법

① 원리

전분기질완충액에 혈청을 가하여 반응시키면 환원당이 생성되는데, 이것을 Folin- Wu법으로 환원당을 측정한다(Saccharogenic법).

(4) 효소법

① 원리

Carboxymethyl starch에 α-amylase와 glucoamylase를 작용하면 β-glucose로 분해한다. β-glucose에 glucose oxidase를 작용하면 gluconic acid와 과산화수소를 생성하는데, 생성된 과산화수소에 peroxidase존재 하에 4-aminoantipyrine과 N-ethyl-N-(2-hydroxyethyl)-m-toluidine을 반응시키면 적자색이 형성된다. 이것을 비색측정한다.

⊙ 실험보고서 ⊙

년 월 일

제목		학번		성명	

⊙ 실험보고서 ⊙

년 월 일

제목		학번		성명	

2 Lipase: LPS

Lipase는 췌 선방세포에서 합성되어 췌장액으로 분비되며 Triglyceride을 가수분해하는 효소로써 지방산을 생성시키며 지방산흡수에 중요한 역할을 한다. 분자량은 46,000~48,000인 당단백으로 대부분 췌장에 존재하고 그 외 간, 신장, 위장, 소장에 약간 존재한다.

생리적 변동은 성별에 따른 변동, 일내변동, 계절의 변동, 식이에 의한 영향이 거의 없으며, 용혈은 hemoglobin이 lipase활성을 저해하며, Mg^{++}, Ca^{++}, Mn^{++} 등의 2가 양이온은 lipase활성에 영향을 준다. 임상적 의의는 췌장질환에 특이성과 예민성이 높고, 혈중에서 고농도로 오래 지속되는 점으로 좋은 지표가 된다. 증가하는 질환은 급·만성췌장질환, 간경변증 및 신부전증일 때이다. 특히 췌장효소에는 lipase, amylase, trypsin, elastase 등이 있다. lipase측정은 amylase측정과 함께 급성췌장염의 진단에 이용되며, 측정법에는 생성된 지방산을 직접 적정하는 적정법에 Tietz법과 Cherry crandall법 그리고 혼탁도의 감소를 측정하는 비탁법 등이 있는 데, 최근에는 비탁법이 널리 이용되고 있다.

1) 측정법

(1) 비탁법

① 원리

검체중의 췌장lipase는 계면활성제의 공존하에서 기질인 triolein의 emulsion에 작용하여 olein산과 diglyceride를 거쳐 monoglyceride가 생성된다. 이반응의 진행에 따라 반응액의 흡수도가 감소한다. 이 감소속도는 lipase활성에 비례한다.

$$\text{Triolein} + 2H_2O \xrightarrow{\text{췌장 lipase}} \text{monoglyceride} + \text{olein산(2분자)}$$

(2) Tietz법

① 원리

혈청중 lipase는 균질화 시킨 olive oil emulsion(pH 8.0)에 작용하면 fatty acid와 glycerol로 가수분해한다. 유리된 fatty acid에 지시약인 thymolphthalein을 가하고 0.05 N NaOH로 적정하여 소비된 NaOH mL수로 활성치를 구한다.

- **Tietz unit의 정의**

  혈청 1 mL가 37℃에서 3시간 작용하여 생성된 fatty acid를 중화하는 데 소비된 0.05 N NaOH mL수를 의미한다.

(3) Cherry crandall법

① **원리**

혈청중 lipase는 균질화된 olive oil emulsion(pH 7.0)에 작용하면 fatty acid와 glycerol로 가수분해한다. 유리된 fatty acid에 지시약인 phenolphthalein을 가하고 0.05 N NaOH로 적정하여 소비된 NaOH mL수로 활성치를 구한다.

- **Cherry crandall unit의 정의**

  혈청 1 mL가 37℃에서 24시간 작용하여 생성된 fatty acid를 중화하는 데 소비된 0.05 N NaOH mL수를 의미한다.

3 Alkaline phosphatase: ALP

1) 서론

ALP는 pH 9.0~10.5범위에서 최적 활성을 나타내는 효소로써 여러 종류의 phospho-monoester를 가수분해를 촉매하며, 유기인으로부터 무기인을 유리시키고 alcohol를 생성한다. 특히, ALP는 phosphodiester에는 작용하지 않지만 pyrophosphate에는 작용하며, 모든ALP동질효소의 활성중심에 Zn금속을 함유하고 그 성분은 당단백이다.

생리적 변동에서 성별은 성인인 경우 남성은 여성보다 10~15%정도 높은 활성치를 보이고, 연령에서는 출생시에는 낮으나 그 후 급속하게 증가하여 소아기에는 성인의 2.5~4배 높은치를 나타낸다. 특히 소장에서 유래되는 ALP가 혈중에 증가되기 때문에 혈액형이 O형과 B형은 A형과 AB형에 비해 약 10%정도 높은 활성치를 보인다. 용혈시 혈청에 비해 적혈구에 약 6배정도 높게 함유되어 있으며, 요소, EDTA염, pheny-lalanine 등은 저해하지만, 고분자 ALP가 있는 혈청은 동결용해를 반복하면 활성이 증가하고 혈청을 방치할 때도 증가한다.

임상적 의의는 간·담도질환인 경우 급성간염(3~4배 이내 증가), 담즙울체(3~4배 이상 증가) 등에서 고분자 ALP가 혈중에 출현하고, 만성간염(2~3배 이내이면서 정상범위도 많다), 간경변증(1~3배 이내의 변동)일 때 소장성 ALP가 증가한다.

특히, 원발성 간암초기에 황달이 전혀 없는데도 ALP가 증가하며, Dibin-Johnson증후군 일 때는 황달이 심하고 ALP는 증가하지 않는다. 또한 골질환인 경우 Paget, 골육종, 악성종양의 골전이(전립선암, 폐암), 구루병 등에서 증가한다. 다만, 다발성골수종이나 골파괴성질환에서는 증가하지 않는다.

ALP isoenzyme은 간, 태반, 소장에서 유래되고, 그 종류는 ALP_1, ALP_2, ALP_3, ALP_4, ALP_5, ALP_6 등의 6종류가 있다.

ALP_1은 간조직에 많고 분자량이 500백만 이상인 고분자 효소로써, 정상 혈중에는 없지만 담관폐쇄 때 담관내압이 상승하여 담즙으로 배설되지 않고 혈중으로 역류한다. ALP_1의 유무는 간외의 폐쇄와 간내의 담즙울체와의 감별, 전이성 간암과 간세포암과의 감별에 유용하다. 즉, 간외의 폐쇄와 전이성 간암에서 높게 나타난다. 또한 담관암, 췌두부암, 총담관결석, 폐쇄성황달에서 높은 활성치를 나타낸다. 그리고 간 유래 ALP의 65%는 세포핵 및 세포막에, 29%는 Microsome에 분포한다.

ALP_2는 간조직에 많으며, 담즙울체 때 현저히 증가하고, 분자량 160,000인 간성 ALP로써, 정상성인의 주분획이며 단백질 전기영동상 α_2-globulin분획에 나타나며, 내열성이 없고 ALP_2의 항원성이 소장, 태반이외의 장기의 ALP와 거의 일치한다. 정상인에서 지방질이 풍부한 식사 후에는 ALP가 증가한다.

ALP_3는 뼈에 많으며, 분자량은 ALP_2와 같은 골성 ALP로써 소아혈청의 ALP 주분획이며 골아세포에서 유래되고, 내열성이 있으며 전기영동상 α_2~β-globulin 분획에 분포되어 있다.

ALP_4는 태반의 synciotrophoblast에서 유래되고 분자량은 12만~13만인 태반성 ALP로써 내열성이 가장 높아 내열성 ALP라고도 하며 임산부혈청에서 나타난다. 전기영동상 α_2~β-globulin분획에 분포되어 있다.

ALP_5는 소장조직에 많으며 분자량이 12만 내열성 있는 소장성 ALP로써 전기영동상 β-globulin 분획에 분포되어 있다. 특히 정상인에는 혈액형 O형, B형의 분비형으로 식사후 나타나며 간경변일 때도 나타난다.

ALP_6는 면역globulin과 결합한 ALP로써 분자량이 32만 이상이고 β~γ-globulin분획에 분포되어 있으며 음극최단으로 이동되는 성분으로 내열성은 없다.

측정법에는 β-glycerophosphate를 기질로하는 Bodansky법과 Shinowara-Jones-Reinhart법, phenylphosphate를 기질로 하는 Kind-king법과 King-Armstrong법, p-nitrophenylphos-phate를 기질로 하는 Bessey-Lowry-Brock법 그리고 phenolphthalein-phosphate를 기질로 하는 Babson법 등이 있는데, 최근에는 Kind-king법을 널리 사용하고 있다.

2) 측정법

(1) Kind–king법

① 원리

phenylphosphate를 기질로 하여 탄산완충액(pH 10.0)에 혈청을 가하여 반응하면 phenol과 phosphatwe로 분해된다. 생성된 phenol은 pot. ferricyanide존재 하에서 4-ami-noantipyrine과 축합반응으로 생성되는 quinone형의 적색을 비색측정한다.

(2) Bodansky법

① 원리

혈청중 alkaline phosphatase는 기질인 Na-β-glycerophosphate을 pH 8.6 (barbital buffer)에서 작용시키면 가수분해되어 glycerol과 phosphate가 생성된다. 생성된 phosphate에 amm. molybdate를 가하고 환원제인 aminonaphthal sulfonic acid를 가하여 반응하면 청색이 형성되는데, 이것을 비색측정한다.

- **Bodansky unit의 정의**

  기질 β-glycerophosphate로 사용하여 37℃에서 1시간 동안 혈청 100 mL 가 반응하여 생성되는 무기인의 mg수를 나타낸다.

(3) Bessey–Lowry–Brock법

① 원리

기질인 p-nitrophenyl phosphate을 pH 10.0 (glycine buffer)에서 혈청중의 ALP에 작용을 받아 가수분해되어 p-nitrophenol과 phosphate가 생성된다. 생성된 p-nitrophenol에 0.02 N NaOH를 가하면 황색이 형성되는데, 이것을 파장 420 nm에서 비색측정한다.

- **BLB unit의 정의**

  혈청 1 L가 37℃에서 60분 동안에 생성되는 p-nitrophenol의 mM수를 나타낸다.

4 Cholinesterase: CHE

cholinesterase는 choline ester를 가수분해하여 choline과 유기산으로 분해하는 효소로써 2종류가 있는데, 그중 pseudo cholinesterase는 간장, 췌장, 혈청 등에 분포되어 있고, 분자량이 약 30만의 당단백이며, 지적 pH 8.0~8.5으로 기질을 benzoylcholine과 butyl-choline을 사용하고, true cholinesterase는 신경조직, 근육, 적혈구에 분포되어 있고, 분자량이 9만정도이며 지적 pH 7.5~8.0으로 기질을 acetyl-β-methylcholine을 사용한다.

생리적 변동은 여자가 남자보다 평균 10~15%정도 낮으며, 하루 중 오전에 최고 활성치를 나타내고, 오후에는 5%정도 낮은 활성을 보이며, 용혈혈청은 acetylcholine을 기질로 하는 측정법에서 다소 높아지고, 유기인제의 살충제에 의해 현저하게 감소하고, 불소나 염소에 의해서도 저해를 받는다.

임상적 의의

감소하는 경우	증가하는 경우
간실질장애, 악성종양 농약중독, 영양장애 만성심부전증, 임신중독증 각종 혈액질환, 자궁근증 특히 cholinesterase가 낮을 때 혈청알부민이 낮고, 섬유소원이 감소하고, prothrombin time이 연장된다.	신증후군 지방간 비만 과영양성 지방간 갑상선 기능항진증

정상 참고치는 benzoylcholine을 기질로 사용하는 경우는 4.7~11.8 IU/L이고, ΔpH는 0.7~1.4이다. 측정법으로는 생성된 유기산을 측정하는 방법(가스분압법, pH의 변화, 지시약 등), 효소법 및 thiocholine의 -SH기를 측정하는 방법이 있다.

2) 측정법

(1) 비색법

① 원리

기질 acetylcholine에 cholinesterase가 작용하면 가수분해되어 choline과 acetic acid가 생성된다. 생성된 acetic acid에 phenol red(bromphthalein, m-nitrophenol 등)을 가하여 발색된 황색을 비색정량한다.

(2) 효소법

① 원리

benzoilcholine을 기질로 하여 pyrophosphate완충액에 cholinesterase가 작용하면 choline과 benzoic acid가 생성된다. 생성된 choline에 choline oxidase를 가하면 과산화수소와 betain이 생성된다. 생성된 과산화수소는 peroxidase존재하에 phenol과 4-aminoantipyrine와 산화 축합 반응이 형성되어 적색의 quinone색소가 생성되는데, 이것을 파장 500 nm에서 비색정량한다.

5 Transaminase

AST (Aspartate amino transferase)

ALT (Alanine amino transferase)

Transaminase는 amino산 중 amino기를 keto산으로 전이시키는 것을 촉매하는 효소로써 AST (GOT)와 ALT (GPT) 등 2가지가 있다. AST와 ALT의 촉매작용은 조효소인 pyridoxal phosphate와 pyridoxamine phosphate와 결합하여 효소활성을 나타내는 holoenzyme과 조효소가 결합하지 않아 효소활성을 나타내지 않는 apoenzyme이 존재하는데 통상적으로 측정되고 있는 혈중 AST와 ALT는 holoenzyme을 측정하지만 apoenzyme은 측정되지 않는다. 분자량은 AST가 약 95,000, ALT는 약 110,000으로써 혈중에서 소실시간이 AST가 짧다.

AST는 심근에 가장 많이 분포되어 있고, 간장, 골격근, 신장, 췌장 순으로 분포되어 있으며 적혈구에는 혈청에 비해 약 15배정도 높게 분포되어 있다.

ALT는 간장에 가장 많고, 신장, 심근, 골격근 순으로 높으며, 적혈구에는 혈청에 비해 약 7배정도 높게 분포되어 있다.

AST, ALT의 동질효소는 mitochondria내에 있는 m-AST, m-ALT와 세포질 내에 있는 c-AST, c-ALT가 존재하는데, 세포질에 위치하고 있는 AST는 c-AST, m-AST이다. 각 조직의 c-AST와 m-AST의 비율은 그 장기의 총 AST의 60%가 m-AST에 해당한다. ALT도 c-ALT와 m-ALT중 대부분이 c-ALT이고 m-ALT는 미량 존재한다.

생리적 변동에서 연령 및 성별에 의한 차이는 거의 없고, 식사에 영향은 없지만, 과격한 운동에는 AST가 약간 증가한다. 용혈의 영향은 AST가 약 80배, ALT는 15배정도 높아질 수 있고, 검체의 안정상에서 AST는 일반적으로 안정하나, ALT는 비교적 불안정하여 냉장에서 매일 5~10%씩 활성이 감소한다.

임상적 의의는 virus성 감염, 중독성 간장애, 전염성 단핵구증, 간울혈 등에서 현저히 증가하고, 간경변증, 간암, 담도계 질환, 만성 활동성 간염시 중등도 증가를 보인다.

AST가 ALT보다 높게 증가하는 경우는 심근경색, 피부근염, 간경변증, 간암, 폐쇄성황달 등일 때이고, 반대로 AST보다 ALT가 높게 증가하는 경우는 만성간염, virus성 간염 회복기 등에서 나타낸다.

정상 참고치는 Karmen법에서 AST 5~50 unit, ALT 5~35 unit이며, Reitman-Frankel법은 Karmen법과 비슷하나 일반적으로 10정도 낮다고 한다.

Karmen unit × 0.48 = 국제단위(IU/L)

측정법으로는 Karmen법(자외부법)과 Reitman Frankel법 및 효소법이 있다.

2) 측정법

(1) Reitman-Frankel법

① 원리

- AST: aspartic acid와 α-ketoglutaric acid인 기질액에 효소 AST가 작용하면 amino기가 전이되어 oxalacetic acid와 glutamic acid가 생성된다. 생성된 oxalacetic acid에 2,4-dinitrophenylhydrazine를 가하면 hydrazone이 되고, 여기에 NaOH를 가하면 적갈색이 형성되는데, 이것을 비색측정한다.
- ALT: alanine과 α-ketoglutaric acid인 기질에 효소 ALT가 작용하면 glutamic acid와 pyruvic acid가 생성된다. 생성된 pyruvic acid에 2,4-dinitrophenylhydrazine를 가하면 hydrazone이 되고, 여기에 NaOH를 가하면 적갈색이 형성되는데, 이것을 비색정량한다.

② 시약

a. AST기질액(aspartic acid, α-ketoglutaric acid, phosphate buffer)
b. ALT기질액(alanine, α-ketoglutric acid, phosphate buffer)
c. 2,4-dinitrophenylhydrazine용액
d. 4N NaOH용액
e. 표준액(sod. pyruvate)

- **0.4 N NaOH 시약의 희석**
  4 N NaOH용액을 증류수로 정확히 10배 희석하고 필요하면 적정한다.

③ 기기 및 기구

a. Spectrophotometer
b. 37℃ water bath
c. Voltex mixer
d. Volumetric flask
e. Lambda Pipette or Autopipettor
f. Serological Pipette
g. Test tube

④ 측정조작법

a. 시험관 2개를 준비하고, AST 및 ALT라고 표기한다.
b. 각 기질액을 1.0 mL씩 취하고 37℃ 항온조에서 5분간 가온한다.
c. 각 시험관에 혈청 0.2 mL씩 각각 가한다.
d. 37℃ 항온조에서 AST는 60분간, ALT는 30분간 정확히 항온한다.

e. 각각 시간이 완료되면 각 시험관에 발색시약(DNPH) 1.0 mL씩 가하고 혼합한 후 실온에서 20분간 방치한다.

f. 0.4 N NaOH용액 10 mL씩 가하여 혼합한 후 실온에서 10분간 방치한다. 5~30분 이내에 증류수를 대조로 하여 파장 505 nm에서 각각의 흡수도를 측정한다.

g. 측정한 흡수도를 표준곡선에서 활성치를 구한다.

⑤ 표준곡선작성법

a. 5개의 시험관을 준비하고, 다음과 같이 준비한다.

시험관	표준액(mL)	기질액(mL)	증류수(mL)	AST(unit)	ALT(unit)
1	0.0	1.0	0.2	0	0
2	0.1	0.9	0.2	25	27
3	0.2	0.8	0.2	60	58
4	0.3	0.7	0.2	116	98
5	0.4	0.6	0.2	197	150

b. 각 시험관에 정색시약 1.0 mL씩 기하고 혼합한 후 실온에서 20분간 방치한다.

c. 각 시험관에 0.4 N NaOH용액 10 mL씩 가하고 혼합한다.

d. 30분 이내에 증류수를 맹검으로 하여 파장 505 nm에서 흡수도를 측정하고, 흡수도와 상응하는 활성도의 관계를 방안지에 표준선을 작성한다.

⑥ 정상 참고치

AST: 8~40 unit

ALT: 5~35 unit

• **Karmen unit의 정의**

혈청 1 mL 중의 효소가 32°C(실온)에서 1분간에 파장 340 nm에서 NADH의 흡광도 0.001을 감소시키는 활성도를 의미한다.

⑦ 측정상 주의사항

a. 반응시간을 정확히 지켜야 한다.

b. 시약은 냉장(2~8°C)상태에서 보관한다.

c. 0.4N NaOH시약은 농도가 정확해야 한다. 따라서 4N NaOH시약을 10배 희석한 후 농도를 측정해야 한다.

d. 표준곡선을 정확하게 작성해야 한다.

⊙ 실험보고서 ⊙

			년	월	일
제목		학번		성명	

GOT, GPT 측정용 검량선

(2) 효소법

① 원리

- AST : aspartic acid와 α-ketoglutaric acid를 기질로 하여 AST가 반응하면 oxalacetic acid와 glutamic acid가 생성된다. 생성된 glutamic acid에 조효소 NAD를 가하여 GLDH존재 하에서 반응하면 NADH와 α-ketoglutaric acid가 되고, 그중 NADH는 diaphorase의 작용 하에서 nitrotetrazolium blue을 환원하여 청색의 formazan을 형성하는데, 이것을 비색측정한다.
- ALT : alanine과 α-ketglutaric acid를 기질로 하여 ALT가 작용하면 pyruvic acid와 glutamic acid가 생성된다. 생성된 glutamic acid에 조효소 NAD를 가하여 GLDH존재 하에서 반응하면 NADH와 α-ketoglutaric acid가 생성되고, 그중 NADH는 diaphorase의 작용 하에서 nitrotetrazolium blue를 환원하여 청색의 formazan을 형성하는데, 이것을 비색측정한다.

② 시약

a. AST효소시약(GLDH, NAD, nitrotetrazolium blue)

b. ALT효소시약(GLDH, NAD, nitrotetrazolium blue)

c. AST기질완충액(aspartic acid, α-ketoglutaric acid, 인산완충액)

d. ALT기질완충액(alanine, α-ketoglutaric acid, 인산완충액)

e. 맹검용시약(L-glutamic acid)

f. 반응정지액(1N HCl)

g. 표준액

- AST효소시약 : AST효소시약 1vial을 AST기질액 10 mL에 완전히 용해한다.
- ALT효소시약 : ALT효소시약 1vial을 ALT기질액 10 mL에 완전히 용해한다.
- 희석반응정지액 : 증류수로 정확히 10배 희석한다.

③ 기기 및 기구

a. Spectrophotometer

b. 37℃ water bath

c. Voltex mixer

d. Lambda Pipette or Autopipettor

e. Serological Pipette

f. Test tube

④ **측정조작법**

a. 3개의 시험관을 준비하고, B. S. T라고 표기한다.

b. B관에는 증류수 0.02 mL, S관에는 표준액 0.02 mL, T관에는 혈청 0.02 mL를 취한다.

c. 각 시헌관에 AST를 측정할 때는 AST효소시약을, ALT를 측정할 때는 ALT효소시약을 각각 0.5 mL씩 가하고 혼합한 후 37℃ 항온조에서 정확히 20분간 항온한다.

d. 반응시간이 끝나면 각 시험관에 희석반응정지액 3.0 mL씩 가하고 혼합한 후 실온에서 5분간 방치한다.

e. 90분 이내에 맹검을 대조로 하여 파장 570 nm에서 각각의 흡광도를 측정한다.

⑤ **계산법**

$$\text{AST. ALT활성치} = \frac{\text{검체의 흡광도}}{\text{표준액의 흡광도}} \times \text{표준액 농도}$$

*** AST와 ALT 효소작용을 작성해 보세요.**

⊙ 실험보고서 ⊙

					년 월 일
제목		학번		성명	

⊙ 실험보고서 ⊙

년 월 일

제목		학번		성명	

6 Lactic dehdyrogenase: LDH

LDH효소는 해당계의 최종단계 효소로써 NAD와 NADH를 보효소로 하여 Lactic acid를 산화하여 Pyruvic acid로 촉매하는 가역적 효소이다. 즉,

$$\text{Lactic acid} + \text{NAD} \xrightarrow[\text{pH 7.2\sim7.8}]{\text{pH 8.8\sim9.8}} \text{Pyruvic acid} + \text{NADH}$$

위 반응이 생리적 상태에서는 평형이 좌측으로 주로 일어나고, 기질특이성이 낮아 Lactate뿐만 아니라 α-hydroxybutyric acid, α-hydroxyrketo acid, pyruvate 및 α-keto acid 등에도 작용한다. 이 효소의 분포는 심장에 가장 많고, 골격근, 간, 신장, 췌장, 비장, 뇌 등의 순서로 높게 분포되어 있다. 특히 적혈구에는 혈청에 비해 200배 정도 높게 분포되어 있고, 악성종양에도 높게 분포되어 있다.

생리적 변동에서 용혈인 경우 혈청에 비해 적혈구의 활성치가 200~400배 정도 높아 큰 영향을 주고, 전혈은 그대로 방치하면 냉장에 관계없이 1시간에 약 10~25%가 상승하기 때문에 신속히 혈청분리를 해야 한다. 연령이나 성별에서는 차이가 거의 없으며, 격렬한 운동직후에는 20%정도 증가를 보이나 빠른 시간 내에 회복이 된다.

그리고 검체보존은 4℃에서 4~5일간은 안정하나 서서히 활성이 떨어진다. 특히 LDH5는 낮은 온도에서 현저히 활성이 감소한다.

임상적 의의는 활성이 증가하는 질환은 혈액질환(악성빈혈, 급·만성백혈병, 용혈성빈혈), 심장질환(급성심근경색증, 울혈성 심부전), 근육질환(진행성근 dystrophy, 다발성근염, 피부염), 간질환 (급·만성 간염, 간세포암), 악성종양(위암, 폐암, 장암 등) 등인 경우이다.

LDH의 분자량은 약 14~15만이며, 2개의 subunit M형(골격근형)과 H형(심근형)으로 구성되는 4배체로 된 Isoenzyme은 $LDH_1(H_4)$, $LDH_2(H_3M)$, $LDH_3(H_2M_2)$, $LDH_4(H_3M)$, $LDH_5(H_4)$ 등 5종류의 동질효소로 분류되고, 전기이동도는 LDH_1이 가장 멀리 이동하고, LDH_2, LDH_3, LDH_4, LDH_5 순으로 이동한다.

전기영동상에서 LDH_1는 α_1-globulin분획에, LDH_2는 α_2-globulin분획에, LDH_3는 β-globulin분획에, LDH_4와 LDH_5는 γ-globulin분획의 위치에 영동된다.

한편 각 분획의 분포는 LDH_1은 심근, 신장, 적혈구에 많고, LDH_5는 간이나 골격근에 많으며, LDH_3은 폐나 비장에 많이 분포되어 있다. 즉 협기적 조건하에서는 간, 골격근 등에는 LDH_5이 많이 분포되어 있고, 호기적 상태에서 심근에는 LDH_1를 많이 함유하고 있다.

LDH isoenzyme분획의 진단적 응용에서 악성빈혈 및 심근경색일 때 LDH_1과 LDH_2가 증가하는데, LDH_1이 LDH_2보다 높게 나타나고, 급성 간염일 때에는 LDH_4보다 LDH_5가 더 높게 나타나며, 만성 간염일 때는 LDH_4, LDH_5가 동시에 증가한다. 다만 심장질환에서 LDH는 심근경색증 진단이나 예후 판정의 지표로 이용할 수 있지만, 이 검사보다 CPK isoenzyme이나 AST 등이 더 좋은 지표가 된다.

LDH isoenzyme의 각 분획에 대한 LDH와 α-HBD활성비(HBD/LDH비)를 보면 LDH_1 (92%), LDH_2(78%), LDH_3(55%), LDH_4(29%), LDH_5(13%)이며, 각 분획의 정상범위는 LDH_1(22~36%), LDH_2(35~46%), LDH_3(13~26%), LDH_4(3~10%), LDH_5(2~9%)이다.

측정법은 정반응을 이용한 자외부법인 Wacker법과 비색법인 효소법이 있으며, 역반응을 이용한 자외부법인 Wroblewski법과 비색법인 Cabaud법이 있는데, 최근에는 효소법을 많이 사용하고 있다.

1) 측정법

(1) 효소법(Tetrazolium염법)

① 원리

검체중의 LDH는 Lactic acid과 NAD에 작용하면 탈수소되어 생성된 pyruvate와 환원되어 NADH를 생성된다. 생성된 NADH는 1-Methoxy PMS의 존재 하에 nitrotetrazolium blue를 환원시켜 청자색의 diformazan을 비색측정한다.

② 시약

a. 기질액(lactate, NAD)

b. 발색시약(1-Methoxy-5-methylphenazium methylsulfate, NBT)

c. 반응정지액(염산)

d. 표준액

- 기질정색시약: 기질액과 정색시약을 1 : 1로 혼합한다(냉암소에서 1주일안정).
- 희석반응정지액: 증류수로 정확히 10배 희석한다.
- 표준액: 증류수 2.0 mL를 가하여 완전 용해한다.

③ 기기 및 기구

a. Spectrophotometer

b. 37°C water bath

c. Voltex mixer

d. Volumetric flask

e. Lambda Pipette or Autopipettor

f. Serological Pipette

g. Test tube

④ **측정조작법**

a. 3개의 시험관을 준비하고, B. S. T라고 표기한다.

b. 각 시험관에 조제한 기질 정색시약 혼합액을 1.0 mL씩 가한다.

c. 37 항온조에서 5분간 예비 가온한다.

d. S관에는 표준액 0.05 mL, T관에는 혈청 0.05 mL씩 가하고 혼합한 후 37℃ 항온조에서 정확히 10분간 반응시킨다.

e. 각 시험관에 희석반응정지액을 3.0 mL씩 각각 가하고 혼합한다.

f. 맹검을 대조로 하여 60분 이내에 파장 570 nm에서 각각의 흡광도를 측정한다.

⑤ **계산법**

$$\text{LDH활성치(Wroblewski unit)} = \frac{\text{검체의 흡광도}}{\text{표준액의 흡광도}} \times \text{표준액의 LHD활성 표시치}$$

• **Wroblewski unit의 정의**

혈청 1 mL에 대하여 25℃에서 1분 동안 340 nm에서의 흡광도가 0.001 감소할 때를 1 unit로 한다.

⑥ **정상 참고치**

182~538 W.unit

⑦ **주의사항**

a. LDH의 활성변화는 낮은 온도(-10~+5℃)에서 활성치가 감소한다.

b. 항응고제인 수산염은 활성을 저해한다.

c. 용해한 표준액은 사용 후 즉시 동결 보존한다.

d. 적혈구 중에 다량의 LDH가 함유되어 있어 용혈된 혈청은 정의 오차가 크므로 사용하지 않는다.

e. 기질액과 정색시약을 1:1로 혼합한 경우에는 갈색병에 넣어 냉장고에 보관하고 6일간 사용이 가능하다.

⊙ 실험보고서 ⊙

년　　월　　일

제목		학번		성명	

⊙ 실험보고서 ⊙

년 월 일

제목		학번		성명	

(2) Cabaud–wroblewski법

① 원리

기질 pyruvate와 조효소 NADH를 pH 7.4에서 LDH의 촉매작용에 의해 Lactate로 전환되고, NAD롤 산화된다. 일정시간 반응 후 남은 pyruvate에 정색시약 DNPH를 가하면 hydrazone이 생성되고, 이것을 알칼리화 하면 적갈색의 유색물질이 되는데, 이것을 비색측정한다.

(3) Cabaud법

① 원리

기질 pyruvate와 조효소 NADH에 LDH가 작용하면 lactate와 NADH가 산화되어 NAD를 생성될 때 흡수도의 감소율을 340 nm에서 측정한다.

7 Creatine kinase: CK

CK효소는 ATP와 ADP를 보효소로 하여 creatine의 인산화(phophorylation) 반응계를 가역적으로 촉매하는 효소이다. 즉, ATP의 인산기를 creatine에 전이하는 반응을 가역적으로 촉매하는 효소이다.

$$\text{Creatine} + \text{ATP} \underset{\text{pH } 7.4}{\overset{\text{pH } 9.0}{\rightleftharpoons}} \text{Creatine phosphate} + \text{ADP}$$

정반응은 creatinephosphate형태로 저장하며, 역반응은 필요에 따라 energy로 이용되며 인체 내에서는 주로 이반응이 일어난다. 장기분포는 골격근, 심근 등에 많이 함유 되어 있고, 다음은 뇌, 망막, 평활근(소화관, 방광, 자궁 등) 순으로 분포되어 있으나, 적혈구에는 혈청에 비해 무시할 정도로 분포되어 있다.

생리적 변동에서 연령은 신생아는 성인에 비해 높으나 생후 10일 정도에 성인과 비슷한 활성치를 나타내고, 성별은 남자가 여자보다 다소 높은 편이다. 운동이나 각종 약제의 근육주사로 활성은 증가하고, isoenzyme중 CK-MM이 현저히 증가하고, CK-MB는 거의 증가하지 않는다. 또한 glutathione은 NADPH가 소비되어 활성이 감소되고, adenylate kinase는 근육의 손상이나 용혈에 의해 CK측정에 정오차(간섭)를 일으킨다.

검체는 빛이나 열에 불안정한 효소로써 동결용해를 반복하면 활성이 급속히 감소하며, 냉장보관 시에도 하룻밤사이에 저하된다. 항응고제 EDTA, Oxalate염 등에 의해서 활성이 감소하고, 용혈 혈청은 직접적인 영향보다 적혈구에 adenylate kinase에 의해 정오차를 일으킬 수 있다.

CK는 세포내의 세포형질이나 mitochondria에 존재하며, CK isoenzyme은 분자량이 약 4만의 소단위체(subunit) 2개로 구성된 2량체로 Brain type인 B형과 Muscle type인 M형이 있는데, 이들의 조합에 따라 BB(CK1), MB(CK2), MM(CK3) 등 3종류가 있다. 전기영동시 CK-BB는 albumin위치에 이동하고, 뇌조직에 많이 존재하고, CK-MB는 α- globulin위치에 이동하고, 심근에 존재하며, CK-MM은 γ-globulin분획에 이동하고, 주로 골격근에 존재한다.

임상적 의의는 정상인에서 주로 CK-MM만이 존재하고, CK-BB는 악성종양(전립선, 위, 장, 뇌손상)일 때 증가하고, CK-MB는 심근경색, 심근염, 심장수술 후 증가를 보인다. 증가하는 질환은 진행성 근dystrophy, 심근경색에서 현저히 상승하며, AST나 LDH보다 더 민감하게 나타난다. CK가 AST나 LDH에 비해 혈중에 빨리 나타나는 이유는 첫째 세포내에서 AST나 LDH가 CK보다 심층에 존재하고, 둘째는 CK가 세포막에 대한 친화성이 크며, 셋째는 분자량이 작기 때문에 세포막 투과가 용이하다(CK의 분자량 81,000. AST는 94,000. LDH는 140,000).

또한 중추신경계 질환, 알코올중독, 폐질환, 내분비질환, 마취시, 빈혈에서 증가하며, 감소하는 질환은 갑상선기능 항진증, 홍반성 낭창, 고빌리루빈혈증, 고ALP혈증 등에서 감소한다. 측정법으로는 DNPH을 이용한 Nuttal Wedin법, 자외부법인 Tanzer Gilberg법과 Oliver법, 그리고 Rossalki법 및 효소법이 있다.

1) 측정법

(1) 효소법(Creatinephosphate기질법)

① 원리

혈청중의 CK의 작용에 의해 기질인 creatinephosphate와 조효소 ADP로부터 ATP와 creatine이 생성된다. 생성된 ATP에 glucose를 가하고 hexokinase가 작용하면 ADP와 glucose-6-phosphate가 생성된다. 생성된 G-6-P에 NADP를 가하고 G-6-PDH가 반응촉진하면 6-phosphogluconic acid와 NADPH가 생성된다.

생성된 NADPH에 nitrotetrazolium blue를 가하고 diaphorase존재 하에 반응하면 NTB가 환원되어 청자색의 diformazan이 형성되는데, 이것을 비색측 정한다.

② 시약

a. 효소시약(creatinephosphate, hexokinase, G-6-PDH, diaphorase)

b. 효소용해액(nitrotetrazolium blue, glucose)

c. 반응정지액(염산)

d. 표준혈청

• **시약의 조제법**

- 기질완충액: 효소시약 1병에 효소용해액 0.5 mL를 정확히 가하여 용해한다(조제 후 실온 8시간, 냉장 3일간 사용가능).

- 희석반응정지액: 반응정지액을 증류수로 정확히 10배 희석한다.
- 표준혈청: 표준혈청 1병에 증류수 1.0 mL를 가하여 용해한다(용해 후 실온에서 20분간 방치 후 1시간이내에 사용해야 한다).

③ 기기 및 기구

a. Spectrophotometer

b. 37℃ Water bath

c. Voltex mixer

d. Lambda Pipette or Autopipettor

e. Serological Pipette

f. Volumetric flask

g. Test tube

④ 측정조작법

a. 3개의 기질완충액 병을 준비하고, B. S. T라고 표기한다.

b. 기질효소액을 B. S. T관에 각각 0.5 mL를 가한다.

c. 37℃ 항온조에서 3~5분간 예비 가온한다.

d. B관에는 증류수 0.05 mL, S관에는 표준혈청 0.05 mL, T관에는 혈청 0.05 mL씩을 가하고 37℃ 항온조에서 정확히 15분간 항온한다.

e. 희석 반응정지액을 5.0 mL씩 각각 가하고 혼합한 후 맹검을 대조로 하여 파장 560 nm에서 각각의 흡광도를 측정한다.

⑤ 계산법

$$\text{CK활성치(IU/L)} = \frac{\text{검체의 흡광도}}{\text{표준액의 흡광도}} \times \text{표시치}$$

⑥ 정상치

18~86 IU/L

⑦ 주의사항

a. 혈청중의 CK는 산화에 의해 불활성화 되기 쉬우므로 냉동보존해야 한다.

b. 반응시간 및 온도를 정확히 지켜야 한다.

c. 기질효소액은 실온에서 8시간, 냉장에서 3일간 안정하다.

d. 심한 운동 후나 한냉자극 후에 활성이 상승된다.

⊙ 실험보고서 ⊙

년 월 일

제목		학번		성명	

⊙ 실험보고서 ⊙

년 월 일

제목		학번		성명	

(2) Nuttal wedin법

① 원리(정반응을 이용)

기질인 creatine과 조효소인 ATP에 혈청중의 CK가 작용하면 creatinephosphate와 ADP가 생성된다. 생성된 ADP에 phosphoenolpyruvate을 가하고 pyruvate Kinase를 가하면 ATP와 pyruvate가 생성된다. 생성된 pyruvate에 2,4-DNPH를 가하면 hydrazone이 되고, 이것을 알칼리화하면 적갈색의 유색물질을 얻는데, 이것을 비색측 정한다.

(3) Tanzer Gilberg법

① 원리(정반응을 이용)

creatine과 ATP에 혈청중의 CK를 작용하면 creatinephosphate와 ADP가 생성되고, 생성된 ADP에 phosphjoenolpyruvate를 가하고 pyruvate kinase를 반응시키면 ATP와 pyruvate가 생성된다. 이중 pyruvate에 NADH를 가하고 LDH를 작용시키면 NADH는 산화되어 NAD 및 lactic acid가 생성되는데, 이때 340 nm에서 흡수도의 감소율을 측정한다.

(4) Rosaalki법(또는 Oliver법)

① 원리(역반응을 이용)

creatinephosphate와 ADP에 CK를 작용시키면 creatine과 ATP가 생성된다. 생성된 ATP에 glucose를 가하고 hexokinase을 반응시키면 glucose-6-phosphate와 ADP가 생성되고, 생성된 G-6-P에 NADP를 가하고, G-6-PDH를 작용시키면 NADPH와 glucose- Lactone- 6-phosphate가 생성되면서 흡수도가 증가되는데, 이때 파장 340 nm에서 흡수도의 증가율을 측정한다.

[정상 참고치] Oliver법(5~50 IU/L)
Rosalki법(40~150 IU/L)

8 γ-glutamyl transpeptidase: γ-GTP

γ-GTP는 γ-glutamyl peptide의 γ-glutamyl기를 다른 peptide나 L-amino acid에 전이시키는 효소이다. 세포내 glutathione의 분해와 재합성에 관여하며, 이 반응에서 amino acid을 수송하는 기능이 있다. 장기분포는 신장에 가장 많으며, 췌장, 간, 비장, 소장, 뇌, 심근에도 존재한다. 이 효소는 간이나 신장조직에서 90%가 세포막결합형으로 microsome분획에 존재하고 mitochondria분획에도 존재하며, 그 분자량은 약 30만 이상이다. 신장에서 유래되는 γ-GTP는 분자량이 98,000이고, 2개의 subunit가 존재하며, 당함량이 약 20%이며, 저해물질은 serine, α-keto산, hydrazine유도체 등이 있다.

임상적 의의는 혈청의 활성은 대부분 간으로부터 유래된 효소로써 간·담도계의 질환과 췌장질환에서 볼 수 있으며, 특히 담즙울체증에서 현저히 증가하고, alcohol성 간장애, 약제성 간장애 등에서 고도의 상승을 나타낸다. 기타질환은 폐쇄성황달, 급성 간염, 간경변증, 췌장질환에서 증가하며, 심근경색일 때는 발병 후 7~10일 후에 증가한다.

건강한 사람일지라도 음주를 습관적으로 하는 사람은 비음주자에 비해 높은 값을 나타내고, 또한 γ-GTP는 LAP가 상승했을 때 뼈로부터 유래한 것인지 간으로부터 유래한 것인지를 결정하는데 도움이 된다. 즉 골질환에서는 증가하지 않고, 간질환에서 증가한다. 정상 참고치는 성인남자 10~40 IU/L, 성인여자 5~25 IU/L, 신생아는 25~150 IU/L이다.

측정법에는 유리된 p-nitroaniline을 측정하는 Orlowski법과 5-amino-2-nitrobenzen를 측정하는 IFCC법 등이 있다.

1) 측정법

(1) 효소법

① 원리

γ-L-glutamyl-3-carboxy-4-hydroxyanilide와 glycylglycine에 γ-GTP를 작용시키면 5-aminosalicylic acid과 γ-glutamylglycylglycine이 생성된다. 생성된 5-aminosalicylic acid에 sod. periodate존재 하에 p-xylenol을 반응시키면 quinoneimin dye의 청색이 생성되는데, 이것을 비색정량한다.

② 시약

a. 기질제(γ-glutamyl-3-carboxy-4-hydroxyanilide)

b. 완충액(glycylglycine, Tris buffer)

c. 발색시약 A(p-xylenol, KOH)

d. 발색시약 B(sod. periodate)

e. 표준액

- **시약의 조제법**
  - 기질액: 기질제 1병을 완충액 병으로 용해하여 사용하고, 냉장보관시 1개월 사용 가능하다.
  - 발색시약: 발색시약A 1병에 발색시약B 4.0 mL를 가하여 혼합한다(소량조제시는 발색시약A 25 mL에 발색시약B 1.0 mL의 비율로 혼합한다).

③ 기기 및 기구

a. Spectrophotometer

b. 37°C Water bath

c. Voltex mixer

d. Lambda Pipette or Autopipettor

e. Serological Pipette

f. Test tube

④ 측정조작법

a. 3개의 시험관을 준비하고, B. S. T라고 표기한다.

b. 각 시험관에 조제한 기질액을 1.0 mL씩 각각 가하고, 37℃ 항온조에서 5분간 예비 가온한다.

c. S관에는 표준액 0.02 mL, T관에는 혈청 0.02 mL씩 가하고 혼합한 후 37℃ 항온조에서 15분간 항온한다.

d. 각 시험관에 조제한 발색시약을 3.0 mL씩 각각 가하고 혼합한 후 실온에서 10분간 방치한다.

e. 맹검을 대조로 하여 파장 635 nm에서 각각의 흡광도를 측정한다.

⑤ 계산법

$$\gamma\text{-GTP활성치(mU/mL)} = \frac{\text{검체의 흡광도}}{\text{표준액의 흡광도}} \times \text{표준액 농도 표시치}$$

⑥ 정상 참고치

- 남자: 0~62 mU/mL
- 여자: 0~37 mU/mL

• **Unit의 정의**

혈청 1 mL 중 효소가 37℃에서 기질로부터 1분간에 1 μM의 p-nitroaniline을 생성할 때를 의미한다.

⑦ 주의사항

a. 용혈혈청과 혼탁혈청은 흡수도를 증가시킨다.

b. 적혈구 중에는 존재하지 않지만 착색 등의 영향이 있다.

c. 반응온도와 반응시간은 정확히 지킨다.

d. 기질의 용해성이 낮기 때문에 저온, 특히 동결하면 기질이 석출되기 쉽다.

e. 기질을 실온에 오랫동안 방치하면 분해가 쉽게 일어난다.

⊙ 실험보고서 ⊙

<table>
<tr><td colspan="6" align="right">년 월 일</td></tr>
<tr><td>제목</td><td></td><td>학번</td><td></td><td>성명</td><td></td></tr>
<tr><td colspan="6"></td></tr>
</table>

⊙ 실험보고서 ⊙

년 월 일

제목		학번		성명	

(2) Orlowski법

① 원리

γ-glutamyl-p-nitroanilide와 glycylglycine인 기질에 γ-GTP가 작용하면 p-nitroaniline과 glutamylglycylglycine이 생성된다. 생성된 p-nitroaniline의 흡수도 증가를 파장 410 nm에서 비색측정한다.

9 5′-nucleotidase: 5′-NT

5′-nucleotidase는 5′-ribonucleotide나 5′-deoxyribonucleotide를 가수분해하여 인산을 유리시키는 효소로써 생리적으로 핵산대사에 관여하고, 분자량이 약 12~24만의 당단백이다.

$$\text{5}'\text{-nucleotide} + H_2O \xrightarrow{\text{5}'\text{-nucleotidase}} \text{5}'\text{-ribonucleoside} + \text{phosphate}(H_3PO_4)$$

장기분포는 주로 뇌하수체후엽, 전립선, 망막, 폐, 고환, 대동맥 등에 많이 분포되어 있으며, Zn^{++}을 함유하는 금속효소로 Mg^{2+}, Mn^{2+}에 의해 활성화되며, 여자에서만 연령이 높아질수록 활성이 유의하게 증가한다.

임상적 의의는 간·담도 및 췌장질환에 증가하고, 특히 중독성 간염, 원발성 담즙성 간경변증, 전아성간암, 담관암 등에서 현저히 증가하고, 간실질장애나 급성췌장염에서 약간 증가한다, 다만 ALP는 골질환에서도 증가하나 5′-nucleotidase는 정상을 보인다.

정상 참고치는 1.6~14.0 IU/L이며, 측정법은 Fiske subbarow법을 이용하거나 Berthe-lot반응을 이용하는 비색법과 자외부법이 있다.

1) 측정법

(1) 자외부법

① 원리

adenosine-5-phosphate에 5′-nucleotidase가 작용하면 adenosine과 phosphate가 생성된다. 생성된 adenosine에 adenosine deaminase를 반응시키면 inosine과 암모니아가 생성된다. 생성된 inosine에 2-oxoglutarate와 NADH을 가하고 glutamate dehydrogenase가 촉매작용을 하면 NAD와 L-glutamic acid가 생성된다. 이때 흡수도의 감소율을 340 nm에서 측정한다.

(2) 비색법

① 원리

adenosine-5-phosphate에 5′-nucleotidaserk 작용하면 adenosine과 phosphate가 생성된다. 생성된 phosphate에 amm. molybdate와 ANSA시약을 가하여 반응시키면 청색의 유색물질을 얻는데, 이것을 비색측정한다.

10 Leucine Aminopeptidase: LAP

LAP는 peptide의 N-말단에 존재하는 leucine을 peptide chain으로부터 떼어내는 가수분해효소(exopeptidase)이다. 즉

$$\text{L-leucine} + H_2O \xrightarrow{\text{(LAP)}} \text{leucine} + \text{peptide}$$

exopeptidase에는 amino말단 peptide를 가수분해하는 aminopeptidase와 carboxy말단 peptide를 가수분해하는 carboxypeptidase로 분류한다.

LAP는 세포의 microsome분획에 주로 존재하는 aminopeptidase인 aryamidase, 세포질의 가용성분획에 존재하는 aminopeptidase인 Cytosol(LAP)과 임신시에 혈중에 증가하는 태반성 LAP인 cystine aminopeptidase (CAP) 등이 있는데, 그중 aryamidase (microsomal LAP)는 현재 LAP측정에 이용되는 것으로 신장에 다량 함유되고, 췌장, 간, 뇌, 비장 순으로 높게 분포되어 있고, 분자량이 약 24만정도이고, Zn^{++}를 함유하며, 지적 pH 7~8로써 Co^{++}에 의해 활성화된다.

생리적 변동에서 성별차는 여자가 남자에 비해 10%정도 낮은 활성치를 보이고, 연령별은 출생시에 가장 높았다가 급격히 저하되고, 14세 이후 성인치로 된다. 계절은 여름철이 겨울철에 비해 높고, 운동에 의해 일시적으로 10~15% 낮은 활성치를 보인다. 용혈의 영향은 적혈구 중에 분포량이 혈청의 1/4~1/6정도 함유하고 있으므로 직접적으로는 영향이 없다.

임상적 의의는 간담도폐쇄에서 현저히 증가되고, 간세포장애와 간담도폐쇄를 감별하는데 이용된다. 즉 간암, 폐쇄성황달, 간농양에서 심하게 활성치가 증가하고, 임신, 급성간염, 췌장암에서 중등도로 증가하고, 만성간염, 간경변증, 췌장염에서는 약간 증가한다. 정상 참고치는 남자 성인은 113~171GR unit이고, 여자 성인은 103~157GR unit이다.

측정법에는 L-leucyl-β-naphthylamide를 기질로 이용하는 방법, aniline유도체를 기질로 이용하는 방법과 L-leucylamide를 기질로 이용하는 자외부법 등이 있다.

1) 측정법

(1) 효소법

① 원리

혈중에 존재하는 LAP는 L-leucyl-3-carboxy-4-hydroxyanilide기질에 작용하여 L-leucine과 5-aminosalicylic acid를 생성한다. 이중 5-aminosalicylic acid를 산화제로 sod. periodate존재하에서 p-xyrenol과 반응하여 황색을 형성하는데, 이것을 비색정량한다.

② 시약

a. 기질용액(L-leucine-3-carboxy-4-hydroxyanilide)

b. 발색시약(p-xyrenol, sod. periodate)

c. 발색시약 용해액(pot. hydroxide)

d. 표준액(5-aminosalicylic acid)

- **발색시약의 조제**

  발색시약 1 vial을 발색시약 용해액으로 완전히 용해한다.

③ 기기 및 기구

a. Spectrophotometer

b. 37℃ Water bath

c. Voltex mixer

d. Lambda Pipette or Autopipetor

e. Serological Pipette

f. Test tube

④ 측정조작법

a. 3개의 시험관을 준비하고, B. S. T라고 표기한다.

b. 각 시험관에 기질용액을 1.0 mL씩 각각 취하고, 37℃ 항온조에서 5분간 예비가온한다.

c. B관에는 증류수 0.02 mL, S관에는 표준액 0.02 mL, T관에는 혈청 0.02 mL를 각각 가하고 37℃ 항온조에서 정확히 20분간 항온한다.

d. 항온이 끝나면 각 시험관에 조제한 발색시약을 3.0 mL씩 각각 가하고 혼합한다.

e. 실온에서 5분간 방치하고, 60분이내에 맹검을 대조로 하여 파장 635 nm에서 각각의 흡광도를 측정한다.

⑤ 계산법

$$\text{LAP활성치(IU/L)} = \frac{\text{검체의 흡광도}}{\text{표준액의 흡광도}} \times \text{표준액 농도}$$

Goldarg Rutenberg unit × 0.2427 = IU/L

⑥ 정상 참고치

- 남자: 142 ± 29 GR unit
- 여자: 130 ± 27 GR unit

⑦ 주의사항

a. 혈청의 안정성은 냉장고에서 1주일 이상, 실온에서는 2~3일이다.

b. 항응고제 EDTA, oxalate, citrate 등은 활성치를 감소시킨다.

c. 임산부에서는 태반성 aminopeptidase가 증가하기 때문에 LAP활성이 증가한다.

(2) 자외부법

① 원리 1

기질 L-leucylamide를 LAP가 가수분해하면 L-leucine과 암모니아를 생성한다. NAD를 가하고 leucine dehydrogenase를 작용시키면 NADH와 2-ketoisocaproate 및 암모니아가 생성되는데, 이때 파장 340 nm에서 흡수도의 증가를 측정한다.

원리 2

기질 L-leucylamide를 LAP가 가수분해하면 L-leucine과 암모니아를 생성한다. ammonia에 2-ketoglutarate와 NADPH를 가하고 glutamate dehydrogenase를 작용시키면 glutamate와 NADP가 생성되는데, 이때 파장 340 nm에서 흡수도의 감소를 측정한다.

11 Aldolase: ALD

aldolase는 혐기성 해당계반응에 관여하는 효소로써 fructose-1,6-diphosphate를 분해하여 dihydroxyacetonephosphate와 D-glyceraldehyde-3-phosphate를 생성시키며, 또한 D- fructose-1-phosphate에도 작용하여 dihydroxyacetone phosphate와 aldehyde를 생성시키기도 한다. 이 효소의 동질효소에는 근육에서 유래되고, 분자량이 4만인 subunit 4개(160,000)로 이루어진 aldolase A형(골격근형)과 간에서 유래되고, 분자량이 158,000인 aldolase B형(간형) 및 뇌에서 유래되고, 분자량이 가변적인 aldolase C형(뇌형) 등의 3종류가 있으며, 효모에는 Zn을 함유하고 있다.

생리적 변동에서 성별 및 연령은 여자보다 남자가 약간 높고, 어린이는 성인의 2배정도 높은 활성을 보이며, 적혈구에는 혈청에 비해 150배정도 활성이 함유되므로 용혈에 영향을 받는다. 검체는 혈소판에 aldolase가 다량 함유하기 때문에 혈청보다 혈장이 적합하나 혈청을 사용하기도 한다. 또한 이 효소는 담즙으로 배설되지 않고 요중에서도 나타나지 않으면서 각종 암조직에는 많이 존재한다.

임상적 의의는 증가하는 질환은 진행성 근dystrophy, 급성간염, 심근경색 그리고 악성종양, 다발성 근염일 때이고, 감소하는 질환은 폐쇄성황달일 때이다.

정상 참고치는 남자가 9~13 IU/L, 여자는 6~11 IU/L이며, 측정법에는 Sibley- Lehninger법과 자외부법이 있다.

1) 측정법

(1) Sibley–Lehninger법

① 원리

기질 glucose-1,6-bisphosphate를 aldolase가 가수분해하여 dihydroxyacetone phosphate와 glyceraldehyde-3-phosphate를 생성시킨다. 여기에 염산하에서 dinitrophenylhydrazine을 반응시키면 hydrazone이 되고, 알칼리화하면 적갈색을 형성하는데, 이것을 비색정량한다.

- **Unit의 정의**

  혈청 1 mL에 의해 37°C에서 60분 동안 1 uL의 fructose-1,6-phosphate를 분해시키는 효소량를 의미한다.

(2) 자외부법

① 원리

기질 glucose-1,6-bisphosphate에 aldolase를 작용시키면 dihydroxy acetonephosphate와 glyceraldehyde-3-phosphate가 생성된다. 생성된 glyceraldehyde-3-phosphate에 triose phosphate isomerase를 반응시키면 dihydroxyacetone phosphate로 전환되고, 여기에 NADH를 가하고 glyceraldehyde-3-phosphate dehydrogenase의 촉매작용에 의해 NAD와 glycerophosphate이 생성되는데, 이때 파장 340 nm에서 흡수도의 감소를 측정한다.

[주의사항]

1) aldolase는 비교적 불안정한 효소로써 냉장고에서 2~3일이 지나면 활성이 30~40%감소한다.
2) 기질에 대한 친화성이나 최대속도가 다르다.

⊙ 실험보고서 ⊙

년 월 일

제목		학번		성명	

18 간기능검사 (Liver Function Test)

간장은 단백질, 탄수화물, 지질대사의 동화작용과 이화작용과 이미노산, 시방산대사에 있어서 중요한 역할을 하며, 탄수화물의 주된 저장소이고, 일시적으로는 소량의 단백질과 지질을 저장한다.

간장의 기능은 합성기능, 분비기능 해독작용, 탐식작용, 운반기능, 배설기능, 저장기능, 분해기능, 순환기능 등이 있으며, 간장의 합성기능은 일부 혈액응고인자와 면역글로불린을 제외한 혈장단백질(albumin, apoprotein), 급성반응물질(α_1-antitrpysin, comple-ment C_3, ceruloplasmin, haptoglobin, prealbumin), 답즙, 중성지방, 콜레스테롤, 인지질, 지단백, 지방산, fibrinogen, prothrombin 등이 있다.

1 Bilirubin

1) Bilirubin 대사과정

적혈구의 과다 파괴로 생성된 혈색소는 간장의 Kupffer세포나 세망내피계에서 파괴되어 globulin과 heme으로 분리되고, heme은 간장, 비장, 골수의 RES에서 분해된다. 이같이 분해되면 철이 빠지고 biliverdin이 생성되어 환원되면 bilirubin이 생성된다.

혈중에 방출된 bilirubin은 albumin과 결합하고 혈청 중에 아주 적은 량의 유리bilirubin이 존재하고, albumin과 결합한 bilirubin은 혈류를 통하여 간장으로 운반되어 간세포 내에서 UDP-glucuronyl transferase의 작용으로 수용성 bilirubin인 diglucuronide bilirubin으로 변환시키고 답즙으로 배설된다.

담즙으로부터 장내로 배설된 bilirubin은 장내 bacteria에 의해 무색인 수용성 urobilinogen으로 전환되고 대부분의 urobilinogen은 분변으로 배설되며 일부는 문맥을 통해 간으로 되돌아가고 소량의 urobilinogen은 혈류로 유입되어 그중 일부는 bilirubin으로 산화되며, 간을 거치지 않은 urobilinogen은 신장으로 배설된다.

urobilinogen이 산화되면 urobilin이 생성되고, 요를 장시간 방치하면 황갈색으로 변한다. 특히, bilirubin의 약 80%는 노화된 적혈구로부터 유도되고, 나머지는 골수에서 미성숙적혈구의 파괴, 다른 heme이 함유된 단백질로부터 유도된다.

적혈구의 파괴로 5~6 g의 hemoglobin이 분해되고, 이로부터 220 mg의 bilirubin이 생성된다. bilirubin은 2가지 유형이 있는데, 유리형(간접형)과 결합형(직접형)으로 나누는데, 유리형은 사구체를 통과하지 못하며 Diazo반응이 직접 일어나지 않지만, 결합형은 사구체를 통과하고 Diazo반응이 직접 일어나며 효소작용으로 생성된다.

2) 황달의 종류

황달이란 혈액내 담즙색소가 너무 많으면 그 색소가 조직 내로 침투하여 노란색을 띄는 것을 말하며, 혈청 bilirubin을 정량하여 황달을 구별하는 방법은 직접 bilirubin/총bilirubin의 비율이 30%이면 용혈성황달이고, 60% 이상이면 폐쇄성황달, 30~60%이면 간세포성황달로 보아도 된다.

또한, 간접 bilirubin은 사구체를 통과하지 못하고, 신생아의 신경계를 저해하며, Diazo반응은 직접 반응이 일어나지 않고 유기용매가 있어야 반응이 일어난다. 직접 bilirubin은 사구체를 잘 통과하고, Diazo반응은 수용액 하에서 반응이 일어난다.

한편 담즙은 담즙산염, cholesterol 및 담즙색소로 구성되어 있고, 담황즙인 담관담즙은 A담즙, 암갈색이고 점조성이 큰 담낭담즙은 B담즙, 엷은 황금색인 간담즙은 C담즙으로 분류한다.

임상적으로 간접 bilirubin이 직접 bilirubin보다 높은 황달은 용혈성황달, 신생아황달, 약물, hormone 등에 의한 황달, Shunt 고 bilirubin혈증 및 Crigler Naijar증후군에서 나타나고, 직접 bilirubin이 간접 bilirubin보다 높은 황달은 간염(급·만성간염, Virus간염, 약제성, 지속성간염), 간경변, Weil씨병, 간담증울체증, 간내담증울체증(만성, 약제기인성, 유아성) 및 간내담관 폐쇄 등에서 나타난다.

① 용혈성황달(Hemolytic jaundice)

간세포 기능은 정상이면서 적혈구 과다파괴로 인해 간접 bilirubin이 증가하는 경우이며, 관련된 질환은 용혈성 빈혈, 악성빈혈 및 Shunt 고 bilirubin혈증 등이 있다. 특히, urobilinogen은 혈액과 요에 존재하나 bilirubin은 혈액 중에 존재하지만 요에는 존재하지 않는다.

② 간성황달(Hepatic jaundice)

virus, 세균, 약제독성(chlorpromazine) 등에 의해 간세포가 손상을 받아 간기능장애로 bilirubin 및 urobilinogen를 처리하는 능력이 떨어져 생기는 황달로써 관련된 질환은Virus성 간염, 세균성 간염, 중독성 간염 및 간내담즙울체 등이 있다. 특히, 혈액이나 요 중에 bilirubin과 urobilinogen이 동시에 증가한다.

③ 폐쇄성황달(Obstructive jaundice)

담석, 기생충, 경련협착 및 조직의 이상발육 등에 의해 담도계가 폐쇄되어 생기는 황달로써 직접 bilirubin이 주로 증가하고, 관련된 질환은 담석증, 담관염, 악성종양 등이 있다. 특히, 완전 폐쇄되면 요중에서 bilirubin은 검출되나 urobilinogen은 존재하지 않아 요가 회백색으로 보이는 경우도 있다.

④ **잠재성황달**

육안적으로 황달이 인식되지 않지만 혈청 bilirubin이 상승하는 경우를 말한다.

임상적 의의

① 간접빌리루빈이 직접빌리루빈보다 높은 황달일 때는 용혈성황달, Crigler-Naijar증후군, Gilbert증후군, 신생아황달, 약물, 호르몬에 의한 황달 등이고
② 직접빌리루빈이 간접빌리루빈보다 높은 황달일 때는 간세포성상애(간경변, 급성, 지속성, 만성 virus성 간염, Weil씨병, 약제성)와 간담즙울체증 등이다.

• **Bilirubin 측정법**

혈청이 띠고 있는 노랑색의 색도를 비교하는 Icterus index법, Diazo반응을 이용한 Malloy-Evelyn법 그리고 Caffein촉매를 이용한 Jendrassik-grof법 등이 있다.

3) 측정법

(1) Jendrassik-grof법

① **원리**

총빌리루빈측정은 혈청에 총빌리루빈 정색시약(Caffein촉매)를 가하면 단백결합 빌리루빈이 유리되어 Diazo시약과 반응하여 azobilirubin(적자색)을 형성한다. 이 azobiliru-bin에 alkali를 가하면 안정된 청색의 알칼리성 azobilirubin이 되는데, 이것을 비색측정 한다.

직접빌리루빈측정은 혈청에 직접빌리루빈 정색시약과 Diazo시약을 가하여 반응하면적자색을 형성한다. 이 적자색에 강알칼리를 가하면 안정된 청색의 알칼리성 azobiliru-bin이 되는데, 이것을 비색측정 한다.

② **시약**

a. 총빌리루빈 정색시약(Caffein, Sod. Benzoate, Sod. acetate)
b. 직접빌리루빈 정색시약(p-benzendiazonium sulfon산염)
c. Diazo A시약(Sulfanilic acid, HCl)
d. Diazo B시약(sod. nitrite)
e. 페링시약(NaOH, Rochelle salt)
f. 표준액

• **Diazo 혼합시약의 조제법**

Diazo A시약 10 mL에 Diazo B시약 0.3 mL의 비율로 정확히 혼합한다. 조제한 시약은 냉장온도에서 5일간 안정하며, 실온에서는 당일 중에 사용해야 한다.

③ 기기 및 기구

a. Spectrophotometer

b. Voltex mixer

c. Lambda Pipette

d. AutoPipette

e. Test tube

④ 측정조작법

a. 4개의 시험관을 준비하고, B, S, UT, UD라고 표기한다.

b. B관에는 증류수 0.1 mL, S관에는 표준액 0.1 mL, UT과 UD관에는 혈청 0.1 mL씩을 각각 취한다.

c. B관, S관, UT관에는 총빌리루빈 정색시약 1.0 mL을 가하고, UD관에는 직접빌리루빈 정색시약 1.0 mL을 가한 후 혼합한다.

d. 각 시험관에 조제한 Diazo혼합시약을 1.0 mL씩 각각 가하고 혼합한 후 실온에서 10분간 방치한다.

e. 페링시약(알칼리시약)을 1.0 mL씩 가하고 혼합한 후 실온에서 10분간 방치한 후 2시간이내에 맹검을 대조로 하여 파장 600 nm에서 흡수도를 측정한다.

⑤ 계산

a. $총빌리루빈(mg/dL) = \frac{검체(UT)의\ 흡수도}{표준액(S)의\ 흡수도} \times 표준액\ 농도$

b. $직접빌리루빈(mg/dL) = \frac{검체(UD)의\ 흡수도}{표준액(S)의\ 흡수도} \times 표준액\ 농도$

c. 표준검량선을 사용한다면

1. 표준액을 다음과 같이 희석한다.

	표준액	증류수(mL)	해당농도(mg/dL)
1	0.5	1.5	표시치×1/4
2	0.5	0.5	표시치×2/4
3	1.5	0.5	표시치×3/4
4	0.5	0.0	표시치

2. 시험관을 준비하고 각 희석된 표준액을 0.1 mL씩 정확히 취한다.

3. 각 시험관에 총빌리루빈 정색시약을 1.0 mL씩 각각 가하고 혼합한다.

4. 조제한 Diazo혼합시약을 1.0 mL씩 각각 가하고 혼합하여 실온에서 10분간 방치한다.

5. 페링시약을 1.0 mL씩 각각 가하고 혼합한 후 실온에서 10분간 방치한다.

6. 증류수를 대조로 하여 파장 600 nm에서 흡수도를 측정하고, 방안지에 표준곡선을 작성하여 검체의 결과를 산출한다.

⑥ 정상치

a. 총빌리루빈: 0.1~1.0 mg/dL

b. 직접빌리루빈: 0.0~0.5 mg/dL

c. 신생아: 2~10 mg/dL

⑦ 주의사항

a. 검체는 당일 채혈한 신선한 혈청을 사용해야 한다.

b. 가능한 혈액(혈청)을 햇빛에 노출되지 않도록 한다.

c. Diazo혼합시약을 가한 후 즉시 혼합한다.

d. 페링시약은 강한 알칼리이므로 주의해야 한다.

(2) Malloy–Evelyn법

① 원리

Bilirubin은 Diazo화 된 sulfanilic acid와 결합하여 적자색의 azobilirubin을 형성하는데, 이색의 강도는 혈청중의 bilirubinshd도에 비례한다.

direct bilirubin은 수용액에서 Diazo시약과 반응하여 1분만에 생성된 적자색을 비색측정하고, 총bilirubin은 직접bilirubin을 측정한 azobilirubin에 methanol을 가하고, 혼합하여 30분방치 후 비색측정한다.

- **Van den bergh반응(Diazo반응)**

  bilirubin이 Diazo시약과 반응하여 적자색을 일으키는 것을 의미한다.

(3) Icterus Index(황달지수)

① 원리

황달이 있는 사람의 혈청중의 황달정도를 나타내는 것으로 황달기 있는 혈청을 일정비율로 희석하여 표준액(0.01% $K_2Cr_2O_7$용액)를 대조로 하여 황색도를 관찰하는 방법이다.

⊙ 실험보고서 ⊙

년 월 일

제목		학번		성명	

⊙ 실험보고서 ⊙

년 월 일

제목		학번		성명	

2 간배설 기능검사

1) 목적

간세포의 색소처리능력을 검사한다.

2) 원리

혈청중의 albumin은 색소와 결합하여 간 세포막을 통해 세포내에서 접합되어 모세관벽을 통해 담즙으로 배설된다. 이때 간세포는 이들 색소를 저장하는 능력을 갖고 있고, 배설되는 정도를 관찰하는 방법이다.

3) 색소의 종류

(1) Bromsulfophthalein or Brom sulphalein dye test

- 간세포에서 98%배설. 신장에서 2%배설한다.
- 색소는 산성에서 무색, 알칼리에서 적자색을 나타낸다.
- Blood를 채취하여 측정한다.

(2) ICG (Indocyanine green) test

간에서 유리형으로 신속히 담즙 중에 배설하며, 신장에서는 거의 배설 되지 않는다. 상품명은 Diagnogreen라하며, 암청록색의 분말로 제공된다. 전 세계적으로 ICG 클리어런스는 주요 간 수술(절제 수술 및 간 이식) 및 중환자실(ICU)에서 간 기능의 수술 전후 평가를 위한 가장 일반적이고 사용하기 쉬운 검사이다. ICG는 95%에 가까운 단백질 결합(주로 알파1- 및 베타-지단백 및 알부민)을 갖는 불활성, 수용성, 형광성 트리카르보시아닌(tricarbocyanine)이다.

건강한 개인의 경우 ICG는 일반적으로 70% 이상의 높은 간 배설률을 나타낸다. 독성은 매우 낮고 부작용은 매우 드물며 1/40,000 사례로 보고되었다. ICG 분자에 요오드가 존재하면 갑상선중독증과 요오드 알레르기(비면역학적 히스타민 방출로 인한 반응)의 경우에는 사용이 금지된다. 60년대 초부터 ICG 간 배설은 혈액량과 심박출량을 측정하는 데 사용되었으며, 최근 몇 년 동안 의료 및 수술 설정 모두에서 간 기능의 동적 평가를 위해 ICG 배설 매개변수를 사용하는 데 관심이 증가했다. ICG 배설율(ICGCl)의 "표준" 은 정맥 투여 후 짧은 시간 15분 정체율에서 얻은 여러 동맥 혈액 샘플의 도학 분석에 의존한다. 지금은 연구 목적으로만 사용된다. ICG 농도를 측정할 수 있는 새로운 ICG 배설은 ICG 혈장 소실률(ICGPDR) 또는 15분 정체율(ICG R^{15})로 표현하며, 상대적인 ICG 농도 변화를 평가한다.

① 검사목적

ICG 검사는 indocyanine green을 주사 후 간에서 제거율을 측정하는 검사로 간의 기능적 평가에 사용되는 검사이다. 간담관계 질환 환자 특히 간암 간담도계암으로 수술이 필요한 자 및 간이식 환자에서 간엽절제술을 포함한 외과적 수술 후 간부전 발생 위험도 평가 및 절제범위를 평가한다.

② 검사방법

환자는 일단 한쪽 팔에는 ICG 약제를 주입하기 위한 20G angiocath를 다른 쪽 팔에서는 채혈을 위한 line을 확보한다. ICG 용액을 주사하기 전에 환자의 혈액을 3 mL 채혈한다. 그리고 준비된 ICG 용액을 30초 내에 정맥으로 투여한다. 주사 후 일정한 시간 간격으로 반대편 팔에서 혈액을 채혈한다. 검사 전 주의사항으로는 요오드 과민증 환자로 알레르기 소인이 있는 환자나 전신건강 악화 시 약제 투여 후 부작용이 있을 수 있다. 검사 당일 자정부터 금식하고 지방성분의 주사제 및 간대사와 관련된 약물의 투여를 중지한다. 조영제를 이용한 방사선 검사(angiography, CT, MRI 등)를 한 경우에는 최소 3일이 지난 후에 검사를 시행해야 한다. 검사 중 주의사항으로는 indocyanine green 약제의 주입시 가려움증, 두드러기, 호흡곤란, 발열, 어지러움증 등의 쇼크 반응을 보이는 경우가 있다면 즉시 의료진에게 통보한다. 그리고 약제를 주사한 부위와 채혈한 부위를 5~10분간 문지르지 말고 꾹 눌러 지혈한다. 메스꺼움, 열, 혈압저하, 쇼크 등 약제에 의한 부작용이 있을 수 있다. 혈청 bilirubin이 2 mg/dL 이하면 결과를 신뢰할 수 있다.

③ 검사방법

a. Indocyanine Green 을 주입하기 직전에 blank용(pre) 검체를 SST에 가득 채혈한다.
b. 체중 kG당 0.5 mg을 주정맥에 채혈 직후 30초 이내에 주입하고 사용한 주사기는 버린다.
c. ICG의 반감기는 3~4분으로 빠르게 배설되기 때문에 정확히 반대측 주정맥에서 15분 타이머를 맞춰 혈액(post)을 SST에 가득 채혈한다.
d. ICG는 빛에 의해 광분해가 일어나므로 정확한 검사결과를 위해서는 채혈 후 검체는 반드시 차광처리한다.
e. 12시간 이상 공복 후 채혈한다.
f. 검사일로부터 3일전까지 조영제를 사용한 검사는 하지 않는다.
g. 한쪽팔 수액이 들어가는 경우, 수액이 들어가는 팔의 원위부에서 주입하고, 반대팔에서 채혈한다.
h. 용혈된 검체는 ICG 농도 측정에 간섭을 일으키므로 재검한다.

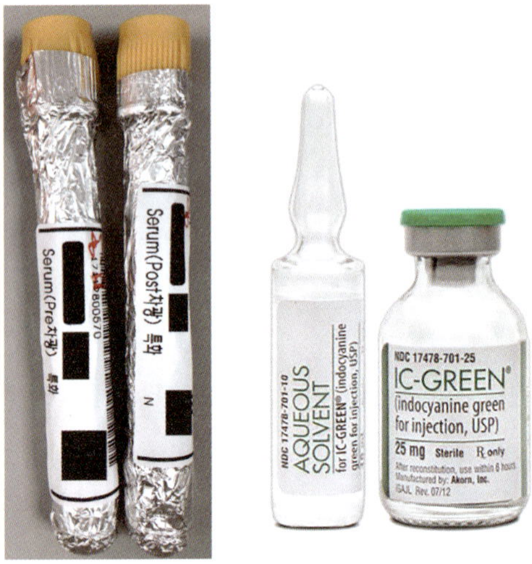

결과의 해석

- ICGR15 검사(10% 이하가 정상치)
- 10~30% ; 중증도 증가
- 30% 이상 ; 고도 증가
- 50% 이상 ; 로터증후군 및 체질성 ICG 배설이상 고려

그림 18-1. 인도시아닌그린 차광된 검체 및 시약

(3) Azorubin S dye test

- 간장에서 90% 배설, 신장에 10% 배설한다.
- 색소를 정맥주사 후 5시간까지 시간마다 요를 채취하여 측정한다.

(4) Rose bengal dye test

4) 측정법

(1) Bromsulfophthalein (BSP) V. dye test

① 원리

BSP를 정맥으로 주사하면 혈중의 albumin과 결합하여 세포내에서 결합하여 모세관벽을 통해 유리형으로 담즙으로 배설된다. 일정시간이 지난 후에 혈중에 남아 있는 BSP농도를 측정한다. 즉, 혈청에 알칼리 시약을 가하면 적자색을 형성하는데, 이것을 비색측정한다.

19 호르몬 (Hormone)

1 Hormone

1) 서론

(1) Hormone의 정의

특수한 조직에서 분비되는 물질로써 말단조직에서 독특한 생리화학적인 작용을 하는 물질, 즉, 내분비선에서 생산되는 물질을 의미한다.

(2) Hormone 조절작용

특수한 분비선 또는 조직에서 만들어진 물질이 혈액으로 분비되어 말단조직이나 장기에서 독특한 생리화학적인 작용을 나타내는 것을 체액조절작용 또는 내분비작용이라 한다.

(3) Hormone의 기능

① 신체의 성장과 발육을 조절한다.

② 체액의 내부환경을 일정하게 유지한다.

③ 성적성숙, 성적리듬 및 자율운동 등의 특수한 행동을 조절한다.

④ 물질대사를 조절(에너지생산을 조절하고, 대사율을 안정화)한다.

⑤ 호르몬의 생산과 방출을 촉진하거나 방해한다.

⑥ 스트레스나 위기상황에 잘 대처하도록 한다.

(4) Hormone의 구조적 분류

① Steroid hormone(성호르몬과 부신호르몬)

② Amino acid의 유도체(갑상선호르몬 등)

③ Peptide 및 protein hormone

- peptide(20개 이하의 amino acid)
- 당단백질(탄수화물을 공유결합)-(갑상선, 난포자극호르몬, 황체형성호르몬 등)
- polypeptide(20개 이상의 amino acid)-(성장호르몬, ACTH, Prolactin 등)

2) 부신겉질 호르몬(Adrenal cortex hormone)

(1) 합성과정

Cholesterol로부터 효소작용을 통한 탈수소작용, 수산기형성, 그리고 기타 반응에 의해 cholesterol의 가지 사슬이 분해되면서 합성된다.

(2) 부신겉질 호르몬의 분류

① Mineralocorticoid (염류코르티코이드)

합성은 사상대(zona glomerulosa)나 구상대에서 형성되고, 혈장 Na^+과 K^+에 영향을 주는 호르몬으로 Na^+의 재흡수, K^+의 배설을 촉진하고, 세포외액량의 증가, 체액과 전해질의 수지조절 등의 작용을 하며, 대표물질은 알도스테론(aldosterone)이다. 알도스테론은 알도스테론은 레닌 안지오텐신계(Renin-Angiotensin Aldosterone system, RAAS)의 일부분이다. 레닌(Renin)은 콩팥의 토리 곁세포에서 분비되는 단백질이자 효소이다. 레닌은 간에서 생성된 452개의 아미노산으로 이루어진 안지오텐시노겐(angiotensinogen)을 절단하여 10개의 아미노산으로 구성되어 있는 안지오텐신 I 으로 생성되며, 안지오텐신 I 은 폐에서 생성되어 혈액내 존재하는 안지오텐신전환효소(Angiotensin converting enzyme, ACE)에 의해서 안지오텐신 II 로 전환되어 동맥 수축이 일어나 혈압상승으로 인해 알도스테론을 분비시킨다.

안지오텐시노겐
콩팥혈압의 저하 → 레닌분비 ⟶ ↓
안지오텐신 I
안지오텐신 I 전환효소 ⟶ ↓
안지오텐신 II
혈관수축에 의한 혈압상승
부신에서 알도스테론의 분비
콩팥에서 물과 나트륨의 흡수

고알도스테론 혈증인 경우 부신 종양(일반적으로 비암성 선종)에 의해 나타날 수 있지만(콘 증후군 또는 원발성 고알도스테론증이라고 하는 증상), 부신이 모두 관련되어 과활성화되는 경우가 있다. 알도스테론 수치가 증가하면 혈압이 상승하고 칼륨 수치가 저하될 수 있으며, 고나트륨혈증이 나타날 수 있다. 저알도스테론 질환은 심장박출량감소, 혈압감소인 경우이며, 저나트륨혈증 혹은 고칼륨혈증이 나타날 수 있다. 검사항목은 aldosterone정량, Na^+과 K^+의 정량, renin측정 등이 있다. 알도스테론의 대사물질은 18-hydroxycorticosterone (18-OHB)이다.

② Glucocorticoid(당류코르티코이드)

합성은 속상대나 망상대에서 형성되고, 지방 및 단백질을 당질로 전환시키는 호르몬으로 당생성촉진, 당원저장증가, 단백분해촉진, 혈청지방증량, 스트레스에 대한 방위 작용 등을 하며, 대표물질은 deoxycorticosterone, cortisone, hydrocortisone, corisol, dehydro-cortcosterone,

11-deoxycotisol 등이 있으며, 대사산물은 17-OHCS이다. 증가하는 질환은 Cushing's syndrome, 비만자, carcinoma, stress, 감소하는 질환은 Addison' disease, Simmond's disease 일 때이다. 검사항목은 24시간 소변으로 17-OHCS, 혈중 Cortisol, 11-OHCS, ACTH test 등이 있다.

③ Adrenal androgen(부신 안드로겐)

합성은 속상대 또는 망상대에서 형성되고, 일반적으로 남성호르몬을 말한다. 작용은 남성화하거나 단백질합성의 증가시키는 것이며, 대표물질은 dehydroepiandeosterone, testosterone, androsterone, etiocho-lanolone 등이 있으며, 대사산물은 17-ketosteroid (17-KS)이다. 증가하는 질환은 Cushing's syndrome, acromegaly, pregnancy, stress, pernicious puberty 등일 때이고, 감소하는 질환은 Addison's disease, Gout, myxedema, nephrosis 등인 경우이다. 검사는 24시간 소변으로 17-KS를 측정한다.

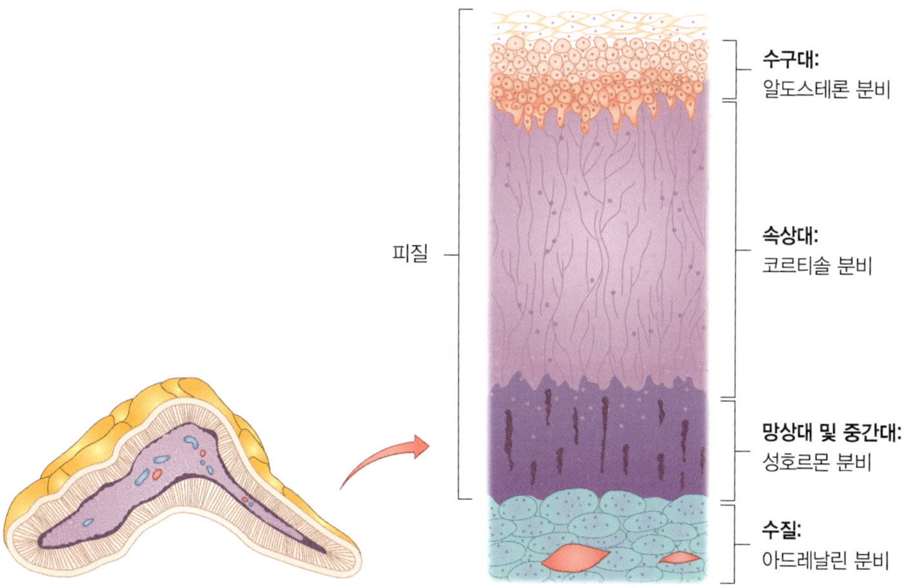

19-1. 부신 구조

(3) 17-Ketosteroid(17-KS)측정법

① 원리

요 중 17-KS는 추출보조시약 중 benzyl tributyl amm. chloride을 촉매로 하여 benzene층으로 추출한다. 추출된 일정량의 benzene층을 취하고, 증발건조한 잔유물을 알칼리하에서 m-dinitrobenzene으로 반응시키면 적자색이 형성되는 데, 이것을 비색정량한다.

- **Zimmermann 반응**

  17-ketosteroid는 알칼리하에서 m-dinitrobenzen와 반응하여 적자색을 형성하는 것을 의미한다.

(4) 17-hydroxycorticosteroid(17-OHCS)측정

① 원리

요 중의 glucuronic acid 포합체인 17-OHCS는 β-glucuronidase로 가수분해시키면 17-OHCS가 유리된다. 유리된 17-OHCS는 dichloromethane에 의해 추출시키고, sod. hydroxide와 sod. sulfate로 세척하고, 발색혼합시약을 가한 후 황산 하에서 phenylhy-drazine과 반응하면 황색의 유색물질이 생성되는데, 이것을 비색측정한다.

- **Porter Silber 반응**

17-OHCS는 황산 하에서 phenylhydrazine과 반응하여 황색을 형성하는 것을 의미한다.

3) 부신속질 호르몬(Adrenal medulla hormone)

부신속질은 태아 발달시 교감신경세포로부터 이루어지고, 여기에 속하는 호르몬은 noradrenalin과 adrenalin의 두 가지가 있는데, 비교내용은 아래와 같다.

	adrenalin	noradrenalin
분포비율	70~90%	10~30%
형태	tyrosine의 유도체 (Free형)	tyrosine의 유도체 (conjugate)
표적조직	교감신경 수용체 간, 근육, 지방세포	교감신경 수용체
작용	골격근의 혈관 확장 심장활동촉진(20배) 소화관 활동억제 당원분해작용(강) 교감신경자극 지방분해작용	골격근의 혈관축소 심장활동촉진 소화관 활동억제 당원분해작용(약) 교감신경자극

이들의 구조는 benzene각에 OH기가 2개 있는 catecholamine으로, benzene각에 직쇄형 곁가지에 부착된 amine기를 갖는 것은 dopamine이고, 곁가지 β위치에 OH기가 붙어 있는 것은 noradrenalin이며, amine위치에 methyl기가 있는 것을 adrenalin이라고 하고, 이들 3종류의 amine은 catechol의 dihydroxy-benzene구조를 가지고 있어 총칭하여 catecholamine이라고 한다.

생성과정은 phenylalanine에 phenylalanine hydroxylase작용에 의해 tyrosine이 생성되고, 이어서 tyrosine hydroxylase작용에 의해 Dopa가 생성되고, dopa에 dopa decarboxylase작용으로 dopamine이 생성되고, dopamine β-oxidase작용에 의해 noradrenaline이 생성되고, phenylethanolamine N-methyl transferase작용으로 adrenalin이 생성된다. nora-drenalin과adrenalin 등의 최종대사산물

은 Vanilmandelic acid이다. 또한 homovanillic acid (HVA)는 dopa 및 dopamine의 최종대사산물이다. 이들은 요 중에서 glucuronic acid와 황산과 포합하여 존재한다. 생리적 변동에서 주간에는 높고 야간에는 낮으며, 소아는 성인보다 낮다. 또한 여름철에 비해 겨울철이 증가하며, 바나나, 커피, 바닐라가 함유된 과자류, salycilic acid제제는 측정법에 따라 오차를 유발한다.

임상적 의의에서 크롬친화성세포종(갈색세포종: pheochromocytoma) 및 신경아세포종(neuroblastoma)의 감별에 의의가 있다. 측정법에서 catecholamine 측정에는 형광측정법, HPLC 등이 있으며, VMA측정에는 정성법 및 정량법이 있다.

(1) Vanilmandelic acid (VMA)측정법

① 정성법의 원리

• **원리**

요중 VMA는 p-nitroaniline과 diazotldir과 반응하여 적자색이 형성되면 양성이다. 단. homovanillic acid, catechol 및 monophenol류와 유사반응이 있으면 박층 chromatography로 분리전개한 후 하는 것이 안정하다.

② 정량법

• **원리**

요를 염산으로 산성화하고 ethylacetate로 추출하고, pot. carbonate용액으로 재추출한후 $NaIO_4$로 산화시키면 vanillin으로 산화된다. 이 vanillin을 Toluene으로 다시 추출하여 비색정량한다.

⊙ 실험보고서 ⊙

년 월 일

제목		학번		성명	

20 치료약물감시 (Therapeutic Drug Monitoring)

1 Therapeutic Drug Monitoring (TDM)

검사시료로부터 약물검사의 목적은 약효를 유지하는 생체내 농도의 추정과 그 약물에 의한 중독 발병의 방지에 있다. 특히 치료효과를 나타내는 농도와 중독을 나타내는 농도, 그리고 약물에서 투여량과 그 간격 또는 투여방법을 결정할 수 있도록 요구된다. 그를 위한 검사방법을 TDM이라고 한다.

최근 임상검사에서 중요한 항목인 TDM은 약물의 체내 상태를 추정하기 위하여 혈중, 요중 또는 분비물 등의 화학요법제 농도를 측정하는데 있다. 때로는 시료중의 약물이 검사의 방해원인 분석과 의심스러운 약물검사를 한다.

TDM의 대상으로 된 약물은 그 종류, 유효농도범위, 중독농도 및 장애장기를 표시한다.

TDM의 대상인 약물

Anticonvulsants(항경련제)	Valproic acid, Carbamazepine, Phenytoin, Phenobarbital
Cardiotonics(강심제)	Digoxin
Bronchodilator(기관지확장제)	Theophylline
Antibiotics(항생제)	Vancomycin, Amikacin, Tobramycin
Antifungal(항진균제)	Voriconazole, Posaconazole
Immune Suppressants(면역억제제)	Cyclosporine, Tacrolimus

2 검사법

약물 혈증(요중)농도의 측정법

(1) 기기분석법
① 분광광도법: 가시, 자외, 형광비색법
② 분리법석법: gas chromatography
고속액체 chromatography(HPLC)
gas chromatography 질량분석법
(2) 미생물학적 측정법(Biossay법)
(3) 면역화학적 측정법(Immuno chemical assay method)
① 면역비탁법(Turbidometric immunoassay)
② 방사성 면역(Radio immunoassay: RIA법)
③ 효소면역법(Enzyme immunoassay: EIA법)
④ 형광면역법(Fluorescent immunoassay: FIA법)
⑤ Spin immunoassay법

1) 비색분석법

조작이 복잡하고 최근에는 그다지 사용하지 않는다.

시료 → 제단백 → 여백+Sod. nitrite+Sulfanilic acid → Bratton Marshall 시약 → 15분 방치 → 자색 → 505 nm에서 비색한다.

본법은 Sulfa제 전반에 대한 측정법이다.

2) Gas chromatography 법

각종 약제의 정성, 정량에 이용되고 있다. 다만, 전처리 과정에 시간을 요하는 검체 처리능력이 미흡하다. 그렇지만 질량분석계를 부착한 gas chromatography-Mass Spectro-photometer는 목적 약물의 대사물의 분자량까지 결정할 수 있어 약물분석을 위한 최적의 정밀분석기로서 이용되고 있다.

3) 고속액체 크로마토 그래픽법(HPLC법: High Performance Liquid Chromatography법)

분리능력이 좋고 시료양이 적게 사용되며, Gas Chromotography보다는 간략하지만 전처리 과정을 포함하여 1시간 정도가 필요한 방법이다.

이 방법은 화학요법제, 항경련제, 순환기계의 약제 분석에 이용되며, HPLC기기의 구성은 고압액송 pump, 분리 column, 검출기가 기본이며, 이외에 온도억제장치, Sampler recorder 등으로 이루어져 있다.

시료를 검출목적물에 혼합하여 전처리 후 적당한 column에 용매와 같이 주입하면 수분내지 30분 이내에 분석되어 recorder에 peak가 나타나는데, 그 peak의 높이나 면적을 이용하여 정량할 수가 있다.

4) 면역 화학 측정법(Immunoassay법)

Immunoassay 법에는 효소면역 측정법과 형광 면역 측정법으로 분류한다.

(1) 효소면역 측정법(Enzyme immuno assay법, EIA법)

EIA법은 다시 EMIT법과 ELISA법으로 나누는데 그 내용을 정리하면

① EMIT법(enzyme multiple immunoassay technique법)

본법은 약물분석의 면역 화학적 측정법으로 조작이 단순하고 즉시 결과를 분리정량 할 수 있다.

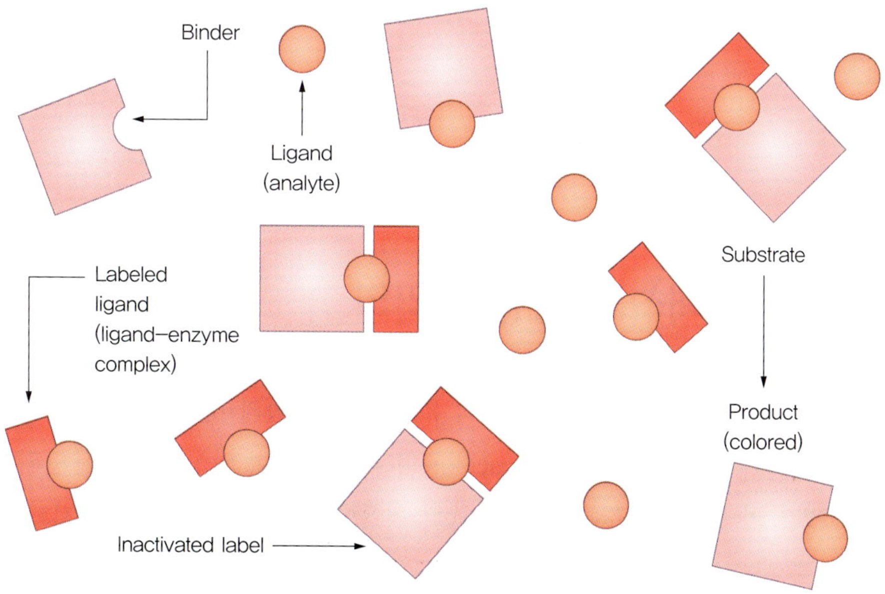

EMIT법의 원리(도해)

② DELISA법(Enzyme Linked immuno solvent assay법)

EMIT법과 원리는 같지만, 항원 항체 복합물을 원심분하고, 세정하여 제거하는 조작이 매우 복잡하다. EMIT와 같은 양상인 Kit로 시판되고 있다.

(2) 형광면역 측정법(Fluorescent immunoassay법, FIA법)

본법은 효소표식한 효소반응을 측정하여 약물량을 측정하고, 형광물질을 표식물질로 사용하여 여기된 형광강도로부터 약물농도를 측정하는 방법이다.

Substrate Linked Fluorescent immunoassay법(SLFIA법)을 예를 들면 효소반응기질에 형광물질을 표식한 약제를 결합시키고, 시료와 항체를 첨가하여 항원항체반응을 일으켜 유리된 약제가 항체와 결합하면 표식기질과 약제의 결합물은 액중에서 항체결합물과 작용한 상태로 남는다. 여기에 효소를 반응시키면 기질로부터 표식형광물질이 유리되고 여기되면 형광을 발하는데 이 형광강도는 약제농도로 측정 환산된다.

약물측정법의 비교(TDM 대상약제)

		검체량	전처리	조작	1건당 시 간	재현성 CV%	장치
Gas chromatography 고속액체 Chromato graphy bioassay 법		0.5 mL이상 0.4 mL이상	요 (요) (요)	복잡 복잡 복잡	30분 이상 20~30분 배양시간 4~18시간	 3~5% 5~10% 이상	Gas, 측정장치 HPLC장치, 검출기각종 배양장치설비
면역화학적측정법	EMIT법	50~200 ul	(불요)	간이	2~40분	3~10%	Gilford system
	SLFIA법	50 ul	불요	간이	5~20분	3~5%	형광광도계
	MARKIT법	50 ul	불요	간이	2시간	5~10%	비색계
	FPIA법	50 ul	불요	간이	3~5분	3%	형광편광측정장치

3 약물검사의 해석과 임상적 의의

혈중(요중) 약물농도측정의 목적은 유효농도의 유지, 투여방법의 개선, 그리고 부작용의 방지에 있다. 그를 위해 최근에는 약동역학(Pharamacokinetics)적 방법이 임상영역에 도입되어 이용되고 있다. 투여량 보정은 자주 혈중농도를 이용하지만, 처음에는 신기능, 간기능이 저화되어 있을 때는 각각 보정지수를 산출한다.

신기능은 Creatinine Clearance치나 PSP치에 의해 보정하고, 간장애는 소실속도계수를 신장과 구별하여 보정계수를 구한다.

감염증에 있어서는 최소발육저지 농도는 최소혈중농도를 결정해야 되기 때문에 필요로 한다.

약물검사 결과의 해석에 대하여 주의할 것은 검체 채취시간과 약물투여 시간과의 관계가 중요하며, 혈중농도와 요중농도를 구하여 치료방법을 세우는 데는 미리 계획을 갖고 검체를 채취하여 감사한다. 또한 약물에 대해서는 채취 후 취급방법이 다른 것도 있으므로 주의해야 한다.

TDM의 관점은 단백결합율이 높은 것은 반감기가 길고, 반감기를 변동시키는 요인이 큰 것은 순환기계, 신기능의 불량에 있다.

임상효과는 혈중 유리형 약제농도와 관련되고 정상상태에 이를 때까지의 시간을 필요로 한다. 여기에는 반감기의 대략 4배를 필요로 한다.

피크(Cmax), 평균(Mean) 및 최저 약물 농도(Cmin)는 항정상태에 도달할 때까지 각 반감기에 한 번 투여된 여러 개의 동일한 용량으로 증가하게 된다. 대부분의 약물의 경우 항정상태에 도달하는 데 5~7회의 반감기가 필요하다. 항정상태에서 Peak 와 Trough 는 MTC보다 작고 MEC 보다는 크다. MEC와 MTC 사이의 값 범위를 치료범위(Therapeutic ramge)라고 한다.

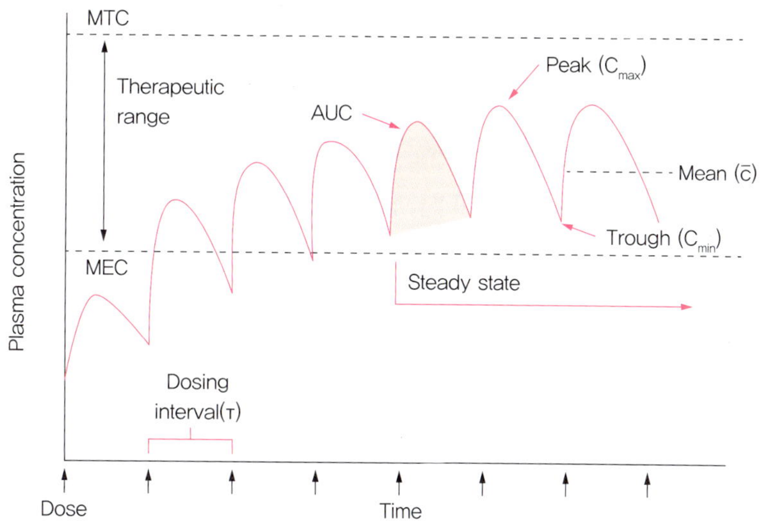

AUC (Area under the concentration-time curve) : 농도-시간 곡선 아래 면적
MEC (minimum effective concentration) : 최소 유효 농도
MTC (minimum toxic concentration) : 최소 독성 농도.
※ Gilman AG, Goodman L, Gilman A, eds. The pharmacological based of therapy, 6판. New York: Macmillan, 1980. The McGraw-Hill Companies

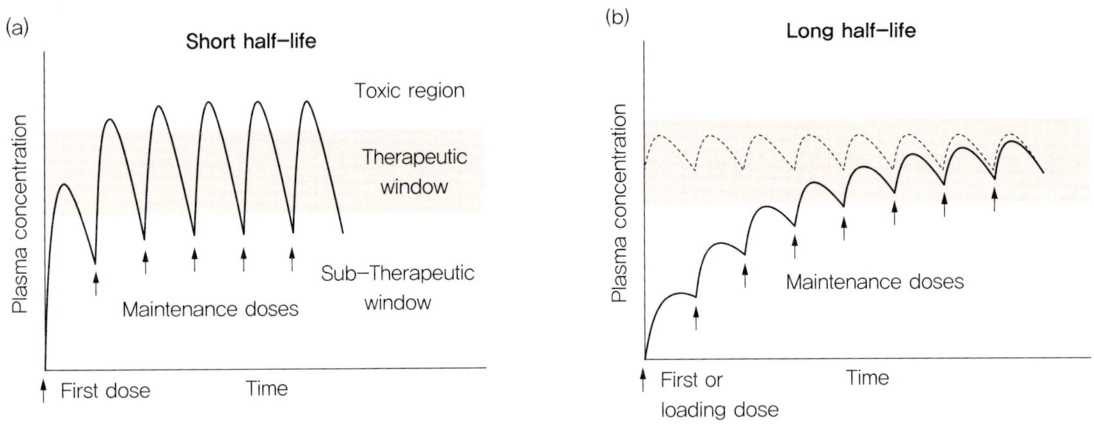

(a) 반감기가 짧고 (b) 반감기가 긴 약물에 대해 동일 간격으로 반복 투여한 후 혈장 농도와 시간의 관계 도표
(b)의 점선은 부하용량(loading dose)
※ 부하용량 : 정맥주사 한 후 일정시간에 항정상태 혈중농도를 얻을 수 있는 약용량

4 중독검사

1) 개념

독물에는 시료 중에 전혀 없기도 하고, 또한 정상인 것이 있어 정상치를 결정하지 못하고, 환경오염에 의하여 서서히 생체 내 축적이 되는 어떤 독물도 있으며, 허용범위가 있어도 장내의 개체에 대한 영향유무 등이 전혀 알려져 있지 않다.

독극약, 독성물질의 농도가 다량인 경우는 급성증상을 나타내고, 미량을 지속하는 때는 만성증상을 보인다. 즉 급성중독에서는 독물의 장기선택성이 있으며, 임상증상에서 원인물질을 의심할 수가 있으며, 만성중독은 DNA합성에서 유전자의 영향이 세포막의 변화를 동반하지 않는 범위에서 상해를 일으키므로 검사목적을 알 수가 있다. 예를 들면 사염화탄소는 간세포장애를 일으키고, 승홍은 신장장애를 나타내기도 한다. 또한 미숙한 태생기 세포에 작용하여 기형을, 성숙세포에는 돌연변이를 나타내기도 한다.

2) 검사법

(1) 중독물질 측정법

독물 중 중금속 측정은 거의 원자흡광법으로 하는데, 그 중에서 Flameless 원자흡광법의 감도가 높다. 유기인산제(예: 농약 parathion) 측정은 gas chromatography가 정확하지만 간접법으로 Cholinesterase 저해의 정도를 측정하는 실제적인 방법도 있다. 요컨대 환자혈청의 Cholinesterase를 측정하여 저하되면 다른 검사의 소견과 총괄하여 유기인산 중독을 추정한다.

유기염소제는 Gas chromatography로 정성, 정량하며, 박층 Chromatography도 측정 가능하다.

Cyanide 화물의 측정은 혈청을 제단백하여 그 여액에 3가의 산성철을 가하여 생성된 Ferrithiocyanide의 적색을 비색하는 방법이 있다.

Ethanol측정에는 적정법과 Alcohol dehydrogenase을 이용한 효소법이 있다.

(2) 중독물질의 Screening test

일반약제의 검사가 필요한 경우는 그리 많지는 않지만, 과량투여와 자살 목적의 한계량 등이 의심이 있을 때 한하여, 요를 검체로 하여 Screening 시험법 내용을 아래에 기술한다.

① 염화제2철 시험

2 mL urine에 5% 염화제2철액을 3방을 가하여 자색이 나타날 때 Salicylic acid제의 존재를 의심한다.

② Chromic acid 시험

유리솜을 여지로 하여 50% 황산에 2.5% $K_2Cr_2O_7$용액을 한방울 가하여 침전시키고, urine 1 mL을 넣은 시험관에 넣고 약하게 막고 100℃, 2분간 가열한다.

여지가 녹색으로 변할 때 양성이고, Alcohol, Aldehyde의 Screening test에 이용된다.

③ Forrest test (Phenothiadine)

urine 1 mL에 FPN 시약 1 mL을 가하여 pink-blue로 변색되면, phenothiadine이 양성이다.

FPN 시약 : 5%, 염화제2철 5 mL

20%, $HCLO_4$ 45 mL

50%(w/w)HNO_3액 50 mL

④ Forrest test(Imiplamine)

urine 0.5 mL에 시약 1 mL을 가하여 황록색 내지 암청색으로 착색되면, imiplamine이 양성이다.

시약 : 0.2%(w/w). $K_2Cr_2O_7$액 25 mL

30%(w/w). H_2SO_4액 25 mL

25%(w/w). $HCLO_4$액 25 mL

50%(w/w). HNO_3액 25 mL

⑤ 등원씨 test

10% NaOH 1 mL에 pyridine 1 mL을 가하여 2분간 끓여 색의 변화가 없는 것이 확인되면, 2 mL urine을 가하여 다시 끓인다. Pyridine층에 색이 Pink-적색으로 변화면, 3염화물의 존재를 의미한다.

Chloroform, Chloval, Trichloroethanol 등의 검출에 사용한다.

⑥ Cresol ammonia 시험

urine 0.5 mL에 0.5 mL HCl을 가하여 100℃에서 1시간 끓인 다음 1% 0-cresol 1 mL, Ammonia수(2N) 4 mL에 물 10 mL을 가한 혼합한 액에 산화시약 2방울을 가한다. 청색으로 변하면, phenasetine, paracatamol의 존재를 의미한다.

3) 검사결과의 해석과 임상적 의의

중독, 독물에 관한 검사법은 질환이 적기 때문에도 있고, 매우 복잡한 조작과 고도의 분석기기를 이용해야만 했다. 절대적인 것은 약독물을 함유된다고 생각되는 검체의 수집과 보존에 있다. 검사과정에 기재되어 있는 검체량은 최소 필요량으로써 될 수 있다면 채취시료는 모두 채취시간별로 보존해야 한다.

약물, 독물에 의한 중독검사는 중독원인물질의 측정, 결정해야 되지만, 임상소견과 다른 임상검사 성적을 검토하여서 의심있는 것을 기록하여야 한다.

현재 병력이 확실해질 경우는 적지만, 우선 병후와 검사소견을 총괄적으로 판단하고 중독의 의심이 있을 때 다음 단계로 원인물질을 추구한다.

⊙ 실험보고서 ⊙

년 월 일

제목		학번		성명	

⊙ 실험보고서 ⊙

년　　월　　일

제목		학번		성명	

⊙ 실험보고서 ⊙

년 월 일

제목		학번		성명	

⊙ 실험보고서 ⊙

년 월 일

제목		학번		성명	

⊙ 실험보고서 ⊙

년 월 일					
제목		학번		성명	

⊙ 실험보고서 ⊙

년 월 일

제목		학번		성명	

⊙ 실험보고서 ⊙

					년 월 일
제목		학번		성명	

⊙ 실험보고서 ⊙

년 월 일

제목		학번		성명	

⊙ 실험보고서 ⊙

년 월 일

제목		학번		성명	

⊙ 실험보고서 ⊙

년 월 일					
제목		학번		성명	

임상화학 실험

2023년 3월 6일 1판 발행
2024년 2월 6일 1판 2쇄 발행

저　　자 : 성현호 · 윤기남 · 김대은 · 김윤식 · 이준호
이지웅 · 임　용 · 임동규 · 최호근

발 행 자 : 남학순

발 행 처 : 도서출판 고려의학

(02880) 서울 성북구 성북로9길 1 보문빌딩 3층
전화 : (02) 765-0333, 0337 / 팩스 : (02) 743-2288

이 메 일 : kmedbook@daum.net

홈페이지 : www.komb.co.kr

신고번호 : 제 2022-000006호

※ 검인은 저자와의 합의하에 생략합니다.

※ 낙장 및 파본은 교환해 드립니다.

ISBN 979-11-92422-26-8

정가 : 30,000원